INTRAKRANIELLE TUMOREN

BERICHT ÜBER 2000 BESTÄTIGTE FÄLLE MIT DER ZUGEHÖRIGEN MORTALITÄTSSTATISTIK

VON

HARVEY CUSHING

EHEM. PROFESSOR DER CHIRURGIE AN DER HARVARD MEDICAL SCHOOL
UND CHEF-CHIRURG AM PETER BENT BRIGHAM HOSPITAL · BOSTON
JETZT PROFESSOR DER NEUROLOGIE AN DER YALE-UNIVERSITÄT
NEW HAVEN

MIT ERGÄNZUNGEN DES VERFASSERS
ÜBERSETZT UND HERAUSGEGEBEN
VON

F. K. KESSEL
BERLIN

MIT 111 ABBILDUNGEN

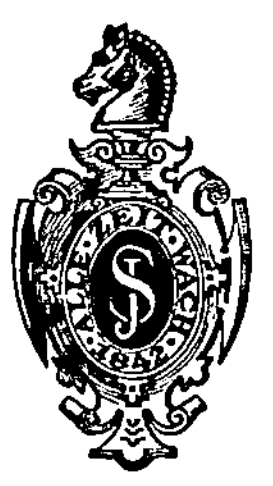

SPRINGER-VERLAG BERLIN HEIDELBERG GMBH

1935

ISBN 978-3-662-27099-8   ISBN 978-3-662-28581-7 (eBook)
DOI 10.1007/978-3-662-28581-7
Softcover reprint of the hardcover 1st edition 1935

Vorwort zur deutschen Ausgabe.

Über das große Interesse, das dieser Monographie entgegengebracht wurde, ist der Autor sehr erfreut sowie darüber, daß eine Übersetzung in eine andere Sprache gerechtfertigt erscheint; sowohl für die Anregung zu dieser Übersetzung als auch für die große Sorgfalt, mit der die vorliegende deutsche Ausgabe angefertigt wurde, ist der Verfasser Herrn Dr. KESSEL überaus verpflichtet.

Leicht hätte das Buch zu einer umfassenden Abhandlung über das Gebiet der intrakraniellen Geschwülste erweitert werden können. Doch macht es es nur den Anspruch einen sehr gedrängten Überblick zu geben über die chirurgischen Erfahrungen des Autors und seiner verschiedenen Mitarbeiter auf diesem Gebiete, das 1902 noch ein höchst entmutigendes und fast hoffnungsloses neurochirurgisches Problem darstellte.

Obwohl die jüngeren Mitarbeiter im Laufe der Jahre immer wechselten, blieben die leitenden Ärzte zufällig dauernd beisammen. Als im Frühjahr 1931 der zweitausendste Tumor bestätigt wurde, schien dies ein angemessener Zeitpunkt, die chirurgischen Ergebnisse zu veröffentlichen zum Nutzen anderer, mit gleichen Aufgaben beschäftigter Kollegen.

Zu diesem Zwecke wurden die Statistiken mit einer möglichst kurzen, unbedingt nötigen Erläuterung und Erklärung absichtlich auf die chirurgischen Sterblichkeitszahlen beschränkt und für die einzelnen Geschwulstarten für verschiedene Zeiträume unserer Arbeit errechnet.

Da das Gebiet der intrakraniellen Geschwülste recht groß ist und sich immer mehr ausbreitet, hat der Verleger der vorliegenden Ausgabe, Herr Dr. SPRINGER, gebeten den Inhalt zu erweitern und vorgeschlagen einige instruktive Krankengeschichten beizufügen, insbesondere in dem Kapitel über Meningeome, welches aus dort angeführten Gründen kurz geraten ist.

Nach reiflicher Überlegung hat der Autor dies abgelehnt, weil er fürchtete, der Versuch einer Erweiterung des Textes würde unvermeidlich zu einer Diskussion technischer Methoden und zur Beschreibung von Operationen führen. Damit wäre der wahre Zweck des Buches in den Hintergrund gedrängt worden. Die vorliegende Monographie schließt sich also eng an die Originalausgabe an; hinzugekommen sind jedoch mehrere erklärende Fußnoten, die beigegebenen Krankengeschichten sind hinsichtlich ihrer Ergebnisse ergänzt und bis zur Zeit der Drucklegung fortgeführt worden; schließlich ist ein kurzer Abschnitt über die basophilen Adenome der Hypophyse eingefügt worden.

Der Hauptzweck des Buches war, wie schon gesagt, der, so eindeutig als möglich die operative Sterblichkeit zahlenmäßig festzustellen. Diese Zahlen waren unschwer zu erhalten; der Autor unterließ jedoch nicht, darauf hinzuweisen, daß sie weniger wichtig waren als Statistiken über die Endergebnisse. Bei den Endergebnissen interessieren zwei Angaben: 1. Die Lebensdauer nach verschiedenartigen Operationen von unterschiedlichen Geschwulstarten in verschiedener Lokalisation. 2. Die Prozentzahl derjenigen Operierten, die wieder fähig waren ein normales, tätiges Leben zu führen und ihrem früheren Erwerb nachzugehen.

Statistiken darüber zu gewinnen, ist weitaus schwieriger. Während ein strenges Kriterium dafür geschaffen wurde, was als „postoperativer Todesfall" zu buchen ist — es ist im Text eingehend geschildert — gibt es kein allgemein gültiges Maß dafür, was man als „gutes Endergebnis" bezeichnen darf; die bloße Verlängerung des Lebens allein ist kein genügender Maßstab dafür.

Von der Wichtigkeit dieses Themas überzeugt, hat Herr Dr. Kessel einen Auszug aus einer Arbeit von Dr. van Wagenen, zur Zeit Associate-Professor der Neurochirurgie an der Universität Rochester, N. Y., angefertigt und diesem Buche beigefügt. Dr. van Wagenen hat in dieser Arbeit kurz die Endergebnisse jener Fälle zusammengestellt, welche unmittelbar seiner ' ärztlichen Obhut anvertraut gewesen waren, als er in der Zeit vom Oktober 1924 bis Oktober 1925 neuro-chirurgischer Assistent des Autors war. Er hat mit den Begriffen „Arbeitsfähigkeit" und „wirtschaftlich nutzbare Zeitspanne" das bezeichnet, was er als Maß für einen zufriedenstellenden Erfolg einer Operation wegen Hirngeschwulst hält.

Seit 1925 haben wir auf dem Gebiete der Hirntumoren viel zugelernt und die Technik der Behandlung hat sich stetig verbessert. Man darf zuversichtlich erwarten, daß mit der jährlichen Verringerung der Sterblichkeit eine entsprechende Zunahme der Prozentzahlen günstiger Endergebnisse eingetreten ist. Daher kann man wohl voraussetzen, daß Studien über die Endergebnisse bei Patienten, welche in den letzten Jahren operiert wurden, nicht nur den Chirurgen Selbstvertrauen geben, sondern ihnen auch von Wert sein werden bei der Beantwortung der Frage nach der endgültigen postoperativen Prognose ihrer Patienten.

New Haven, 9. Januar 1935.

H. CUSHING.

Vorwort zur englischen Ausgabe.

Der Inhalt dieses Buches bildete, wie die einleitenden Abschnitte zeigen
werden, die Grundlage eines Vortrages, der am 1. September 1931 vor dem
Internationalen Neurologischen Kongreß in Bern gehalten wurde. Da der Autor
aus der mit ihm geführten Korrespondenz entnahm, daß nur eine kurze Darstellung
der chirurgischen Sterblichkeitsziffern seiner Klinik gewünscht wurde, wollte
er sich auf diese langweilige Aufgabe beschränken. Während der Zusammenstellung des statistischen Materials wurde es aber klar, daß die Zahlen
beinahe nichts besagen würden, ohne einen, wenn auch noch so dürftigen Hin-
weis auf die Operationen selbst und die wechselnden Bedingungen, unter denen
sie ausgeführt wurden. Bei der Abfassung der erklärenden Abschnitte, deren
Zweck es war, die den einzelnen Kapiteln beigegebenen Tabellen und Prozentzahlen leichter verständlich zu machen, überschritt die Arbeit den ursprünglichen Rahmen und wuchs sich zu einer Monographie aus.

Bei der Vorbereitung der Arbeit hatte es sich als nötig erwiesen, unzählige
alte Krankengeschichten heranzuziehen, einige Tumorfälle der Sammlung wieder
zu untersuchen und viele frühere Arbeiten der Klinik wieder durchzugehen,
in welchen vorher von ehemaligen Mitgliedern der neurochirurgischen Abteilung
Teilstatistiken gegeben worden waren. Wie es so oft der Fall ist, hat sich der
Aufwand an Zeit und Mühe, den diese Aufgabe erforderte, besonders für den Autor
und seine Mitarbeiter als wertvoll erwiesen, denn er hat uns nicht nur ermöglicht, eine gewisse Zahl diagnostischer Irrtümer aufzudecken, die sich in unsere
Aufstellungen eingeschlichen hatten, sondern uns auch die Augen geöffnet für
die schwachen Stellen unserer Arbeit, denen wir in Zukunft größere Sorgfalt
werden zuwenden müssen.

Es ist unmöglich zu sagen, ob sich hieraus für die Leser dieses Berichtes
irgendein Vorteil ergeben wird. Der Autor jedoch ist der festen Überzeugung,
hätte ihm in früheren Jahren derartiges zur Verfügung gestanden, so würde
er zweifellos manche Fehler vermieden haben. Ein solcher Bericht hätte ihm
zu gleicher Zeit Erfolgszahlen gezeigt, die er hätte erreichen oder womöglich
überbieten wollen. Das Verhältnis einer jährlichen Fallmortalität von 10%
für alle bestätigten Geschwülste, welches lange Zeit angestrebt wurde, ist
nun wirklich erreicht und während des vergangenen Jahres beträchtlich unter-
boten worden. Doch ist für gewisse spezielle Tumoren, deren Verlauf uns immer
mehr vertraut geworden ist, Fall- und Operationsmortalität noch weit unter
diesem Prozentsatz geblieben. Es darf zuversichtlich erwartet werden, daß
auch unsere niedrigsten Mortalitätszahlen für jede Tumorunterart nicht lange
bestehen werden; aller Wahrscheinlichkeit nach sind schon bessere Resultate
an anderen Kliniken erreicht worden, welche sich erst neuerdings ans Werk
gemacht und von Anfang an mit modernen Methoden gearbeitet haben.

Die Aufstellung der Mortalitätszahlen ist aber nur ein Schritt nach dem Ziel, das schließlich erreicht werden muß: Nämlich Zahlen zu erhalten über die Lebenserwartung der Patienten nach gelungenen Tumorentfernungen. Und noch wichtiger wäre es, Zahlen für jede Tumorart zu erhalten, die zeigen sollten, welcher Prozentsatz von Patienten durch die Operation wieder arbeitsfähig geworden ist und für welche Zeitspanne dies der Fall war. Doch müßte für eine solche Registrierung vorerst noch in jedem einzelnen Falle ein Maß gefunden werden, was gewiß nicht einfach ist. Weitere Schwierigkeiten für solche Berechnungen bringt der Umstand mit sich, daß bei dem Wechsel unserer Bevölkerung noch kein vollkommenes System gefunden wurde, welches zuließe, „Endresultate" über längere Perioden automatisch aufzustellen. Bis es soweit sein wird, müssen wir uns mit der Bestimmung der operativen Mortalitätszahlen begnügen.

Da dieser Bericht das Werk einer einzelnen neurologischen Klinik darstellt, bedarf es keiner Entschuldigung, daß die Literaturhinweise auf die Arbeiten beschränkt geblieben sind, welche aus dieser Klinik hervorgingen. In den verschiedenen angeführten Arbeiten findet sich dann das weitere Schrifttum.

Inhaltsverzeichnis.

Einleitung.

Die Wahl Berns zum Kongreßort bedeutete für mich eine besondere Genugtuung, denn in dieser schönen Stadt erlebte ich zur Zeit der Jahrhundertwende eine überaus ergiebige und erfreuliche Periode meiner medizinischen Ausbildung am Inselspital und Hallerianum. Professor KOCHER war damals mit der Sammlung von Material beschäftigt für seinen Abschnitt „Hirndruck" und damit verwandte Probleme in NOTHNAGELs „Spezieller Pathologie" und wollte die Wirkung erhöhten intrakraniellen Druckes auf die venöse Zirkulation des Gehirns erforschen. Er machte mir den Vorschlag, einige diesbezügliche Experimente auszuführen, und meinte, dies geschehe am besten im physiologischen Institute. Es konnte einem wandernden Studenten vor 30 Jahren kaum ein geeigneterer Platz zufallen, um den wissenschaftlichen Geist und die anspornenden Traditionen eines europäischen Laboratoriums in sich aufzunehmen. Der Arbeit jenes Winters und den Anregungen HUGO KRONECKERs und LEON ASHERs, der damals dessen Assistent war und heute sein Nachfolger ist, verdanke ich vor allem mein Interesse an der experimentellen Pathologie des Nervensystems und es formte sich in mir der Entschluß, mich der Chirurgie dieses Spezialgebietes zuzuwenden, falls sich eine Gelegenheit dazu bieten würde.

Der Enthusiasmus der Neunzigerjahre über die ersten Operationen von Gehirngeschwülsten war damals (1900—1901) geschwunden und tiefe Enttäuschung hatte sich verbreitet. Die pessimistische Auffassung VON BERGMANNs wurde von den meisten Chirurgen vertreten; selbst HORSLEY, ein geborener Optimist, hatte die neurologischen Kollegen durch seine Resultate nicht zu überzeugen vermocht. Sie überwiesen ihm ihre Tumorfälle nur mit Zögern, gleichsam als letzten Ausweg.

Während meines langen Berner Aufenthaltes unternahm Professor KOCHER nur eine einzige Operation bei einem vermutlichen Hirntumorfall, mußte sie aber nach dem Aufklappen des WAGNERschen Lappens wegen überaus schwerer und nicht beherrschbarer Blutung aus der Kopfschwarte und dem Knochen abbrechen. Als ich ein Jahr später nach Baltimore zurückkehrte, fand ich in den medizinischen und chirurgischen Krankengeschichten des Johns Hopkins Hospitales bis 1. 1. 1901 die Diagnose Hirntumor nur 32mal verzeichnet bei etwa 36000 Patienten, welche in den 10 Jahren seit der Eröffnung des Krankenhauses aufgenommen worden waren. 13 Patienten waren der chirurgischen Abteilung zugeführt, 2 davon operiert worden und gestorben; 8 Tumorfälle wurden erst bei der Autopsie entdeckt, ohne daß eine Operation vorgenommen worden war, in 3 anderen Fällen konnte die Diagnose nicht erhärtet werden.

Demnach schienen die Hirngeschwülste kaum ein wichtiger Teil der Neurochirurgie werden zu können und wie alle Anfänger befaßte auch ich mich damals mit den Problemen der Geburtslähmungen, der Epilepsie und des Hydrocephalus, allerdings ebenso vergeblich wie andere vor mir und nach mir[1].

Tumoren gehörten damals zu den Seltenheiten und in den nun folgenden 12 Jahren bis 1913 wurden nur 194 Fälle bei der Operation oder Autopsie histologisch bestätigt. Unter den Fällen dieser frühen Serie befindet sich nur ein Dutzend dauernd erfolgreicher Operationen, während vorübergehende Erfolge meistens zurückzuführen waren auf die zufällige Freilegung und Entleerung gliomatöser Cysten. Die Lokaldiagnosen waren ‹unzureichend, die Röntgenologie des Schädels steckte noch in den Kinderschuhen und die Fortschritte in dieser Zeit waren vor allem technische und beschränkten sich auf die Ausbildung der palliativen Entlastungstrepanation sowie darauf, Liquorfisteln und Fungus cerebri, die früher so entmutigend gewirkt hatten, zu vermeiden.

Meine erste Erfahrung mit einer Hirngeschwulst war folgende:

Ein gutgenährtes, 16jähriges Mädchen, das aber in körperlicher und sexueller Hinsicht zurückgeblieben war, wurde am 12. 12. 01 auf die Abteilung Dr. OSLERS im Johns Hopkins Hospital wegen Kopfschmerzen und Sehstörungen aufgenommen. Sie hatte eine eigenartige wächserne Haut, ähnlich wie bei Nephritis; trotzdem die Menge des Urins, der ein niedriges spezifisches Gewicht hatte, vermehrt war, wurden niemals Nierenelemente gefunden. Die Sehnerven zeigten angeblich eine Atrophie mit aufgelagertem Ödem; die Einschränkung des Gesichtsfeldes war bei grober Prüfung deutlich, wurde aber nicht aufgezeichnet. Am 21. 2., 8. 3. und 17. 3. 02 machte ich, von meinem neurologischen Kollegen H. M. THOMAS aufgefordert, drei explorative Trepanationen, die aber nichts als einen Hydrocephalus internus zeigten. Die Patientin wurde immer mehr stuporös, zeigte eine Rigidität der Arme und Beine und starb schließlich am 1. 5. an Inanition und terminaler Lungenentzündung. Bei der Leichenöffnung fand sich eine Geschwulst der Interpedunculargegend, welche von Dr. WELCH als ein Teratom bezeichnet wurde, das von der Anlage der Hypophyse ausgegangen war (1) [2].

Die bei der Sektion gemachte Entdeckung einer ganz unerwarteten und offenbar inoperablen Geschwulst machte auf mich einen großen Eindruck. Mein Interesse wurde weiterhin angeregt durch FRÖHLICHS im gleichen Jahre erschienene Beschreibung eines Hypophysentumorfalles, der mehr eine sog. Dystrophia adiposo-genitalis aufwies als akromegale Veränderungen, die man bei dieser Lokalisation erwartete. Das Zusammentreffen dieser beiden Fälle lenkte lange Zeit mein Interesse auf die Erkrankungen des Hirnanhanges. — Als Gegensatz zu der unzulänglichen und unrichtigen Untersuchung und Behandlung dieses Mädchens vor 30 Jahren mag ein anderer Fall erwähnt werden: Am 15. 4. 31 bestätigte ich operativ meinen 2000sten intrakraniellen Tumor, ebenfalls eine Hypophysengeschwulst.

Die Patientin (S.-Nr. 38467) zeigte beginnende Akromegalie-Symptome, klagte über starke Kopfschmerzen und hatte eine bitemporale Hemianopsie. In örtlicher Betäubung

---

[1] Diese Arbeit war nicht ganz vergeblich und hängt indirekt doch mit den Hirngeschwülsten zusammen, denn aus ihr entstanden DANDYS Studien über den experimentellen Hydrocephalus, die zu seinem bedeutenden Beitrage der Ventrikulographie führten. Ebenso haben WEEDS und WEGEFARTHS Arbeiten über die Zirkulation des Liquor cerebrospinalis zu der von AYER angegebenen Cisternenpunktion geführt und zur Erkenntnis, daß hypertonische Lösungen vorübergehend den erhöhten intrakraniellen Druck herabsetzen können, besonders wenn dieser durch einen sekundären Hydrocephalus bedingt ist, wie FOLEY, PUTNAM und WISLOCKI gezeigt haben.

[2] Die in Klammern stehenden Ziffern verweisen auf das am Schluß des Buches befindliche Literaturverzeichnis.

wurde ein frontaler Knochenlappen aufgeklappt, die Gegend der Sehnervenkreuzung freigelegt und das ausgebuchtete Diaphragma des Türkensattels elektrisch incidiert. Mit dem
Sauger wurde das weiche Adenom aus seinem Bette entfernt. Die Kapsel schrumpfte
bei der vorgenommenen Koagulation, der Knochenlappen wurde zurückgeklappt, die
Wundränder ohne Drainage exakt vernäht. Als nach Beendigung der Operation die
abdeckenden Tücher entfernt wurden, konnte die wiederhergestellte Sehkraft beider
temporaler Gesichtsfeldhälften gezeigt werden und die Patientin fühlte das Nachlassen
der Kopfschmerzen. Inzwischen war ein Stück des weichen Adenoms supravital untersucht und die präoperative Diagnose: chromophiles Adenom bestätigt worden. Der postoperative Verlauf war ausgezeichnet, die Patientin stand am 3. Tage auf und hätte nach
einer Woche ohne Gefährdung das Hospital verlassen können.

Nach dem letzten Bericht vom 28. 4. 34 erfreut sich die Operierte bester Gesundheit.

Im Jahre 1901 hätte man einen solchen Eingriff als wunderbar bezeichnet;
man kann aber seinen Fortschritt nur auf diese Weise ermitteln, daß man die
Arbeit von heute der von gestern gegenüberstellt. Die Gründe unseres Fort-
schrittes sind in der Hauptsache folgende drei gewesen: die Entwicklung einer
hochspezialisierten chirurgischen Technik, die exaktere Lokalisierung der
Geschwülste und ein besseres Verständnis des Verlaufes von Tumoren verschiedener Typen, welches sich auf deren Histogenese gründet. Es konnte gezeigt
werden, daß Geschwülste gleicher Art bestimmte Gegenden bevorzugen und eine
überaus ähnliche Symptomatologie aufweisen.

Bald steht der eine, bald der andere dieser drei Faktoren im Vordergrund.
Technisches Können nützt wenig, wenn man nicht korrekt diagnostizieren
kann. DANDYs Ventrikulographie erleichterte die Lokalisation so sehr, daß
neurologische Studien kaum mehr nötig zu sein schienen; in immer zunehmendem
Maße wurden Geschwülste exakt freigelegt, deren Art und Verhalten man kaum
kannte. Zur Zeit ist man geneigt, die Feinheiten der histologischen Differen-
zierung zu überschätzen und diese höher zu bewerten als eine gelungene Operation.
Die Tatsache, daß man die entscheidende Bedeutung bald dieser, bald jener
Seite des Geschwulstproblems zubilligen möchte, läßt erkennen, daß heute
viele Männer mit Kopf und Hand an der Arbeit sind. In 30 Jahren werden
ohne Zweifel unsere jetzigen chirurgischen Eingriffe unseren Nachfolgern ebenso
roh vorkommen, wie uns jetzt die Operationen vor 30 Jahren roh erscheinen.

Die Neurochirurgie ist ein weites Gebiet und die Chirurgie der Hirngeschwülste nur ein Teil desselben. Indessen könnte wohl eine Zeit kommen,
in der einzelne Chirurgen mit der Behandlung von Geschwülsten nur einer
einzigen Art vollbeschäftigt sein könnten. Einige Ärzte können sich vielleicht
erinnern, welches Aufsehen 1901 Professor KOCHERs Bericht über seine zweite Serie
von 1000 Kropfoperationen erregt hat. Heute gibt es Kliniken, an denen während
eines einzigen Jahres viel mehr solcher Operationen ausgeführt werden. Professor
KOCHER sagte einmal zu mir, es könnte keine größere Befriedigung für einen
Chirurgen geben, als sich auf ein einziges Problem zu konzentrieren und es nicht
nur vom operativen Standpunkt aus zu bearbeiten, sondern von allen anderen
überhaupt möglichen — vom physiologischen, pathologischen und chemischen.
So glaube ich voraussehen zu können, daß eines Tages jemand über seine
Erfahrungen an einer Serie von 2000 Hypophysentumoren berichten wird,
denn selbst auf diesem kleinen, aber fesselnden Teilgebiete der intrakraniellen
Chirurgie ist noch ein gewaltiges Stück Arbeit zu leisten nötig.

Unser Wissen um die intrakraniellen Tumoren gleicht einem Fächer, der
sich öffnet. Immer könnten noch eine Menge Arbeiten geschrieben werden

über histologisch verschiedenartige Geschwülste, die an verschiedenen Stellen vorkommen, denn bis jetzt sind nur von wenigen Geschwulsttypen Verhalten und Verlaufsart mit genügender Vollständigkeit bearbeitet worden. Es ist zwar beim Studium der Verlaufsart einer bestimmten Geschwulst von größter Bedeutung, eine klare Vorstellung von ihrem histologischen Aufbau zu haben, doch sagt uns das Mikroskop auch nicht immer alles. Man kann sich nur dann ein gründliches Wissen von den verschiedenen Tumortypen verschaffen, wenn man immer wieder die Präparate einer großen Geschwulstsammlung durchsieht und damit den möglichst lange beobachteten klinischen Krankheitsverlauf der Fälle vergleicht. Ohne solche mühevollen Studien ist eine Prognose nicht zu ermitteln; von der Prognose aber hängt hauptsächlich ab, welche von den verschiedenen, sich ständig verbessernden chirurgischen Behandlungsmethoden angewendet werden muß.

Wenn ich hier über eine derartige Serie von 2000 Tumoren berichte, so erwartet man wahrscheinlich viel eher eine Auskunft über die mit den modernen Methoden erzielten chirurgischen Resultate als eine Beschreibung der Operationen selbst, die nur wenig interessieren würde. Ich will versuchen, annähernd den diesbezüglichen Erwartungen zu genügen, obwohl sich die Ziffern nur auf die Mortalität der einzelnen Gruppen beziehen werden[1]. Ich bin mir völlig klar darüber, daß es viel wichtiger ist zu erfahren, was aus den Überlebenden geworden ist, als eine rein statistische Aufzählung der Lebenden und Gestorbenen zu geben. Aber ein solches Unternehmen, die prozentuale Überlebensdauer für eine so große und veränderliche Patientenserie bis zu einem bestimmten Zeitpunkt genau zu berechnen, würde zu endlosen und abwegigen Erörterungen führen. Man kann die Errechnung von Endresultaten nur für Tumoren einer bestimmten Art und einer bestimmten Lage nutzbringend unternehmen[2].

Haupteinteilung der Fälle.

Wie oft erwähnt (2, 3, 4, 5, 6, 7), pflegen wir seit langem die Krankengeschichten der Patienten mit „Hirntumor" nach deren Entlassung in drei Gruppen einzuteilen: *tumorverdächtige Fälle, histologisch unbestätigte* und *histologisch bestätigte Fälle.*

1. Tumorverdächtige Fälle. Diese Gruppe bilden 1031 Patienten, die wegen der Vermutung, an Hirngeschwulst zu leiden, in den letzten 15 Jahren[3] an die Brigham Klinik gebracht wurden, bei welchen aber nach der neurologischen Untersuchung diese Annahme unzutreffend erschien oder aber bei der Operation oder Obduktion überhaupt als unrichtig erkannt wurde. In vieler Beziehung stellt sie die interessanteste Gruppe dar. Die klinische Diagnose kann oft unmöglich sein, wenn man die Patienten zum ersten Male untersucht. Mehr

---

[1] Die Abschnitte über die verschiedenen Tumorgruppen sind mit mehreren Zahlenangaben versehen, und zwar: 1. Fall- und Operationsmortalitätszahlen für die gesamte Zeit vom Juli 1901 bis Juli 1931; 2. zu Vergleichszwecken mit den vorhergehenden Zahlen die Fall- und Operationsmortalitätszahlen für die Dreijahresperiode vom 1. 7. 28—1. 7. 31; 3. ist im letzten Kapitel eine Tabelle zu finden, welche die Zahlen der Fälle für jedes einzelne Jahr enthält, sowohl alter als neuer, welche zwecks Operation oder Reoperation in das Krankenhaus aufgenommen wurden.

[2] Siehe Vorwort zur deutschen Ausgabe und Anhang. (Anmerkung des Übersetzers.)

[3] Vor dieser Zeit haben wir die Fälle nicht getrennt aufgezeichnet.

als ein Grund macht es daher dringend erforderlich, diese Patienten auch weiterhin zu beobachten, denn einige sind doch noch nach einiger Zeit Opfer von Geschwülsten geworden, die angeblich ausgeschlossen werden konnten. Aber selbst wenn man bei der Operation einen krankhaft veränderten Herd freigelegt hat, kann man dessen Art doch ganz verkennen und beispielsweise ein Aneurysma oder einen Absceß für eine Geschwulst halten. Dafür ein Beispiel:

Ein erwachsener Mann wies die typische Vorgeschichte einer langsam wachsenden Hirngeschwulst auf. Die Untersuchung zeigte eine beiderseitige Stauungspapille, 6 Dioptrien rechts, 4 Dioptrien links, eine linksseitige obere homonyme Hemianopsie und eine Lähmung des linken unteren Facialis. Diese Zeichen wiesen klar auf einen Tumor des rechten Schläfenlappens hin. Es bestand kein Fieber, keine Leukocytose.

Nach osteoplastischer Aufklappung zeigte sich eine derbe, subcortical gelegene, abgegrenzte, ziemlich große Geschwulst, welche als ein Meningeom imponierte, das dem Boden der mittleren Schädelgrube aufsaß. Da der Tumor wegen seiner Größe nicht im ganzen entfernbar war, wurde er elektrisch incidiert, worauf staphylokokkenhaltiger Eiter aus der Öffnung floß. So schnell als möglich wurde, bevor noch das Operationsgebiet verunreinigt war, der große Sack mit dem „Sauger" entleert, die Höhle wurde teilweise mit in ZENKERsche Flüssigkeit getauchten Tupfern gefüllt und die Incisionsstelle der Kapsel wieder vernäht. Der Pseudotumor wurde dann elektrisch gänzlich entfernt; der Patient wurde vollständig gesund.

Wäre diese scheinbare Neubildung wegen ihrer Größe und wegen ihrer schwierigen Lage für unentfernbar gehalten worden und wäre im Falle eines postoperativen Todes eine Autopsie unterblieben, so würde dieser Fall wohl für immer als „unbestätigter Tumor" eingereiht worden sein.

Dr. ABRAHAM KAPLAN hat kürzlich auf meine Veranlassung hin eine Arbeit über die bis 1. 7. 31 aufgezeichneten 1031 Fälle von „Tumorverdacht" angefertigt. Die nachgewiesenen oder vermuteten Diagnosen umfassen eine ganze Reihe von krankhaften oder symptomatischen Veränderungen. Die *krankhaften Veränderungen* umfassen 157 Erkrankungen der Blutgefäße, z. B. Arteriosklerose, Aneurysma (8) usw.; 89 Fälle sog. cisternaler Arachnitis (9), die früher als Pseudotumor oder „seröse Meningitis" bezeichnet wurden (10); 50 Fälle von Encephalitis und postencephalitischen Zuständen; 38 Fälle von Hirnsyphilis; 34 Fälle von multipler Sklerose; 19 subdurale Hämatome (11) usw. Die nur *symptomatischen Veränderungen* umfassen 125 Patienten mit Krampf- oder epileptischen Anfällen (meist vom JACKSON-Typus): 74 Fälle von Neurosen, Hysterien und Psychoneurosen, 54 Fälle von Kopfschmerzen, 28 Fälle von Neuritis optica, davon 27 Fälle mit Opticusatrophie unbekannter Genese usw.

Etwa jeder vierte dieser Fälle mit Tumorverdacht, 275 von 1031 Patienten, ist operiert worden, entweder um die Diagnose zu sichern oder aber weil die Umstände dies dringlich erforderten. 48 Patienten starben nach der Operation, das ergibt 17,4% Fall- und 15% Operationsmortalität. Die Indikationen für diese Operationen waren viel zu sehr verschieden, als daß diesen Zahlen eine wesentliche Bedeutung zukommen könnte.

2. Histologisch unbestätigte Tumoren. Diese Gruppe umfaßt bis zum 1. 7. 31 859 Fälle und wird im Verhältnis zu der Gruppe tumorverdächtiger Fälle immer kleiner aus folgenden Gründen: 1. weil viele unbestätigte Fälle im Laufe der Zeit bestätigt werden, entweder bei einem zweiten Eingriff oder bei der Autopsie; 2. weil wir heute sehr viel besser als früher in der Lage sind, schon bei der ersten Operation den Tumor zu bestätigen. Zur Zeit umfaßt die Aufstellung: a) Patienten, deren Tumor zwar freigelegt wurde, von dem aber kein Gewebe zur Untersuchung entnommen werden konnte, etwa wegen übermäßigen Gefäßreichtums oder weil es untunlich war (z. B. bei Gliomen des Chiasmas) oder aus irgendeinem anderen Grunde; b) Fälle mit inoperablen Geschwülsten, welche durch die Ventrikulographie eindeutig nachgewiesen werden konnten (z. B. Tumoren des Mittelhirns) und welche in den vergangenen Jahren nur mit Entlastung allein behandelt wurden; c) Fälle mit klinisch eindeutigen Pons-Gliomen oder sicheren metastatischen Geschwülsten, deren Operation aussichtslos erschien; d) viele Patienten, vor allem aus der früheren Zeit, mit nicht recht lokalisierbaren Geschwülsten, welche nur entlastet worden waren, um den Visus zu retten. Sie entzogen sich dann weiteren Beobachtungen und starben zu Hause, ohne daß eine Autopsie vorgenommen wurde.

Wenn Patienten aus dieser Gruppe unbestätigter Geschwülste lange Zeit weiterleben und ihre Symptome abklingen, dann mag man wohl Zweifel hegen über das wirkliche Vorhandensein eines Neoplasmas und wird daran denken, den Fall in die Gruppe: Tumorverdacht einzureihen. Besonders gilt dies für Patienten, welche cerebellare Symptome mit Stauungspapille aufwiesen, bei denen die Freilegung des Kleinhirns negativ verlief und welche nach dieser entlastenden Maßnahme eine baldige und andauernde symptomatische Besserung zu verzeichnen hatten. Andererseits enthält diese Gruppe eine große Zahl von klinisch eindeutigen, aber stationär bleibenden Geschwülsten, die nicht operiert worden sind und von denen manche eine lange Lebensdauer ermöglichen können, wie z. B. die Tumoren des Hypophysenganges. Die unbestätigten Tumoren weisen eine Operationsmortalität auf, die vernachlässigt werden kann und sich naturgemäß auf die wenigen Fälle mit letalem Ausgang beschränkt, welche nicht obduziert wurden; hätte man nämlich keine Geschwulst gefunden, so wäre der Fall in die Gruppe „Tumorverdacht" eingereiht worden; hätte man aber eine gefunden, dann wäre er in die Gruppe bestätigter Tumoren gekommen. Die Tatsache, daß mehr als 90% aller Verstorbenen obduziert werden, läßt erkennen, daß die Einwilligung zur vollständigen oder teilweisen Autopsie nur selten verweigert wird.

Von den hierhergehörigen 859 Fällen sind, wie Dr. KAPLAN fand, 496 Patienten 557 Operationen unterzogen worden, wobei 12 Patienten starben; dies ergibt eine unbedeutende Fallmortalität von 2,4% und eine Operationsmortalität von 2,2%.

3. **Histologisch bestätigte Tumoren.** Die Fälle dieser Gruppe — bis 1. Juli 1931 etwas mehr als 2000 — sind natürlich am instruktivsten. Die Tumoren, in Tabelle 1 nach ihrer Häufigkeit zusammengefaßt, sind bis auf wenige histologisch untersucht und zur überwiegenden Mehrheit mehr oder weniger endgültig klassifiziert worden.

Für die wenigen Ausnahmen, bei denen die übliche histologische Bestätigung des Gewebes unterlassen wurde, darf eine Entschuldigung angeführt werden. Wie weiter unten noch ausgeführt werden wird, hielten wir früher fälschlicherweise eine Cyste mit xanthochromer Flüssigkeit für ein sicheres Zeichen eines Glioms, und es finden sich immer noch einige wenige Fälle in dieser Gruppe. Weiters gelangten bei unserem Studium der Blutgefäßgeschwülste einzelne Fälle von Gefäßmißbildungen, die makroskopisch doch so eindeutig erscheinen, in die „bestätigte" Liste; schließlich haben sich 2 oder 3 Fälle als Tuberkulome erwiesen, und zwar mehr aus bakteriologischen als aus histologischen Gründen.

Glücklicherweise ist die Zahl dieser „blinden Passagiere" so klein, daß man sie vernachlässigen kann. Wollten wir diese Fälle ganz weglassen, so würde das den Vergleichswert und die Genauigkeit unserer früheren Zusammenstellungen vermindern. Die meisten Cysten werden wahrscheinlich bei späteren Eingriffen doch noch klassifiziert werden.

Aus dem Gesagten kann man sich ein Bild davon machen, welche immense Arbeit nötig ist, um Woche für Woche genau das Material zu ordnen, eine Aufgabe, die Fräulein Dr. LOUISE EISENHARDT im vergangenen Jahrzehnt geleistet hat. Rezidivoperationen, die man ausführen muß, machen es erforderlich, häufige Umgruppierungen innerhalb der drei Gruppen „Verdacht", „Unbestätigt" und „Bestätigt" vorzunehmen. Aber auch in der Gruppe bestätigter Geschwülste sind nicht selten Verschiebungen nötig, wenn neue Erkenntnisse das Gebiet pathologisch unklarer Tumoren erhellen. Davon abgesehen erfordert auch viel Mühe der Briefwechsel mit Patienten, Verwandten und Ärzten, um Endergebnisse zu erfahren.

Tabelle 1. Bestätigte Tumoren bis zum 1. 7. 31 nach ihrer prozentualen Häufigkeit geordnet.

1.	Gliome (verschiedene)	862	42,6%
2.	Hypophysenadenome	360	17,8%
	Chromophobe	264	
	Chromophile	73	
	Gemischte	23	
3.	Meningeome	271	13,4%
4.	Acusticustumoren (Neurinome)	176	8,7%
5.	Kongenitale Tumoren	113	5,6%
	Kraniopharyngeome	92	
	Cholesteatome und Dermoide	15	
	Chordome und Teratome	6	
6.	Metastatische und invasive Tumoren	85	4,2%
	Carcinome	56	
	Sarkome	20	
	Hypernephrome	5	
	Myelome	4	
7.	Granulationstumoren	45	2,2%
	Tuberkulome	33	
	Syphilome	12	
8.	Blutgefäßtumoren	41	2,0%
9.	Sarkome (primäre)	14	0,7%
10.	Papillome (Plexus chorioideus)	12	0,6%
11.	Verschiedene	44	2,2%
	Unklassifizierte Hirntumoren	17	
	Schädeltumoren, die das Gehirn in Mitleidenschaft ziehen	21	
	Osteome	14	
	Osteochondrome	3	
	Angiome	3	
	Adamantinome	1	
	Cysten (verschiedene)	6	
	Gesamtsumme:	2023	100%

Mit der gebotenen Kürze wird jede dieser 11 Hauptgruppen in den folgenden Abschnitten einer Betrachtung unterzogen werden, und zwar in der Reihenfolge ihrer Häufigkeit, wie in vorstehender Tabelle.

I. Die Gliome.

Die Gliome, 862 an der Zahl, machen 42,6% der ganzen Serie aus. Vor langer Zeit sind sie von VIRCHOW mit einem histologisch genauen, passenden und umfassenden Familiennamen bezeichnet worden. Für gewisse andere größere Tumorgruppen (z. B. 3. und 4. der Tabelle 1) haben wir gewagt, Bezeichnungen einzuführen, welche histologisch nichts Bindendes besagen. Dies erschien nötig oder mindestens zeitweise zweckmäßig, um die verschiedenen und wechselnden Bezeichnungen auszuschalten, welche — oftmals sogar auf einer falschen cytologischen Deutung beruhend — nicht einmal mehr die Familienzugehörigkeit eines Tumors erkennen ließen. Im Gegensatz dazu hat man früher bei den Gliomen kaum den Versuch gemacht, ihre einzelnen Typen zu unterscheiden — oder es sind solche Versuche zwar gemacht worden, haben aber keine allgemeine Anerkennung erringen können — und so ist die Diagnose „Gliom" schließlich so umfassend geworden, wie der einzelne Pathologe eben diesen Begriff umgrenzte. So stand es eigentlich im Gegensatz zu unserem früheren Programm der Vereinfachung, wenn Dr. BAILEY und ich vor mehreren Jahren (12, 33) plötzlich mit einer ausgearbeiteten Einteilung dieser Tumoren auftraten und diese Unterteilung uns und anderen aufbürdeten, wo doch bisher zur Bequemlichkeit und Zufriedenheit aller Interessenten, mit Ausnahme der Chirurgen, ein gemeinsamer Name bestand.

So lange man einzelne Arten von Gliomen nicht zu unterscheiden vermochte, galten sie als hoffnungslose Erkrankungen, bei welchem der Chirurg vermutlich wenig tun konnte, außer für kurze Zeit durch entlastende Maßnahmen die schwersten Symptome etwas zu lindern. Tatsächlich zeigte es sich, daß die Lageveränderung eines großen Glioms der Hemisphäre durch die bloße Freilegung oft zu plötzlichem Anstieg des intrakraniellen Druckes durch Blutung oder Ödem mit deutlicher Verschlimmerung der vorher bestandenen Symptome führte. Man hat daher folgerichtig diese Operationen gefürchtet und manche Chirurgen neigen auch noch heute dazu, ein vorhandenes Gliom respektvoll sich selbst zu überlassen, wenn nicht zufällig große cystische Erweiterungen vorhanden sind, welche entleert werden können. Es hat sich aber selbst unter diesen günstigen Umständen gezeigt, daß diese Cysten dazu neigen, sich schnell wieder zu füllen und daß die günstigen Folgen ihrer Entleerung oft nur vorübergehend sind. Von der Anschauung ausgehend, daß diese Cysten Degenerationsvorgänge darstellen, war unser erster Versuch einer Einteilung nur auf diesen groben charakteristischen Veränderungen aufgebaut; wir teilten also diese Geschwülste ein in *solide Gliome, cystische Gliome* und *gliomatöse Cysten* [1].

---

[1] Wie bereits gesagt, erscheinen leider immer noch Spuren dieser früheren, groben Einteilung in unserer Aufstellung bestätigter Tumoren (vgl. Tabelle 2). Die Mehrzahl dieser „wahren cystischen" Gliome erwies sich in der Folge als Astrocytome; auch einige wenige Ependymome und polare Spongioblastome sind vorwiegend cystisch und wir verfügen auch über ein cystisches Oligogliom. Der Hauptirrtum aber lag, wie wir nun wissen, darin, daß wahrscheinlich eine ganze Anzahl cystischer Angioblastome zur Gliomserie gezählt wurde, zu der sie nicht gehört. Glücklicherweise verkleinert sich von Jahr zu Jahr der Prozentsatz der histologisch unbestimmten „gliomatösen Cysten", da die so bezeichneten Fälle wegen Rezidivs zu uns zurückkamen. Selbstverständlich suchen wir nun immer den wandständigen Tumorknoten und entfernen ihn.

Lange Zeit meinte man, daß gliomatöse Cysten hinsichtlich ihres Verlaufes günstiger wären als die anderen Typen, und PAUL MARTIN (13) berichtete 1923 über 95 Fälle, bei welchen diese Tatsache besonders hervorgehoben wurde. Doch wurde es im Laufe seiner Untersuchungen klar, daß viele dieser angeblich günstigen gliomatösen Cysten, deren Bildung man Degenerationserscheinungen des Tumors zuschrieb, nach einer gewissen Zeit durch ein solides Gewächs ersetzt wurden.

Mit dem Fortschritt der Schädelröntgenologie unter Anwendung der POTTER-BUCKY-Blende seit 1920 lernte man inzwischen die Neigung gewisser Gliome kennen, fleckige Kalkschatten zu zeigen, und in einer Arbeit vom Mai 1925 schätzt ARTHUR VAN DESSEL (14), daß etwa 14% aller unserer bestätigten Gliome auf diesem Wege hätten entdeckt werden können. In der Folge wurde die Neigung zu Kalkablagerungen als Zeichen langsamen Wachstums betrachtet und kann deshalb zur Unterscheidung maligner Geschwülste von benignen herangezogen werden. Etwa zur gleichen Zeit wurde auch die Behandlung der Hirntumoren durch Röntgenstrahlen im Gegensatz zur Operation stark befürwortet und gelegentlich sind anscheinend günstige Resultate beobachtet worden (15). Immerhin waren die günstigen Folgen, welche man Bestrahlungen zuschrieb, notwendigerweise nur Vermutungen, solange man ohne eingehendere Kenntnis des Zellaufbaues einer bestimmten Geschwulst war und von deren Verlauf und Prognose ohne Bestrahlung nichts wußte.

Gänzlich unzufrieden mit diesem Stand der Dinge, wagte sich Dr. BAILEY an die wenig versprechende Aufgabe zu erforschen, ob nicht eine exaktere Unterteilung der Gliome der Brigham-Sammlung vorgenommen werden könne auf der Basis, daß man die scheinbare Histogenese mit dem klinischen Verlauf kombinierte (16, 17). Die Gewohnheit, ein Gliom unangetastet zu lassen, wenn es sich bei der chirurgischen Freilegung als nicht-cystisch erwies, und die Neigung, zufrieden zu sein mit der bloßen Entleerung gliomatöser Cysten ohne sich ein Stückchen Gewebe zur Bestimmung der Art zu sichern, erwiesen sich als hinderlich für den Fortgang dieser Untersuchungen. Meine Hauptaufgabe dabei war, für ausreichende Mengen frischen Materials zu Untersuchungszwecken zu sorgen, und unser chirurgisches Vorgehen begann damit radikaler zu werden als vorher. Ein überaus wichtiges Ergebnis war die erste Entdeckung, daß Cysten, bei welchen der wandständige Tumorknoten gänzlich entfernt wurde, sich nicht wieder füllten, ein Zeichen dafür, daß die meisten xanthochromen Cysten viel mehr durch aktive Transsudation von der Oberfläche des Tumors erzeugt werden als durch degenerative Vorgänge im Tumor selbst.

Die unklassifizierten Gliome. In unserer Monographie aus dem Jahre 1926 war mitgeteilt worden, daß 160 oder annähernd 40% von 412 Tumoren der damaligen Serie histologisch noch unklassifiziert waren. Darunter befanden sich Gliome der Brücke, des Zwischenhirns und der Sehnervenkreuzung (18); diese sind neuerdings von Dr. BUCKLEY (19) eingehend studiert worden, so daß gegenwärtig etwa 20% von den 862 aufgeführten Gliomen unklassifiziert geblieben sind (vgl. Tabelle 2), und wir können erwarten, daß dieser Prozentsatz von Jahr zu Jahr kleiner werden wird.

Sogar die Tumoren, welche „nur durch das Vorhandensein von Cystenflüssigkeit" bestätigt worden sind — es sind jetzt 63 Fälle — haben sich, auf die Gesamtzahl berechnet, von 11,6% auf 7,3% vermindert, teilweise durch

Tabelle 2. Bestätigte Gliome bis 1. 7. 31.

A. *Unklassifizierte*		175
Bestätigt nur durch Cysten-Flüssigkeit	63	
Ausgeschlossen, da Differentialbestimmung unmöglich.	74	
Atypische- und Übergangsformen	38	
B. *Klassifizierte*		687
Astrocytome	255	
Glioblastome, multiforme	208	
Medulloblastome	86	
Astroblastome	35	
Polare Spongioblastome	32	
Oligodendrogliome	27	
Ependymome	25	
Pinealome	14	
Ganglioneurome	3	
Neuroepitheliome	2	
Zusammen		862

richtige Klassifizierung des Tumorgewebes weiterer „Cysten" bei sekundären Operationen, noch mehr aber wegen unseres gegenwärtigen Bestrebens, den Wandknoten schon beim ersten Eingriff zu entfernen; unter den Fällen der letzten 3 Jahre sind nur 3 unklassifizierte gliomatöse Cysten.

Bei 74 der verbleibenden 112 unklassifizierten Gliome wird die Klassifizierung kaum möglich sein, entweder weil genügend Gewebe zur Untersuchung fehlt oder wegen schlechter Konservierung des aufbewahrten Gewebes, schließlich aber auch wegen schwerer Degenerationserscheinungen des Tumors. Die verbleibenden 38 Fälle, obschon zweifellos Gliome, stellen Tumoren von so seltener Bauart dar, daß sie beiseite gelegt werden mußten für einen späteren Versuch der Klassifikation, wenn sich ihre Zahl vermehrt haben wird.

Um die wechselnde histopathologische und klinische Klassifizierung zu zeigen, welche mancher dieser 38 Fälle durchgemacht hat, soll die bemerkenswerte Krankengeschichte eines 10jährigen Kindes mit einem sehr stark verkalkten, 420 g schweren Tumor der rechten Hemisphäre (Abb. 1) erwähnt werden [der Fall ist in unserer Gliom-Monographie (33) kurz geschildert, S. 119]. Dieser Tumor war während der drei beobachteten Lebensjahre mit ebensoviel verschiedenen Diagnosen bezeichnet worden als er nach dem Tode des Kindes pathologische Bezeichnungen erhielt. Er bekam zunächst bei uns die Diagnose (1907) „angiolithisches Gliosarkom"; ein Stückchen der Geschwulst wurde zu Dr. F. B. MALLORY zur Begutachtung geschickt und nur als „Gliom" bezeichnet. Bei neuerlicher Untersuchung 1926 wurde er mit zwei anderen Tumoren als „Neuroblastom" bezeichnet wegen der zahlreichen unipolaren Neuroblasten, die sich bei Anwendung von CAJALs Silbermethode zeigten. Schließlich wurden 4 Jahre später, da Dr. BAILEY an der Echtheit der „Neuroblastome" zweifelte, zwei von diesen drei Tumoren wieder als Medulloblastome angesehen und der in Rede stehende Tumor der Gruppe atypischer und unklassifizierbarer Gliome zugeteilt.

Als weiteres Beispiel eines Tumors unbestimmbarer Natur mag folgendes betrachtet werden:

Ein 27jähriger Mann (Surgical-Nr. 33332) kam in das Hospital am 20. 2. 29. Er hatte im Jahre 1923 Anfälle vom JACKSON-Typus im linken Arm mit nachfolgender Lähmung gehabt, welche schließlich zu linksseitiger Hemiplegie führten. Im September 1926 war an der

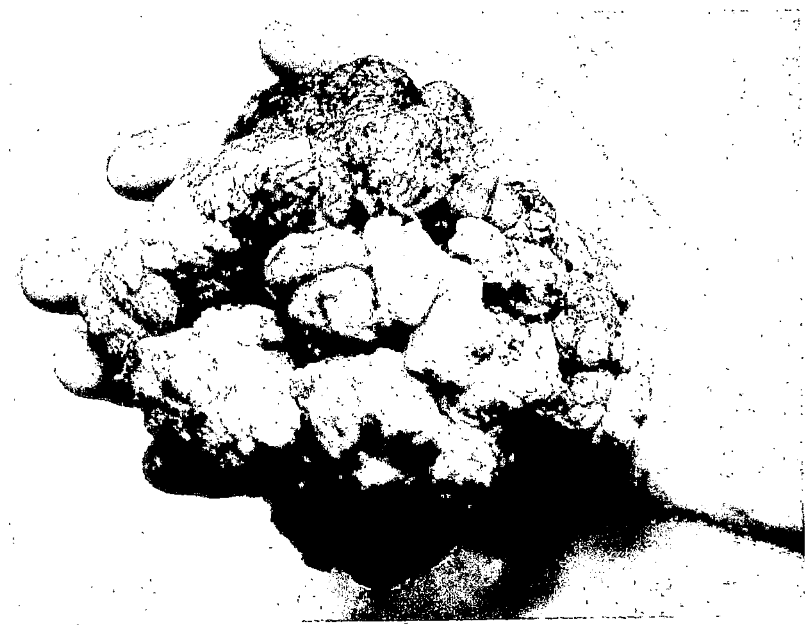

Abb. 1. Knotiges, verkalktes, 420 g schweres Gliom nach Entfernung ($^1/_2$ d. nat. Größe).

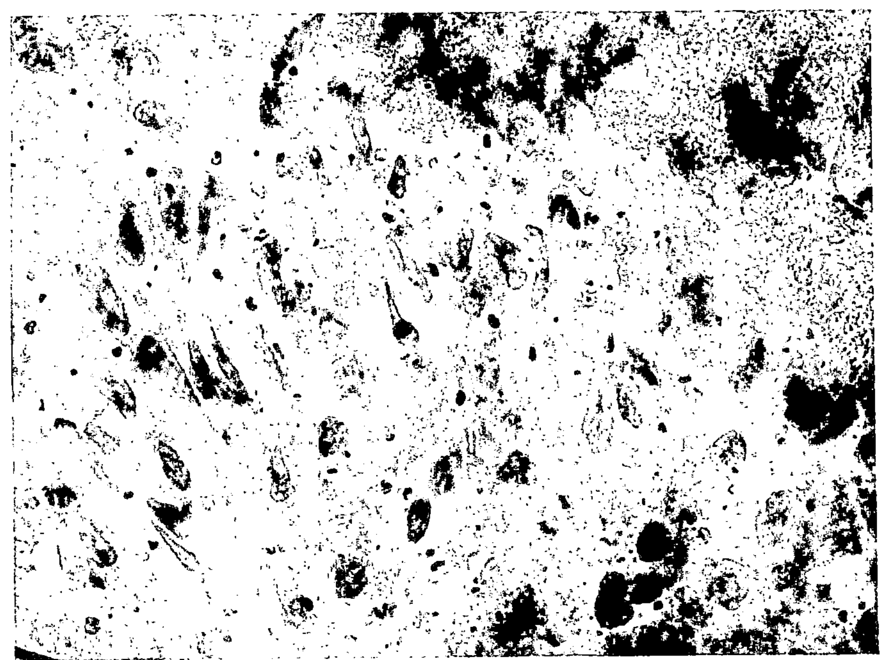

Abb. 2. Supravitales Präparat eines Tumors (850fache Vergr.), der radiär angeordnete, winzige Zellen aufweist, die sich gegen die schwach sichtbaren Blutgefäße hin zuspitzen. Diagnose: Ependymom (?).

Mayo-Klinik eine Freilegung mit Entlastung gemacht worden, ohne daß der Tumor gefunden worden war. Zwei Jahre später, im November 1928, klappte ein Chirurg wegen zunehmenden Druckes den Lappen wieder auf, punktierte eine große (250 ccm) xanthochrome

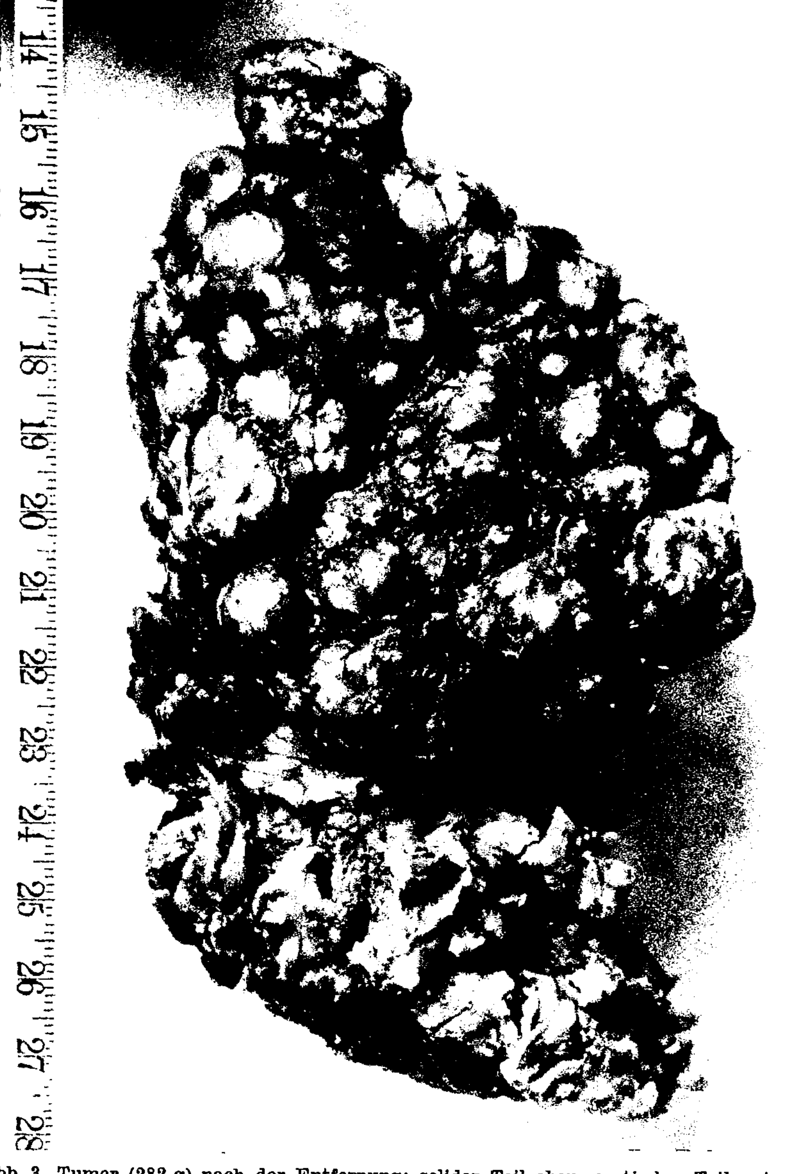

Abb. 3. Tumor (282 g) nach der Entfernung; solider Teil oben, cystischer Teil unten.

Cyste und vernähte die Haut nach Entfernung des Knochens. Die Cyste füllte sich sehr schnell wieder und erforderte fast monatlich eine Punktion zur Entleerung.

Bei der Einlieferung bestand eine ausgedehnte, geschwollene, gespannte Vorwölbung über der Parietocentralregion. Der bettlägerige Patient zeigte eine linksseitige sensomotorische Hemiplegie mit homonymer Hemianopsie. Die Cyste wurde punktiert; 120 ccm einer sirupartigen, schnell gerinnenden Flüssigkeit wurden entleert und durch Luft ersetzt. Röntgenbilder zeigten eine riesige, tiefe, mehrfach gekammerte Höhle von 15 cm Länge, welche sich von der Stirngegend bis zur Hinterhauptsgegend erstreckte. In der Umgebung waren verkalkte Partien vorhanden.

Am 1. 3. 29 wurde an der Stelle des alten Lappens wieder aufgeklappt und erst nachdem ein Konglomerat von Cysten entfernt worden war, wurde auch ein solider Tumor gefunden, welcher vorne in der Tiefe der großen Höhle lag. Die Hauptmasse des Tumors wurde entfernt, nachdem bei diesem Vorgehen der Ventrikel weit eröffnet und der Plexus chorioideus excidiert worden war. Es war notwendig, ein kleines Tumorfragment zurückzulassen, das in der Nachbarschaft des Foramen Monroi lag, da jede Bemühung, es zu entfernen, an

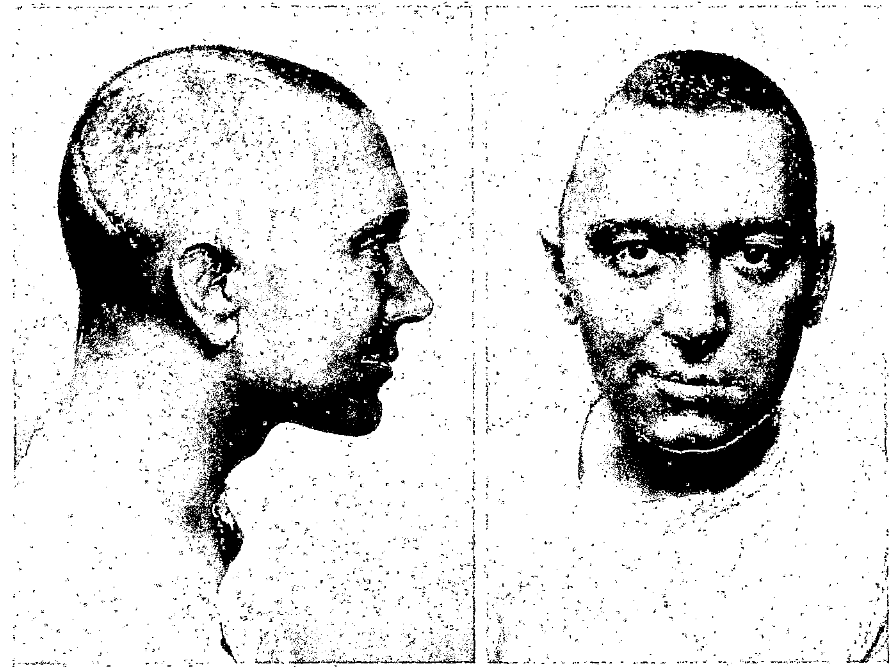

Abb. 4 und 5. Patient bei der zweiten Entlassung; man beachte die Lage des eingesunkenen Hautlappens und die deutliche Hemiparese des Gesichtes.

der Schwierigkeit, die Blutung zu beherrschen, scheiterte. Bei supravitaler Betrachtung schienen die Tumorzellen ependymale Spongioblasten zu sein (Abb. 2) und ihre strukturelle Anordnung den Gefäßen gegenüber sprach für ein Ependymom, doch waren die Zellen klein und Blepharoblasten nicht zu finden. Die Untersuchung fixierter Stücke ergab nichts Neues außer der Anwesenheit zahlreicher Fibrillen und der Tumor wurde als „Gliom" bezeichnet, „vermutlich mit langsamem Wachstum und günstiger Prognose".

Die Rekonvaleszenz verlief sehr gut, und bei seiner Entlassung am 16. 3. konnte der Patient sich zu Fuß aus dem Krankenhaus entfernen.

Er lebte 6 Monate in guter Verfassung, dann traten Anzeichen eines Rezidivs auf und wiederholte Punktionen der wiedergebildeten Cyste waren nötig.

Am 17. 2. 30 wurde er in demselben Zustand wie im Jahre vorher wieder zu uns gebracht. Am 4. 3. wurde bei der 4. Operation ein großer, 282 g schwerer, teilweise cystischer Rezidivtumor gefunden (Abb. 3) und der Versuch, ihn gänzlich zu entfernen, mußte dicht vor dem Gelingen, nach zweimaliger Bluttransfusion aufgegeben werden. Ein kleiner Teil des Tumors mußte an gleicher Stelle zurückgelassen werden wie bei der vorhergehenden Operation. Bei der 5. Operation am 12. 3. wurde die Wunde wieder geöffnet und der Versuch gemacht, das restliche Tumorfragment zu entfernen, aber auch dieses Vorhaben mußte infolge des Blutverlustes, welcher eine neuerliche Transfusion erforderlich machte, aufgegeben werden. Vor dem Verschluß der Wunde wurde das zurückbleibende Fragment koaguliert und 6 Radiumnadeln eingestochen. Die Genesung erfolgte schnell und am 28. 3. wurde er entlassen (Abb. 4 und 5), wieder imstande, mit nur geringer Hilfe zu Fuß zu gehen. Der Rezidivtumor hatte dieselbe histologische Zusammensetzung wie der erste, doch fanden sich vereinzelte Mitosen. Er wurde nun als ein vermutliches Ependymoblastom betrachtet, doch Dr. BAILEY, der unsere Präparate später untersuchte, bezeichnete ihn als unklassifizierbar.

Der Patient fühlte sich ein Jahr lang wohl, bis die Symptome wiederkehrten, und während meiner zeitweisen Abwesenheit von der Klinik hatte Dr. ERNEST SACHS die Liebenswürdigkeit, den Fall in die Hand zu nehmen. Am 17. 3. 31 klappte er in St. Louis zum 6. Male den alten Lappen auf und entfernte einen 140 g schweren, neuerlichen, teilweise cystischen Tumor mit derselben unmittelbaren Heilung von allen Symptomen, wie sie nach den vorausgehenden Operationen beobachtet worden war.

Am 16. 3. 34 wurde berichtet, daß der Patient an einem Rezidiv starb. Eine Autopsie fand nicht statt.

Statistisches. Von diesen 175 histologisch unklassifizierten Gliomen, von denen manche sehr ausgedehnt waren, erforderten 158 Fälle 237 Operationen mit 33 Todesfällen, das ergibt eine Fallmortalität von 20,9% und eine Operationsmortalität von 13,9%.

Die klassifizierten Gliome. Wie Tabelle 2 zeigt, sind von den 862 Gliomen 687 mit ziemlicher Genauigkeit in verschiedene Gruppen auf histogenetischer Basis eingeteilt worden. GLOBUS, BAILEY, ROUSSY und seine Mitarbeiter, GREENFIELD, PENFIELD u. a., die sich eingehend mit der schwierigen Aufgabe befaßt haben, diese krankhaften Gebilde zu differenzieren, stimmen in ihrer Terminologie freilich nicht überein. Sicher wird mit der Zeit Ordnung, Einheitlichkeit und Vereinfachung in die bestehende Verwirrung kommen. Für den Chirurgen ist es allein wichtig zu wissen, welche Art von Geschwulst er freigelegt hat, wie immer dieser Tumor „alias" heißt. Ein Medulloblastom ist auch mit einem anderen Namen eine höchst ungünstige Tumorform. Und da es der wesentliche Zweck aller dieser Bemühungen ist oder doch sein sollte, den Opfern von Hirngeschwülsten durch verbesserte Behandlungsmethoden zu helfen, ist es wichtig, nicht den Blick vom Hauptproblem abzulenken, indem man sich auf das mikroskopische Gesichtsfeld beschränkt.

Histologische Methoden. Seit man begann Hirntumoren zu operieren, ist es gewöhnlich folgendermaßen zugegangen: Ein Neurologe macht die Lokaldiagnose eines operablen Tumors; ein Chirurg legt ihn frei und im Glücksfall entfernt er ihn, hat aber wenig Ahnung von dessen Natur; nach einem beträchtlichen Zeitraum, währenddessen das genaue Aussehen des Tumors in frischem Zustand längst in Vergessenheit geraten ist, berichtet ein Pathologe, daß es sich um ein Gliom handelt. Das war nicht von Bedeutung zu jener Zeit, als man ein anderes Gliom nicht vor Ablauf einiger Monate zu Gesicht bekam; jetzt aber, wo dies ein fast tägliches Vorkommnis bedeutet, benötigt der Chirurg eine mehr eingehende und schnellere Information.

Für diese Zwecke kann die von Dr. EISENHARDT (20) entwickelte, supravitale Methode, die darin besteht, daß man aus einem Stückchen frischen Gewebes einen Brei lebender Zellen macht und untersucht, nicht eindringlich genug empfohlen werden und sie wird sicher eine Ergänzung der älteren Methode des Schneidens und Färbens nach vorausgegangener Fixierung werden, wenn sie diese schon nicht ganz ersetzen kann. Der Gesamtaufbau einer Geschwulst, der nur an fixierten Schnitten erkannt werden kann, mag ein wesentliches

Element der Histodiagnose bilden, ist aber doch nur eine Ergänzung zur primären Bestimmung der vorherrschenden Zellart, denn diese bildet die Grundlage einer auf der Histogenese beruhenden Einteilung. Bei der supravitalen Methode wird die Zelle mit ihren intakten Fortsätzen flach ausgebreitet und ein gelungenes Präparat bietet ganz den Anblick einer reinen Zellkultur (vgl. Abb. 38). Andererseits muß man bei geschnittenen und gefärbten Geweben, sowohl im Gefrier- als auch im fixierten Schnitt Gesichtsfeld über Gesichtsfeld durchsuchen, um genügend gut isolierte Zellen für mikrophotographische Zwecke zu finden, und selbst dann sind die Zellen durch das Fixierungsmittel so gefaltet und geschrumpft, daß sie nur eine geringe Ähnlichkeit mit ihrem Aussehen im lebenden Zustande besitzen.

Davon abgesehen dient die supravitale Methode in der großen Mehrzahl der Fälle dazu, dem Chirurgen einen unmittelbaren Aufschluß über die genaue Beschaffenheit einer vor ihm befindlichen Geschwulst zu geben und er kommt bald in die Lage, die grobe Struktur eines von ihm freigelegten Glioms mit dessen wahrscheinlicher histologischer Natur in Beziehung zu setzen. Aus dem makroskopischen Aussehen zu schließen, ob ein Glioblastom, ein Astrocytom oder ein Oligogliom freigelegt worden ist, ist von größter Wichtigkeit in prognostischer Hinsicht, von welcher, wie gesagt, der chirurgisch anzuwendende Modus procedendi im hohen Maße abhängt. Mag die Unterteilung der Gliome sich als rein wissenschaftliche Frage erweisen, was Patient und Chirurg dabei gewonnen haben, ist die praktische Erkenntnis, daß *nicht alle Gliome sehr bösartig sind, daß manche langsam wachsen und günstig für chirurgische Eingriffe sind*, wenn es Möglichkeiten gibt, sie zu entfernen ohne unbilliges Risiko für das Leben und ohne dauernde Schädigung umgebender Gewebe, deren Funktion für ein lebenswertes Leben nicht zu entbehren ist.

Die 687 klassifizierten Gliome sind hier in 10 Gruppen eingeteilt, welche in Tabelle 2 nach ihrer Häufigkeit angeordnet sind. Nur wenige sind bisher in klarer Weise vom Standpunkt ihrer Verlaufsart und Operabilität studiert worden. Der Verlauf der überwiegenden Mehrzahl zugleich mit dem Studium ihrer Prädilektionsstellen, die einzelnen klinischen Syndrome, ihr Ablauf ohne Operation, die Einwirkung verschiedenartiger Operationen oder von Bestrahlungen auf die Hemmung des Wachstums, all das harrt noch der Bearbeitung. Daher muß es in dem jetzigen Zeitpunkt damit sein Bewenden haben, kurz einige Bemerkungen über die eigene Methode zu geben, wie man solche Typen erforscht, deren Verlauf noch unklar ist.

Die Astrocytome.

Diese Tumoren, von früheren Autoren als *Glioma durum* bezeichnet, 255 an der Zahl, machen fast 40% aller klassifizierten Gliome aus und da sie sich als relativ gutartige Geschwülste erweisen, so rechtfertigt schon diese eine Entdeckung alle Arbeit und Zeit, welche dem mikroskopischen Studium der ganzen Serie gewidmet wurde. Durch die Entdeckung ihres langsamen Verlaufes hat die unerwartet lange Lebenszeit mancher Patienten, deren Gliom nur unvollständig entfernt worden war, und der anscheinend gute Effekt der Bestrahlung der Gliome überhaupt seine Erklärung gefunden, ebenso wie manche anderen, jetzt überwundenen Irrtümer.

1. Die cerebellaren Astrocytome. Diese, insgesamt 91, sind die einzigen, deren Verlauf eingehend bekannt ist, und prompt spiegelt sich das wider in dem großen Fortschritt der operativen Resultate. Diese Tumoren sind aus fibrillären und protoplasmatischen Elementen in wechselndem Verhältnisse zusammengesetzt; im wesentlichen kommen sie in der Kindheit vor, das Durchschnittsalter beträgt 13 Jahre; sie sind vorwiegend cystisch; sie neigen nicht zu Rezidiven, wenn die Tumorstelle, welche den Ausgangspunkt der Cyste bildet, erkannt und entfernt wird.

Die chirurgische Methode ihrer Behandlung findet sich in meiner BEVAN-Vorlesung (21) eingehend beschrieben, in welcher die Fälle bis zum 18. 8. 30 ausführlich erörtert sind. Bis zu diesem Zeitpunkt waren 76 Patienten 113mal operiert worden und 15 Patienten gestorben: Fallmortalität 19,7%, Operations-

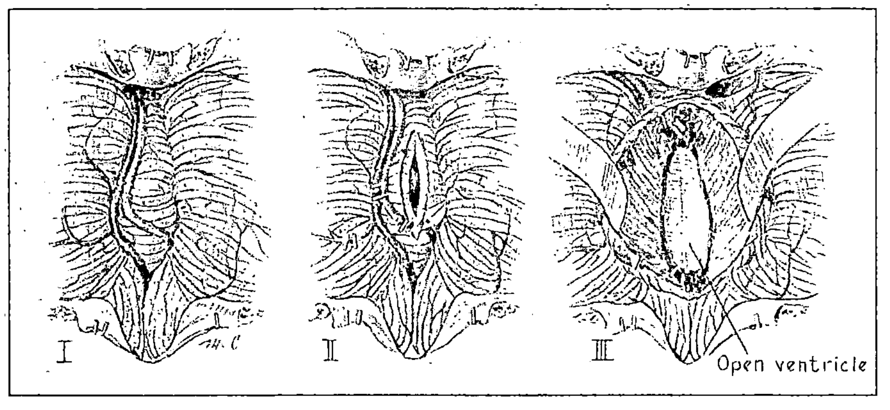

Abb. 6. Skizzen von der 1. Operation; sie zeigen I. den geschwollenen Wurm, II. die mediane Incision, III. den eröffneten 4. Ventrikel mit den zurückgelassenen Tumorfragmenten am oberen und unteren Umfang des Wundbettes (auf $^1/_3$ verkleinert).

mortalität 13,3%; diese Ergebnisse sind sowohl auf Rezidive zurückzuführen infolge mangelnder Kenntnis des Verlaufes als auch auf die unvollkommene operative Technik.

Statistisches. Diese Zahlen können nun etwas verbessert werden durch Hinzurechnung der Fälle bis 1. 7. 31, welche ohne Todesfall verliefen; es sind 15 neue Fälle und 4 Sekundäroperationen bei früheren Fällen, bei denen die erste Operation unvollständig gewesen war. Danach ergibt sich für die ganze Serie 16,6% Fallmortalität und 11,2% Operationsmortalität. Einen weit größeren Eindruck davon, was bei dieser Geschwulstart, deren Verlauf jetzt so gut bekannt ist, erreicht werden kann, geben die Zahlen der letzten 29 einander folgenden Fälle ($^1/_3$ der Gesamtzahl), welche in der Dreijahresperiode vom Juli 1928 bis Juli 1931 zur Behandlung gekommen sind. Bei allen diesen 29 Fällen wurde mit ein oder zwei Ausnahmen der Tumor ganz von der Wand der Cyste entfernt, so daß die Möglichkeit eines Rezidivs sehr gering ist; es sind 34 Operationen mit nur einem Todesfall vorgenommen worden. Das ergibt *derzeit bei den cerebellaren Astrocytomen eine Fallmortalität von 3,4% und eine Operationsmortalität von 2,9%.*

Aus den letzten Zahlen geht hervor, daß selbst in dieser kurzen Dreijahresperiode 5 Fälle wegen unvollständiger Entfernung des Tumors beim ersten

Eingriff neuerlich operiert werden mußten. Daß dazu ein guter Grund vorhanden war, zeigt folgendes Beispiel:

Die Patientin, ein 14jähriges Mädchen (S.-Nr. 33768), wurde am 18.4.29 eingeliefert mit einer typischen Vorgeschichte: seit 2 Jahren immer mehr zunehmende Schmerzen im Hinterhaupt, Erbrechen am Morgen, Unsicherheit beim Stehen, seit kurzem Doppeltsehen. Sie hatte eine Stauungspapille von 5 Dioptrien, glücklicherweise mit nur geringer Beeinträchtigung des Sehvermögens.

Unter der Annahme eines ,,wahrscheinlich median gelegenen cerebellaren Astrocytoms" wurde am 22.4. in örtlicher Betäubung die Aufklappung im Bereich des Hinterkopfes in üblicher Weise gemacht, die Ventrikel punktiert und das gespannte Kleinhirn freigelegt,

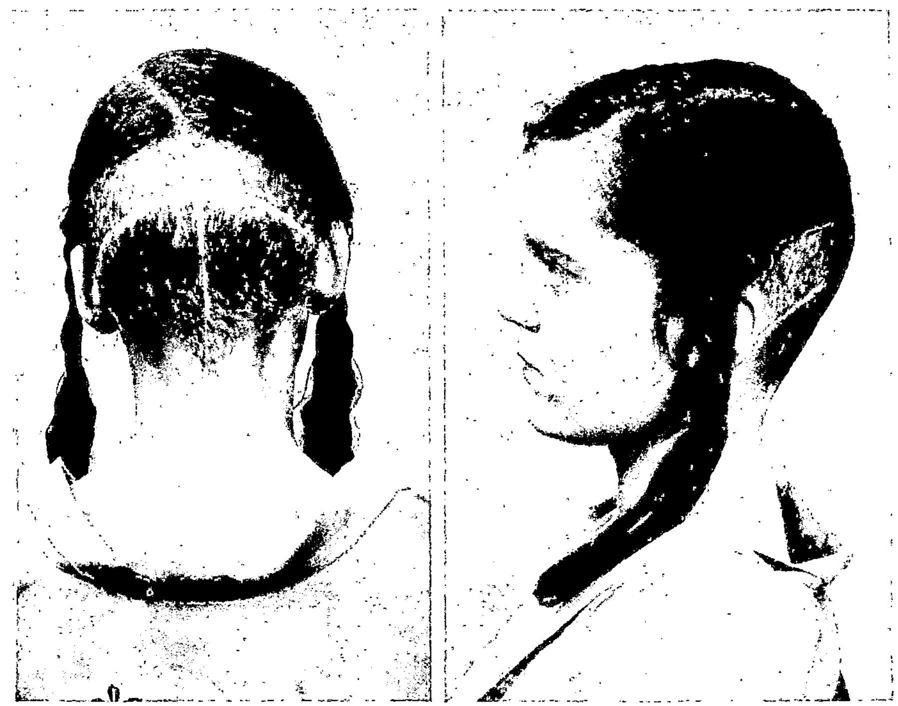

Abb. 7 und 8. Patientin bei der Entlassung nach der 1. Operation (14. 5. 29).

wobei die Tonsillen nach Art einer Hernie vorgewölbt waren (vgl. Abb. 6). Ein Tumor an der Oberfläche war nicht vorhanden. Ein vertikaler Schnitt durch den verbreiterten Wurm führte auf einen großen, teilweise cystischen Tumor, der sich als ungewöhnlich gefäßreich und als so bröckelig erwies, daß der Versuch, ihn in toto zu exstirpieren, aufgegeben wurde. Es wurden Saugmethoden angewendet und schließlich die tiefere Portion des Tumors zusammen mit der Decke des 4. Ventrikels weggenommen, so daß dessen Boden frei lag. Es war ganz klar, daß noch restliche Ausläufer des Tumors vorhanden waren, einer in der Gegend des Calamus scriptorius und ein anderer hoch oben unter dem Kleinhirnzelt in der Nachbarschaft der SYLVIUSschen Wasserleitung. Doch schien es, daß in dieser Sitzung aus Gründen der Sicherheit nicht mehr getan werden konnte. Das Mädchen erholte sich glänzend von der Operation, es erfolgte schnelle Rückbildung der Stauungspapille und am 14. 5. wurde sie praktisch frei von Symptomen entlassen (Abb. 7 und 8).

Frische und fixierte Stücke der Geschwulst erwiesen sich als typisches fibrilläres Astrocytom.

Sie blieb während der nächsten 2 Jahre völlig gesund, bis wiederkehrende Kopfschmerzen, gelegentliches Erbrechen und eine gewisse Unsicherheit beim Stehen ihre Wiederaufnahme veranlaßten.

Dies war ein zweifelloser symptomatischer Beweis eines Rezidivs, doch fehlte diesmal die Stauungspapille.

Am 17. 3. 31 wurde in örtlicher Betäubung der ursprüngliche Lappen wieder aufgeklappt und ein neuerlicher, großer, teilweise cystischer Tumor zur Ansicht gebracht, der glück-

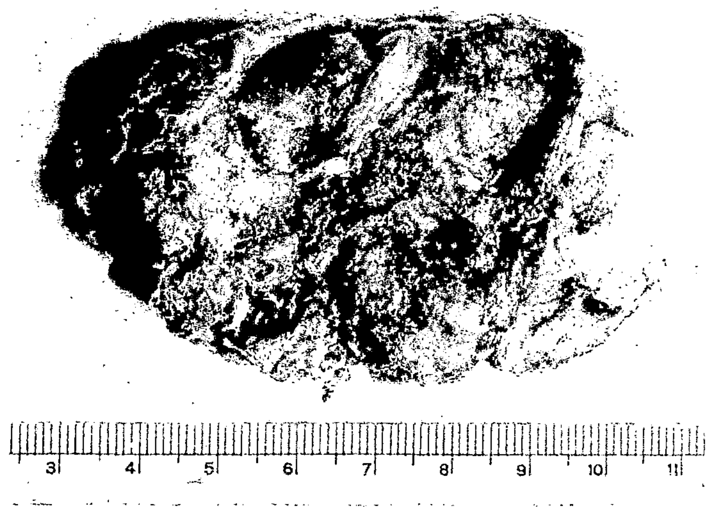

Abb. 9. Zeigt die Phasen der 2. Operation wegen Rezidivs eines fibrillären Astrocytoms nach 2 Jahren.

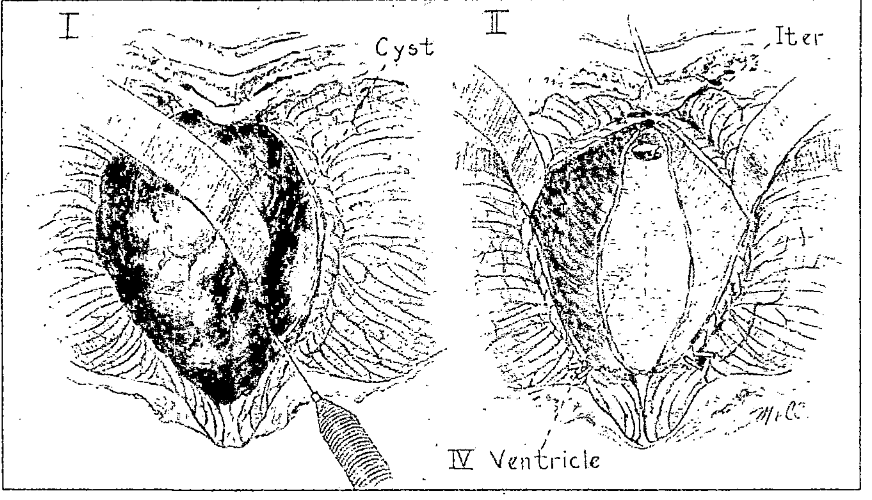

Abb. 10. Das rezidivierende Astrocytom (nat. Größe), welches bei der 2. Operation vollständig entfernt wurde (vgl. Abb. 9).

licherweise mit dem Boden des Ventrikels nicht verwachsen war. Er wurde durch langsames, sorgfältiges, elektrisches Schneiden im ganzen entfernt (Abb. 9). Die Patientin fühlte sich während der 5stündigen Operation außerordentlich wohl, trotz gelegentlichen Erbrechens und trotz subjektiven Schwindels während der Manipulationen am Tumor.

Der Tumor (Abb. 10) zeigte genau die gleiche histologische Beschaffenheit wie zuvor. Die Patientin erholte sich wieder ausgezeichnet (Abb. 11 und 12) und wurde am 8. 4. 31 entlassen, praktisch symptomfrei, mit normalem Visus (Brille) und mit nur gelegentlicher Zunahme ihrer Unsicherheit beim Gehen und Stehen. Sie führte dann ein normales, tätiges Leben, und konnte nach unserer Erfahrung als geheilt gelten.

Der letzte Bericht vom 19. 12. 34 besagt, daß sie die Schule besucht und — wie wir erwarteten — vollkommen gesund ist.

2. Die cerebralen Astrocytome. Diese, insgesamt 164, sind etwa doppelt so häufig als die Astrocytome des Kleinhirns. Außerdem finden sie sich bei Erwachsenen und sind sehr viel seltener cystisch; nach ihrer Neigung zu baldigen Rezidiven zu urteilen, geben sie eine viel ungünstigere Prognose als

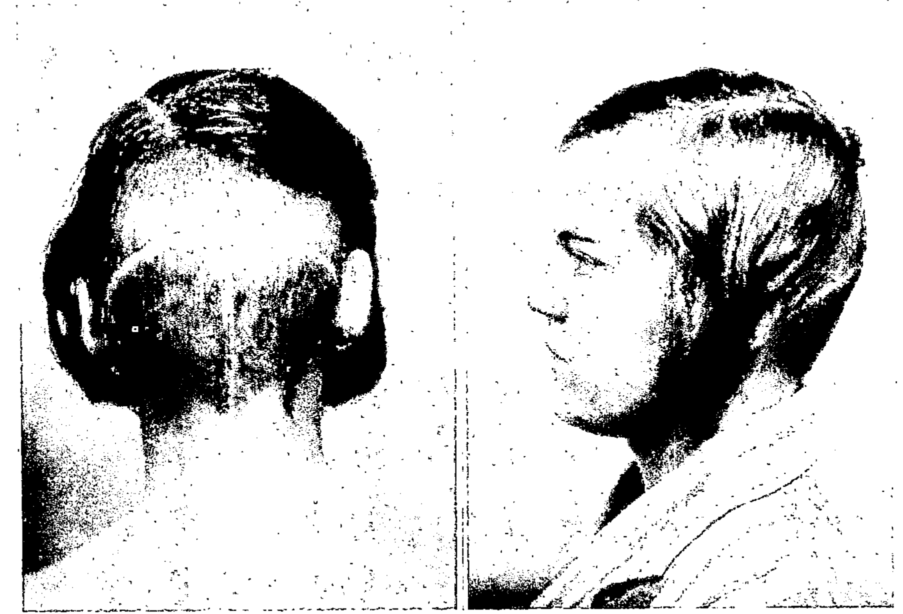

Abb. 11 und 12. Die Patientin bei der Entlassung, 3 Wochen nach der 2. Operation wegen Rezidivs eines cerebellaren Astrocytoms.

die Tumoren gleicher Zellart im Kleinhirn. Sie erfordern ohne Frage weitere Studien im Zusammenhang mit dem klinischen Verlaufe, bevor ihre Beziehungen zu den viel gründlicher bearbeiteten Gliomen des Kleinhirns geklärt sein werden. Es ist fast sicher, daß eine Anzahl von Geschwülsten, die nicht vorwiegend Astrocytome sind, sich in dieser Aufstellung befinden, welche viele cerebrale Tumoren enthält, die lange vor 1924 klassifiziert und seither nicht wieder einer Untersuchung unterzogen wurden.

Gewöhnlich liegen diese Tumoren unter der Hirnrinde verborgen und können eine enorme Größe erreichen. Ein Lieblingssitz der Geschwülste fibrillärer Art befindet sich in der Tiefe des Stirn- oder Schläfenlappens; letztere wurden von Dr. BENNO SCHLESINGER (21 a) untersucht und es scheint, daß ihr klinisches Syndrom genügend ausgeprägt ist, so daß man berechtigterweise eine gut fundierte, genaue präoperative Diagnose stellen kann.

Es ist unsere Gewohnheit, diese Tumoren — wie alle Gliome überhaupt — so radikal wie nur möglich zu „attackieren". Dr. BAILEY hat sich dahin geäußert, daß gewisse Gliome dazu neigen, schnell maligne zu werden, wenn sie anoperiert worden sind; selbst wenn irgendeinmal eine solche Umwandlung bei einem Rezidivtumor gefunden werden sollte (ich glaube, daß dies noch eine offene Frage ist), dann wäre die Beziehung dieser Veränderung zu dem operativen Eingriff erst noch zu beweisen. In der Tat überrascht es stets von neuem zu sehen, wie aufeinanderfolgende Operationen, manchmal nach mehreren Jahren, bei Gliomen aller Art immer wieder einen Tumor zeigen, welcher der Geschwulst bei der ersten Operation so ähnlich ist, daß, wenn etwa die Bezeichnungen der Präparate verlorengingen, diese nicht unterschieden und noch

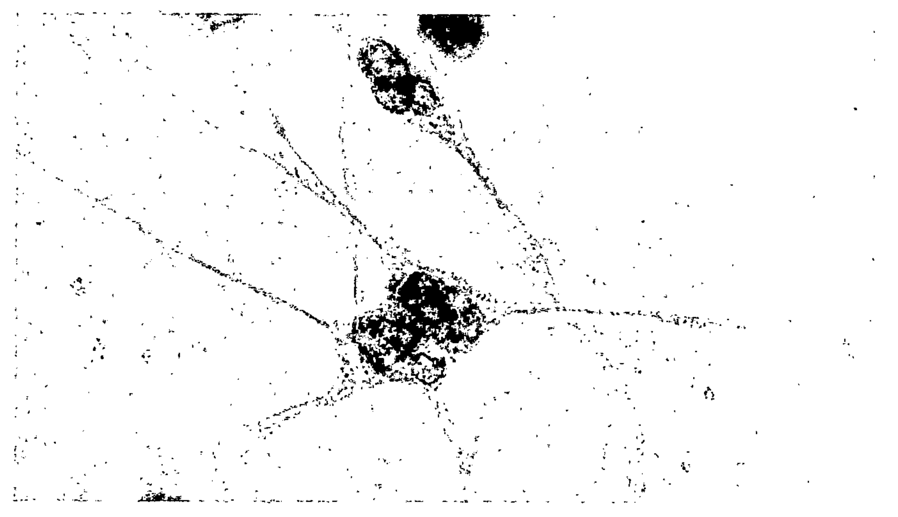

Abb. 13. Supravitales Präparat, während der Operation angefertigt; zwei gut isolierte, vielkernige fibrilläre Astrocyten mit zahlreichen Fortsätzen (850fache Vergr.).

weniger chronologisch geordnet werden könnten. Kurz gesagt, vom Anfang bis zum Ende herrscht eine überraschend große Konstanz im histologischen Charakter eines intrakraniellen Tumors von gegebener cytologischer Zusammensetzung. Abgesehen von gewissen Meningeomen und von Medulloblastomen, deren Zellen nach Implantation wachsen können, wenn sie fern vom Orte ihres Entstehens „ausgesät" werden, machen die meisten Hirntumoren Rezidive nur an Ort und Stelle und breiten sich durch direktes Wachstum aus.

Nicht nur aus diesen Gründen, sondern weil ich fest davon überzeugt bin, daß die Sterblichkeit höher ist, wenn man Gliome nur mit Entlastung behandelt anstatt sie nach ihrer Freilegung so vollständig als möglich zu entfernen, ist es unsere strikte Regel geworden, von der wir niemals abgehen, lieber ein Gliom der Hemisphäre noch so radikal anzugehen als es unangetastet zu lassen. Zur Zeit der Niederschrift dieser Arbeit ist ein Patient nach der 2. Operation eines rezidivierenden, cerebralen Astrocytoms entlassen worden, dessen Krankengeschichte zur Illustration dienen mag:

Der Patient, ein 35jähriger Mann (S.-Nr. 35170), war vor 18 Monaten, am 14. 11. 29 operiert worden. Er hatte 2 Jahre lang eigenartige Krampfanfälle gehabt, 4 Monate vor seiner Aufnahme waren Kopfschmerzen aufgetreten und eine gewisse Veränderung seiner Persönlichkeit, hauptsächlich Vergeßlichkeit; dies hatte ihn zum Eintritt in das Hospital veranlaßt. Ventrikulogramme zeigten eine Verdrängung der Ventrikel nach rechts und einen Füllungsdefekt des linken Vorderhornes, wiesen also auf einen großen linksseitigen Stirnhirntumor ungewisser Art hin.

Bei der in örtlicher Betäubung vorgenommenen Operation fand sich ein in der Tiefe gelegenes, weiches, nicht-cystisches Gliom von grauer Farbe. Es wurde als fibrilläres Astrocytom betrachtet und diese Annahme durch supravitale Untersuchung erhärtet (Abb. 13 und 14). Ein beträchtlicher Teil des Tumors wurde durch Saugen und mit dem elektrischen Messer entfernt.

Der Patient erholte sich sehr gut, konnte wieder seine Arbeit verrichten und blieb, von 2 Krampfanfällen im Mai 1930 und im März 1931 abgesehen, 18 Monate lang frei von Symptomen. Im Juni 1931 bekam er gelegentlich Kopfschmerzen und bemerkte bald, daß

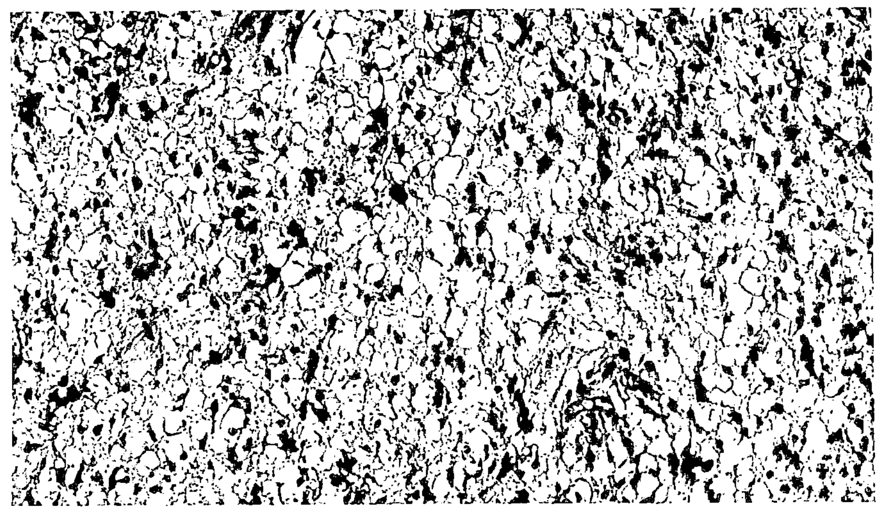

Abb. 14. Zum Vergleich mit Abb. 13. Schnitt nach Fixierung; allgemeiner Aufbau des grobmaschigen fibrillären Astrocytoms. (Phosphorwolframsäure, Hämatoxylin. 150fache Vergrößerung.)

der Knochenlappen sich etwas hob. In der Meinung, daß dies eine Wiederkehr der Geschwulst bedeute, erwirkte er eine Wiederaufnahme in das Hospital.

Bei der 2. Operation am 1. 7. 31 wurde der Knochendeckel wieder aufgeklappt; der ganze linke Stirnlappen war von einer fast faustgroßen Tumormasse eingenommen; die Geschwulst zeigte die gleichen histologischen Charakteristika wie die vorige. Sie wurde entfernt (Abb. 15), und zwar auf elektrischem Wege, wobei eine große Höhle zurückblieb, über welcher der Lappen wieder verschlossen wurde.

Der Patient vertrug den ausgedehnten Eingriff ohne die geringste Störung und wurde 3 Wochen später entlassen (Abb. 16 und 17), ohne daß irgendeine Veränderung seiner Persönlichkeit erkennbar war, durchaus fähig, seine frühere Beschäftigung wieder aufzunehmen.

Er starb am 31. 11. 31 an einem Rezidiv (keine Autopsie).

Man mag verschiedener Meinung darüber sein, ob radikale Operationen dieser Art bei Rezidivtumoren der Mühe wert sind. Wenn die Entscheidung aber dem Patienten überlassen werden könnte, wie in dem erwähnten Fall dem betreffenden Manne, dann wäre es keine Frage, was er wählen würde.

Liegen Tumoren in nicht-stummen Hirnteilen und haben sie Lähmungen oder Aphasie hervorgerufen, so daß ein Weiterleben als Last erscheint, dann mag man gegen einen solchen Eingriff Stellung nehmen; dennoch kann auch unter diesen wenig versprechenden Umständen ein ganz überraschender Grad

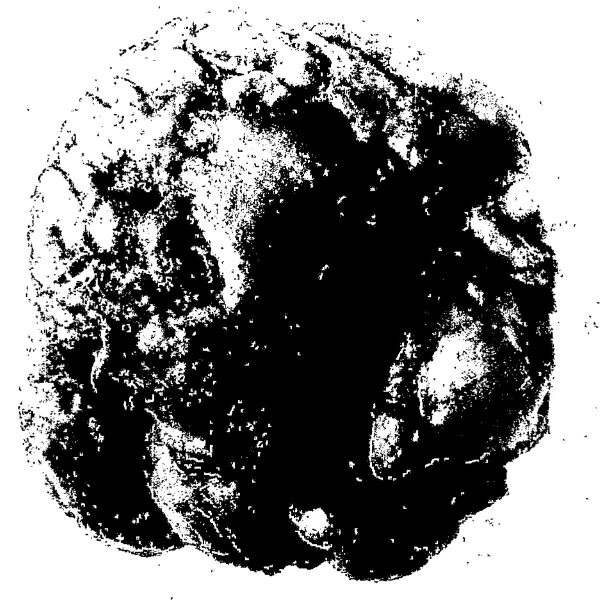

Abb. 15.   118 g schwerer Tumor, bei der 2. Operation im ganzen entfernt.

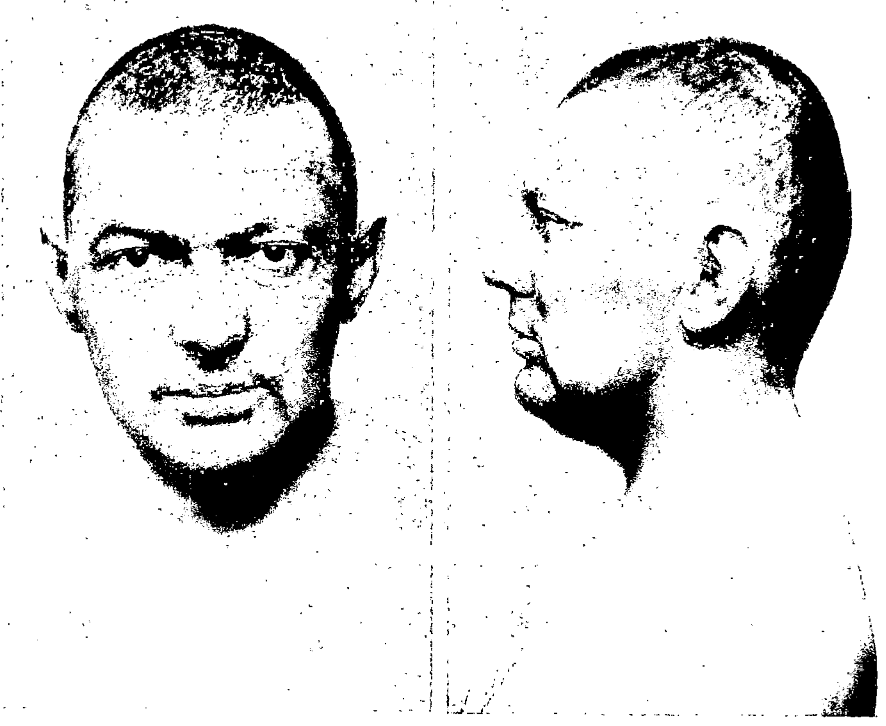

Abb. 16 und 17. Patient bei der Entlassung nach der 2. Operation. Man beachte die Lage des Lappens.

von Wiederherstellung verlorener Funktion erzielt werden, wenn der Druck durch vollständige Exstirpation eines Tumors oder Entleerung einer Cyste beseitigt wird, selbst bei einer Lokalisation im Sprachzentrum.

Statistisches. Von 164 diagnostizierten Astrocytomen des Großhirns wurden 149 Fälle 221 Operationen unterzogen, wobei sich 23 Todesfälle ereigneten, das ergibt eine Fallmortalität von 15,4% und eine Operationsmortalität von 10,4%. Bei 41 neuen Fällen in der Zeit vom 1. 7. 28 bis 1. 7. 31 wurden 52 Operationen mit 2 Todesfällen vorgenommen, was eine Fallmortalität von nur 4,9% und eine Operationsmortalität von 3,8% bedeutet.

Die *kombinierten Zahlenverhältnisse* für cerebellare und cerebrale Astrocytome zusammen sind folgende: 239 Patienten, 355 Operationen, 38 Todesfälle; das ergibt für die ganze Serie 15,9% Fall- und 10,7% Operationsmortalität. Im Gegensatz dazu ergaben sich für die letzten 3 Jahre folgende Resultate: 86 Operationen an 70 Patienten mit 3 Todesfällen; das ergibt *für die Astrocytome ohne Rücksicht auf ihre Lokalisation derzeit eine Fallmortalität von 4,2% und eine Operationsmortalität von 3,5%.*

Die multiformen Glioblastome.

Diese äußerst malignen und schnell wachsenden Tumoren, 208 an der Zahl, finden sich ausnahmslos bei Erwachsenen in den Hemisphären des Großhirns. Sie stellen die „Gliosarkome", der alten Terminologie dar, aber ihre feinere Zusammensetzung ist zum ersten Male von GLOBUS und STRAUSS beschrieben worden unter dem Namen „Spongioblastoma multiforme".

Bei der Wahl unserer Bezeichnung haben wir, vielleicht nicht ganz glücklich, den Ausdruck „Glioblastoma" gebraucht, um eine Verwechslung mit dem polaren Spongioblastom zu vermeiden, das vom klinischen Standpunkt zu den wesentlich günstigeren Tumoren gehört. Die Glioblastome neigen zu degenerativen Veränderungen und viele der 74 Gliome, die wegen des geweblichen Zustandes nicht klassifiziert werden konnten, sind wahrscheinlich Tumoren dieser Art gewesen. Daher sind die 30%, welche die Glioblastome (208 Fälle) bei den bestätigten Gliomen ausmachen, aller Wahrscheinlichkeit nach ein zu niedriger Prozentsatz.

Obwohl diese Tumoren im Zentrum der weißen Substanz entstehen, erstrecken sie sich häufig bis in die Rinde hinein, verbreitern stark die Windungen (Abb. 18) und können sogar durch die Pia durchbrechen und gefäßhaltige Verbindungen mit der Dura eingehen. Sie neigen dazu, sich entlang der Hirnbahnen auszubreiten, und oft erstrecken sie sich auf dem Wege der Balkenstrahlung von einer Hemisphäre zur anderen. Die bilateralen „Schmetterlingstumoren" des Balkens sind oft von dieser Art. Nicht selten erreicht der Tumor die Oberfläche und verbreitert eine einzelne Windung so sehr, daß es den Anschein hat, als sei der Tumor scharf abgegrenzt und entfernbar (Abb. 19); versucht man aber seine Ausschälung, so zeigt sich bald, daß in der Tiefe des Gehirns der Tumor ohne wahrnehmbare Grenze in das normale Gewebe übergeht.

Obwohl diese Tumoren infiltrierend wachsen, ist es unsere Gewohnheit, sie energisch anzugehen durch Kombination von Totalexstirpation und Saugen mit dem elektrischen Apparat. Hat der Tumor eine beträchtliche Größe erreicht und ist seine zentrale Portion, wie meistens, nekrotisch und bröckelig geworden, so kann man ihn leicht durch Saugen entfernen. Wenn bei diesem Vorgehen die gefäßreiche Peripherie erreicht wird, dann werden die von den angrenzenden Furchen in den Tumor ziehenden Gefäße angesaugt, bluten in den gläsernen Sauger und können leicht mit silbernen „Clips" versorgt werden.

Je größer und schwerer ein Tumor zu sein scheint, desto mehr bemühen wir uns, einen möglichst großen Teil zu entfernen. Der Grund ist der gleiche, wie wir ihn bei der Besprechung der Astrocytome (S. 20) angeführt haben. Obwohl nur die relativ kurze Spanne Zeit von 6—9 Monaten bis zum Eintritt

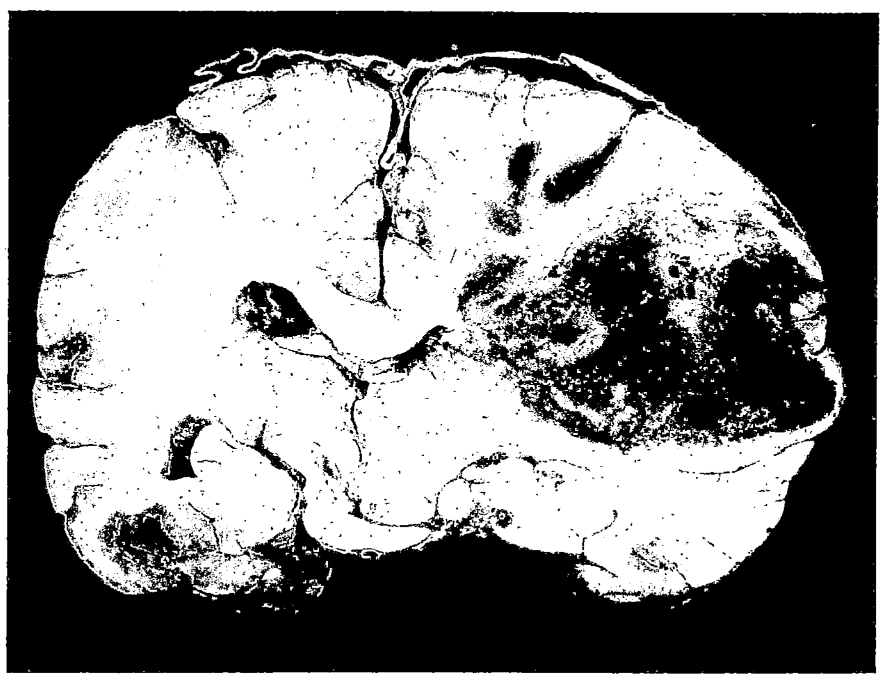

Abb. 18. Typisches, infiltrierend wachsendes, nekrotisches Glioblastoma multiforme, welches auf die Hirnrinde übergreift. Patient war komatös; Tod im Anschlusse an die Ventrikulographie ohne folgende Operation.

eines Rezidivs erwartet werden darf, sind doch sowohl Patient als Angehörige für diese Frist äußerst dankbar.

Ich habe manche Männer gekannt, welche in diesem Zeitraum sehr wesentliche Teile ihrer Arbeit vollendet haben, welche sie vor ihrer Krankheit verrichteten. Dafür ein Beispiel:

Ein Geschäftsmann mittleren Alters mit einem ausgedehnten Arbeitsfeld, wurde plötzlich von Kopfschmerzen befallen, welche man nervösen Verdauungsstörungen zuschrieb. Man glaubte, er wäre überarbeitet und schließlich wurde er überredet, im Winter nach dem Süden zu gehen. Er zeigte keine Besserung und begann eine ganze Reihe von Ärzten aufzusuchen; kein einziger vermochte zu sagen, was vorlag, bis Sehstörungen auftraten. Ein Augenarzt bemerkte dann eine beiderseitige Stauungspapille und eine partielle, linksseitige, homonyme Hemianopsie. Seit dem ersten Auftreten krankhafter Symptome waren 4 Monate vergangen.

Die Diagnose lautete: Tumor des rechten Schläfenlappens; bei der Operation fand sich ein Glioblastom, das den größten Teil des Lappens einnahm. Dieses wurde exstirpiert, was praktisch einer Lobektomie gleichkam (Abb. 20). Der Knochenlappen wurde zurückgeklappt und eine subtemporale Entlastung vorgenommen.

Die Rekonvaleszenz verlief sehr günstig und in den nächsten 6 Monaten bestand vollkommenes Freisein von jeglichen Symptomen. Der Patient brachte in dieser Zeit seine geschäftlichen Angelegenheiten, welche durch seine lange Abwesenheit in Verwirrung geraten waren, in Ordnung, schrieb sein Testament und verbrachte, zum ersten Male seit langen Jahren, lange Sommerferien mit Frau und Kindern in den Wäldern Canadas. Allen Berichten zufolge hatten sie niemals zuvor so glücklich und zufrieden zusammen gelebt.

Nach Ablauf von 6 Monaten begannen wieder Symptome aufzutreten; eine 2. Operation führte zur zeitweisen Besserung nur für 3 Monate. Der Patient wurde dann

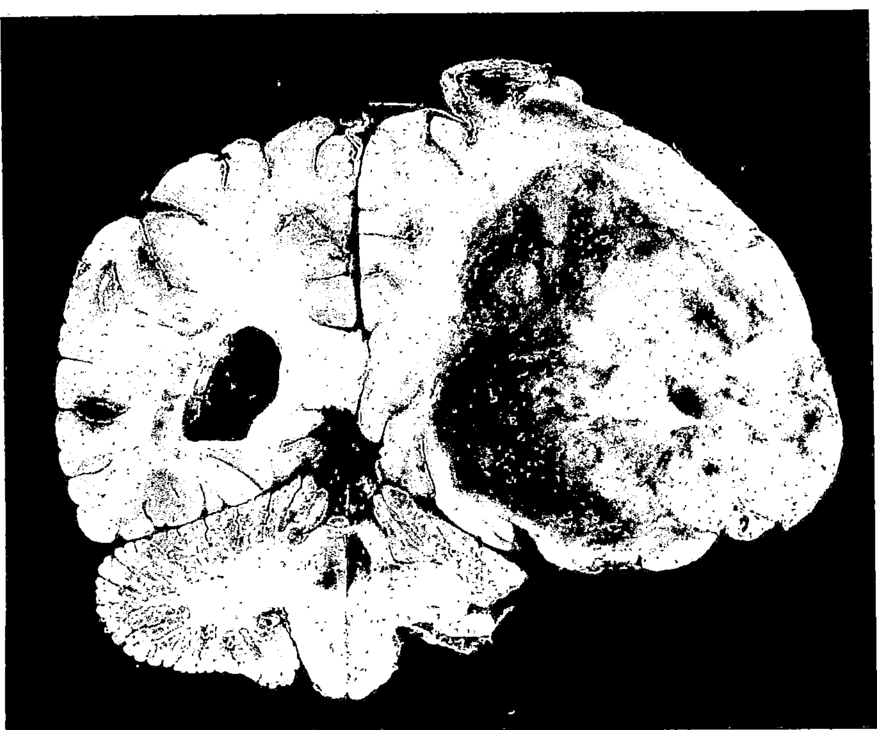

Abb. 19. Anscheinend entfernbares Glioblastoma multiforme des rechten Hinterhauptslappens. Entlastungstrepanation ohne Tumorentfernung an einer anderen Klinik. Patient in extremis in das Krankenhaus gebracht und ohne weitere Operation gestorben. Bemerkenswert die ziemlich gute Abgrenzung der Geschwulst.

seinem Zustand gegenüber immer indifferenter, später immer mehr somnolent und starb sanft 10 Monate nach der 1. Operation.

Um eine mindest so lange Frist zu erreichen wie in dem erwähnten Fall, muß nicht nur genügend Tumormasse entfernt werden, damit der gesteigerte Hirndruck gänzlich ausgeschaltet wird, sondern wir gehen auch sehr häufig derart vor, daß wir zu dem subtemporalen Ventil auch noch das untere Drittel des Knochenlappens entfernen, um dadurch eine Erholung vom Druck für eine möglichst lange Zeit zu erzielen. Was man von einem Tumor erwarten kann, der nur entlastet wurde, zeigt folgender Fall, in welchem das Gewächs bei der Operation nicht gefunden wurde. Bei der Entlassung des Patienten wurde die Diagnose gestellt: „Unbestätigter Tumor, vermutlich Gliom".

Ein 44jähriger Mechaniker (S.-Nr. 32599) wurde am 6. 11. 28 aufgenommen mit linksseitiger Hemiparese und mit Krampfanfällen im rechten Arm seit 5 Wochen. Die Untersuchung ergab nichts weiter als eine Hemiparese mit gesteigerten Reflexen.

Es bestand noch eine beginnende Stauungspapille. Sprache und Intellekt waren nicht beeinflußt, vielleicht weil der Mann einer Linkshänderfamilie entstammte.

Bei der Operation am 8. 11. wurde der Tumor nicht gefunden und der Versuch, den Ventrikel zu punktieren, war erfolglos. Der Patient wurde 1 Monat später, am 6. 12., entlassen. Trotz der Entlastung nahmen die Symptome rapid zu, und er starb, wie berichtet

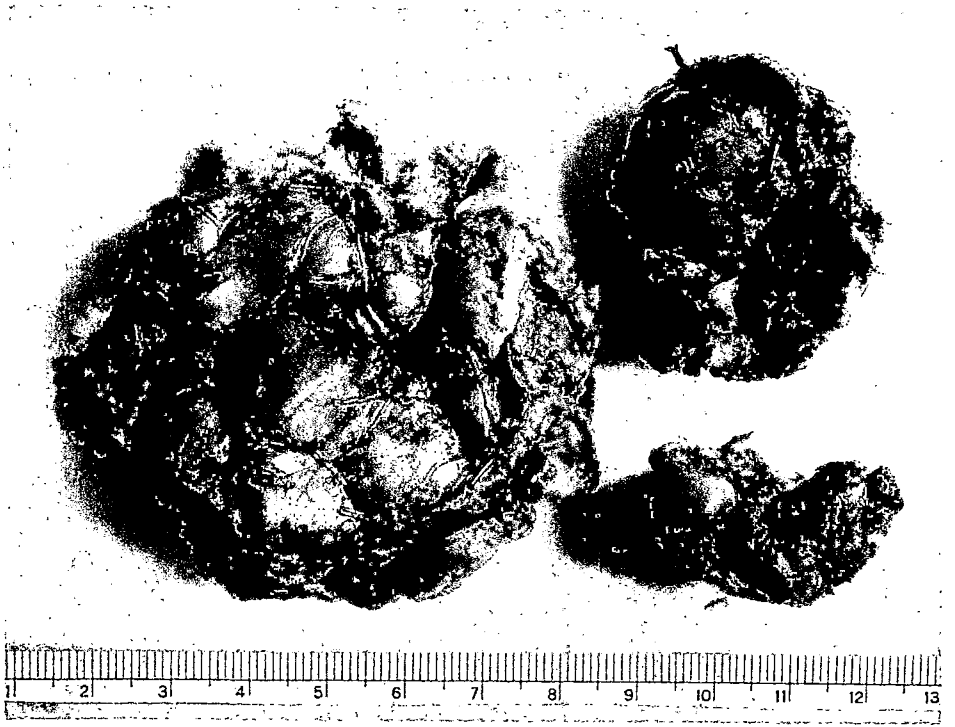

Abb. 20. Corticale Oberfläche eines typischen Glioblastoms des Temporallappens, welches elektrochirurgisch entfernt wurde, in diesem Falle in 3 Stücken.

wurde, am 9. 1. 29. Das Gehirn wurde uns zur Untersuchung zugeschickt. Die Geschwulst war, wie Abb. 21 zeigt, auf den Bereich der Corona radiata beschränkt.

Andere Tumoren, welche keine starke zentrale Degeneration aufweisen und scheinbar eine äußere Schale polarer Spongioblasten besitzen, können zu schweren Täuschungen Anlaß geben und lassen sich anscheinend intakt entfernen, so daß ihre histologische Zusammensetzung als eine Überraschung kommt. Dafür möchte ich folgendes Beispiel geben:

Ein 45jähriger Mann (S.-Nr. 37317), am 20. 9. 30 eingeliefert, hatte seit nur 8 Wochen Symptome, welche auf einen Hirntumor hindeuteten. Es fanden sich bei ihm eine rechtsseitige homonyme Hemianopsie, hochgradige Stauungspapille, rechtsseitige Hemiparese und Aphasie. Es war klinisch nicht möglich anzugeben, ob der Tumor im Schläfen- oder Hinterhauptslappen saß, aber Ventrikulogramme zeigten ihn in der Parietooccipitalgegend gelegen.

Bei der Operation am 30. 9. wurde ein großer, operabler Tumor freigelegt und elektrochirurgisch leicht herausoperiert, anscheinend im ganzen. Der Tumor (Abb. 22) wog 109 g. Bei der supravitalen Untersuchung beherrschten polare Spongioblasten das Bild, nur eine einzige Mitose wurde gefunden. Daher wurde die Prognose günstig gestellt.

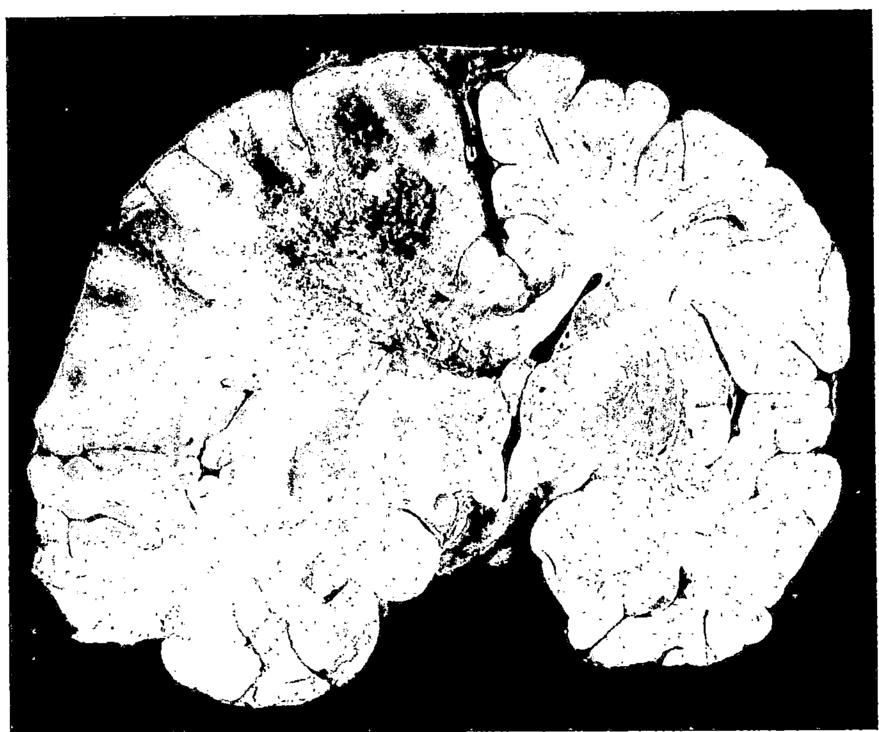

Abb. 21. Chirurgisch unbestätigtes Glioblastoma multiforme; man beachte die Beschränkung auf die weiße Substanz und die Wachstumstendenz balkenwärts.

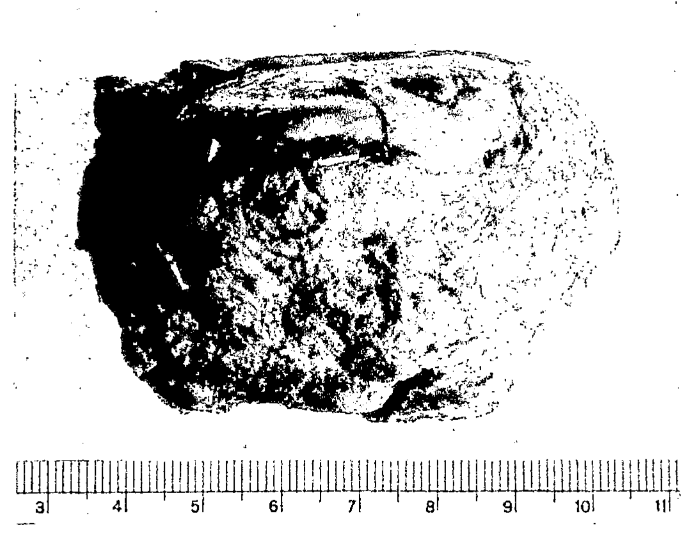

Abb. 22. Der entfernte Tumor zeigt oben die glatte, subpiale Oberfläche.

Der Patient erholte sich ganz ausgezeichnet von der Operation; die Hemiplegie verschwand, ebenso bestanden Aphasie und Hemianopsie zur Zeit seiner Entlassung am 24. 10. nicht mehr (Abb. 23 und 24).

Er nahm seine Tätigkeit als Werkmeister wieder auf. Bei Nachuntersuchungen am 11. 12. 30, am 22. 1. und am 1. 4. 31 war er gänzlich frei von Symptomen. Postoperative Strahlenbehandlung wurde nicht angewendet.

Eine weitere Untersuchung des Tumors nach Fixierung hatte mittlerweile zunächst zur Vermutungsdiagnose: Astroblastom geführt und schließlich zur Annahme eines eindeutigen multiformen Glioblastoms. Daher war es nicht überraschend, zu erfahren, daß im Mai wieder Krankheitserscheinungen aufgetreten waren und daß im Juli der Tod berichtet wurde (keine Autopsie) — so daß zwischen Operation und Tod nur 10 Monate lagen.

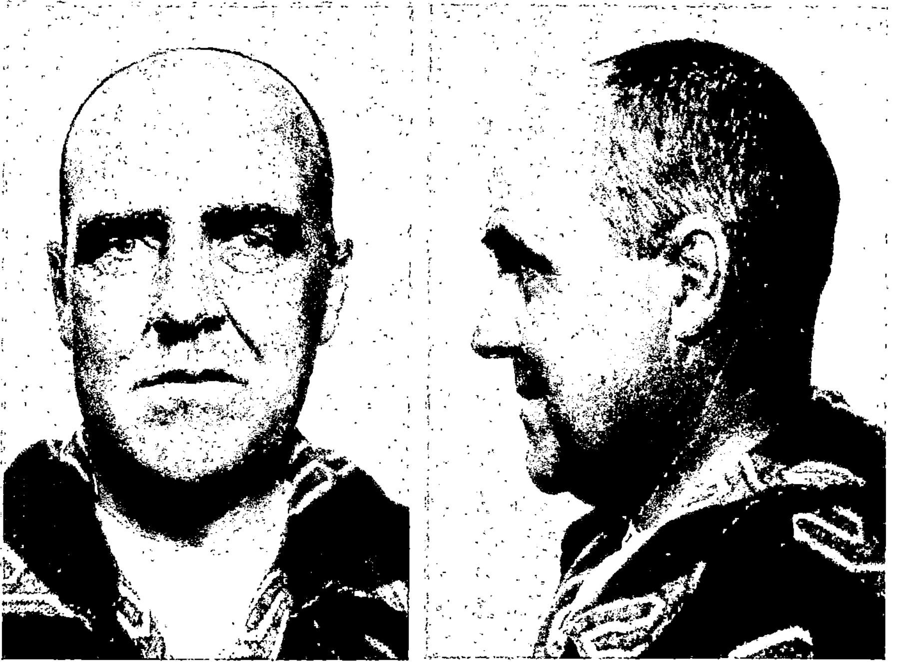

Abb. 23 und 24. Patient zur Zeit der Entlassung, nach Entfernung eines großen, linksseitigen parieto-occipitalen Glioblastoms.

Gewöhnlich werden diese Tumoren nach der Operation ausgiebig bestrahlt, und es kann kein Zweifel darüber herrschen, daß die Röntgenstrahlen einen zeitweise hemmenden Einfluß auf das Wachstum dieser Geschwulstart haben. Ein ungewöhnlich günstiges Beispiel folgt:

Ein Röntgenologe, 44 Jahre alt (S.-Nr. 17165), wurde am 15. 8. 22 eingeliefert mit Erscheinungen, die nur 3 Monate dauerten — Kopfschmerzen, Aphasie, Krampfanfälle. Bei der Operation am 19. 8. 22 wurde ein ausgedehnter Tumor in der Gegend des Gyrus supramarginalis gefunden und ziemlich radikal entfernt, soweit dies damals möglich war.

Der Patient erholte sich glänzend und erhielt vor seiner Entlassung eine Reihe von Bestrahlungen. 2 Monate später nahm er mit gewohnter Kraft und Neigung seine Berufstätigkeit wieder auf.

In seinem eigenen Laboratorium unterzog er sich regelmäßig einer Röntgenbestrahlung und führte sie 2½ Jahre durch; während dieser Zeit bestanden keine Anzeichen eines Rezidivs. Im Juni 1925 traten aber solche Anzeichen auf und zwangen ihn, seine Arbeit zu unterbrechen. Er kam wieder in die Klinik mit der Hoffnung auf einen weiteren chirurgischen Heilerfolg.

Zu diesem Zeitpunkt war die Entlastungsstelle beträchtlich geschwollen und es bestand eine ziemlich deutliche motorische Aphasie. Am 9. 12. 25 wurde der Lappen wieder aufgeklappt und es zeigte sich ein neuer Tumor, der wieder teilweise entfernt wurde. Die Hautbedeckung war infolge der enormen Bestrahlung narbig und atrophisch geworden, so daß es schwierig war, die Wunde mit der nötigen Sorgfalt zu schließen. Es entstand eine Liquorfistel, die sich nicht schließen wollte. Endlich wurde am 12. 2. 26 ein verzweifelter Versuch gemacht, die Wunde wieder geöffnet, der Knochen geopfert, worauf ein exakterer Wundverschluß möglich wurde. 5 Tage später starb der Patient. Bei der Sektion fand sich nur ein geringer Rest der Geschwulst.

Eine dreijährige Pause bis zum Eintritt des Rezidivs ist bei einem Glioblastoma multiforme ganz außergewöhnlich; obwohl solch ein günstiges Resultat gelegentlich durch Bestrahlung erreicht werden kann, so meine ich doch, daß diese therapeutische Maßnahme nur selten Wert haben dürfte, weil sie wegen folgenden Haarverlustes und wegen des häßlichen Aussehens für den Patienten Unbequemlichkeiten bietet und für den Röntgenologen zeitraubend ist. Außerdem ist es sehr bedenklich, wenn strahlentherapeutische Maßnahmen plötzlich stimulierend auf ein Gewächs wirken, das für eine gewisse Zeit anscheinend inaktiv war; dies ist durchaus keine ungewöhnliche Erfahrungstatsache. Gewöhnlich führen die Patienten ihre symptomenfreie Periode nur auf die Operation zurück und wenn sie rückfällig werden, bitten sie um eine neuerliche Operation; es ist bisweilen schwer, sich diesen Aufforderungen zu entziehen, wenn auch der Chirurg (falls er seiner Diagnose sicher ist) noch so genau weiß, daß selbst im besten Falle die Frist sehr viel kürzer sein wird als beim ersten Male.

Es ist natürlich klar, daß jedes Gliom maligner Natur, wenn man es wegen aufeinanderfolgender Rezidive immer wieder operiert, schließlich bei der letzten Operation einen postoperativen Todesfall im Hospital ergeben wird, so daß eine 100%ige Fallmortalität bei solchem Vorgehen zu Recht bestünde.

Statistisches. Eine Analyse aller Fälle ist eben von Dr. Leo J. Adelstein angefertigt worden. Von den 208 Tumoren (bis 1. 7. 31) sind 25 bei der Autopsie entdeckt worden, ohne daß eine Operation vorausgegangen war. Die verbleibenden 183 Patienten sind 272 Operationen unterzogen worden; 51 Patienten sind zweimal, 16 dreimal und 2 viermal wegen Rezidivs operiert worden; es ereigneten sich 66 postoperative Todesfälle. Die Fallmortalität beträgt somit 36,1%, die Operationsmortalität 24,2%.

In dem Zeitraum vom 1. 7. 28 bis 1. 7. 31 sind diese Tumoren nach ihrer Freilegung soweit als möglich gewöhnlich elektrochirurgisch entfernt worden. In diesem Zeitraum gab es 73 neue Fälle mit 120 Operationen und 17 Todesfällen. Das ergibt *23,3% Fall- und 14,1% Operationsmortalität. Bei den letzten 50 aufeinanderfolgenden Glioblastomen betrug die postoperative Mortalität nur 11,6%, was gegenüber dem Prozentsatz der ganzen Serie eine Verminderung um mehr als die Hälfte bedeutet.*

Die Medulloblastome.

Diese Gliome, welche nach ihrer Häufigkeit nunmehr an die Reihe kommen, sollen wie die Astrocytome in cerebellare und cerebrale Typen geteilt werden, denn je nach dem Sitz unterscheiden sie sich wesentlich in ihrem Charakter und Verlauf, daß man sie trotz ihrer histologischen Gleichartigkeit fast als verschiedene Tumoren betrachten könnte.

Die cerebellaren Typen. Diese sind von mir zusammen mit BAILEY zum ersten Male 1925 beschrieben worden (22) und vor einiger Zeit wurde eine kritische Zusammenstellung aller dieser Tumoren bis Juli 1929 angefertigt und veröffentlicht (23). So wie die Astrocytome findet man sie gewöhnlich bei Kindern in der Mitte des Kleinhirns gelegen, aber sie unterscheiden sich von diesen dadurch, daß sie äußerst maligne, schnell wachsende Geschwülste sind, welche dazu neigen, den Liquor cerebrospinalis zu verseuchen und sich weit in die Liquorräume auszubreiten. Von allen intrakraniellen Tumoren sind sie am empfindlichsten gegen

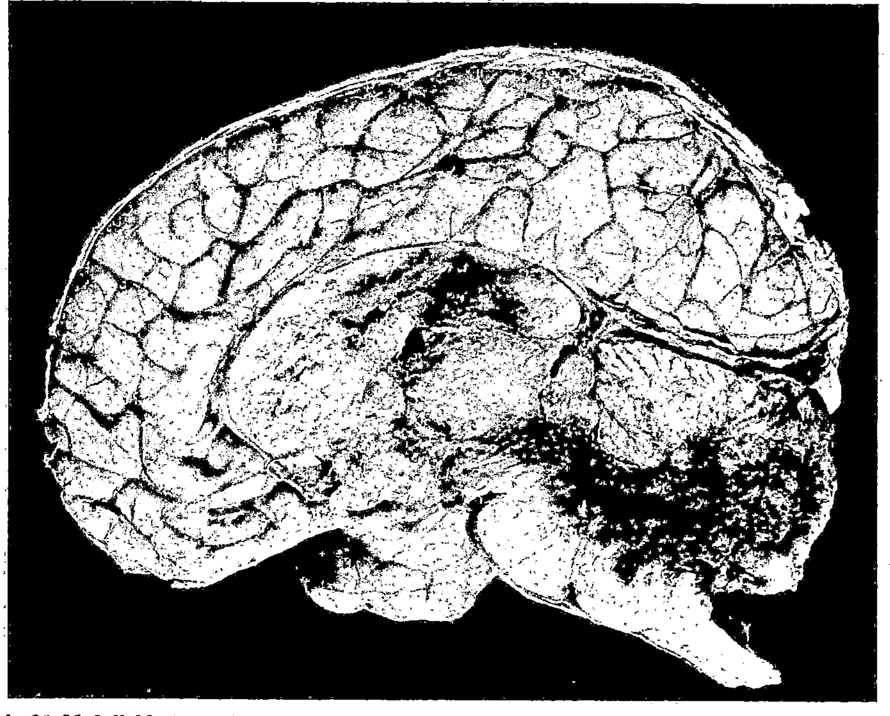

Abb. 25. Medulloblastom (Fall 50 der Serie): postoperativer Tod nach dem zweiten Eingriff, 2 Jahre nach dem ersten. Dauernde Strahlenbehandlung. Bemerkenswert die von der Geschwulst ergriffene Medulla oblongata und die massive Ausfüllung der Ventrikel durch den Tumor.

Röntgenstrahlen. Immerhin wird auch im günstigsten Falle diese Behandlungsform nur dazu dienen können, den unvermeidlichen tödlichen Ausgang hinauszuziehen, gleichgültig, wie vollständig die chirurgische Entfernung des Tumors gewesen zu sein schien. Die längste postoperative Lebensdauer eines Falles dieser Art betrug 5 Jahre, während welcher Zeit wegen auftretender Rezidive 4 Operationen ausgeführt worden waren. Metastasen im Rückenmark sind häufig (24) und bis zum Eintritt des Todes können die Ventrikel trotz andauernder Bestrahlung von soliden Tumormassen erfüllt sein (Abb. 25).

Zeigt ein Kind ein Syndrom von Erbrechen am Morgen, Schmerzen im Hinterkopf, zunehmenden Kopfumfang, Stauungspapille und cerebellarer Ataxie, so hat man allen Grund, einen median gelegenen Kleinhirntumor zu erwarten, doch ist es nicht immer einfach, vor der Operation zu sagen, ob man ein Medulloblastom, ein Astrocytom oder ein Ependymom antreffen wird.

Eine Bestrahlung kann zur Differentialdiagnose nicht herangezogen werden, denn Astrocytome werden von Röntgenstrahlen nicht nur nicht beeinflußt, so weit wir dies beurteilen können, sondern zeigen oft Perioden spontaner Besserung, welche leicht als günstiger Bestrahlungseffekt mißdeutet werden könnten. Dagegen haben wir schwere Störungen bei der Bestrahlung von Medulloblastomen beobachtet, welche uns nicht selten zu dringlichen Operationen gezwungen haben.

Daher ist es derzeit betreffs dieser median gelegenen Kleinhirntumoren aller Art meine Überzeugung, daß man sie besser operiert als sie von vornherein bestrahlt, und je eher operiert wird, desto besser ist es, denn eine Verzögerung kann, speziell bei Astrocytomen, zu Erblindung führen. Findet sich bei der Operation kein oberflächlich gelegener Tumor, dann ist eine mediane Incision des Wurms der geeignete Weg, eine verborgene Geschwulst zu Gesicht zu bringen. Fehlt eine größere Cyste, deren Anwesenheit für ein Astrocytom sprechen würde, so ist man keinesfalls sicher, ob der freigelegte Tumor ein Medulloblastom oder ein Astrocytom ist, denn beide zeigen fast die gleiche äußere Beschaffenheit und beide können weiche Tumoren sein. Aber selbst dann, wenn der Tumor unverkennbar ein Medulloblastom ist oder sich als solches bei supravitaler Untersuchung erweist, glaube ich, daß die vollkommene lokale Entfernung auf scharfem Wege oder durch Absaugen das geeignete Verfahren ist.

Sicherlich besteht das Risiko, vielleicht sogar die Gewißheit, daß bei diesen Manipulationen die Liquorräume verseucht werden; andererseits aber ist das der sicherste Weg, eine unmittelbare Beseitigung der Symptome zu erzielen, indem man des Hydrocephalus Herr wird, und das ist für die meisten dieser Fälle außerordentlich dringlich. Die Bestrahlung soll möglichst bald einsetzen und auf das ganze zentrale Nervensystem verteilt werden. Bei dieser Kombination von Radikaloperation und Bestrahlung kann man eine symptomatische Heilung für ein Jahr oder manchmal für noch längere Zeit erwarten. Der letzte Fall dieser Serie, durchaus typisch verlaufend, mag kurz erwähnt werden:

Ein 5jähriger Junge (S.-Nr. 37260) wurde am 11. 9. 30 eingeliefert mit folgender Anamnese: Erbrechen seit 3 Monaten (hatte zu einer Appendektomie Anlaß gegeben), Schmerzen im Hinterhaupt seit 1 Monat, Doppeltsehen und zunehmende Unsicherheit beim Gehen und Stehen. Er hatte eine Stauungspapille von 3 Dioptrien, einen deutlichen Hydrocephalus und eine typische cerebellare Ataxie ohne Nystagmus. Die klinische Diagnose lautete: medianer Kleinhirntumor, wahrscheinlich Medulloblastom.

Am 19. 9. wurde in Avertinnarkose mittelst der gewöhnlichen doppelseitigen suboccipitalen Aufklappung das gespannte Kleinhirn freigelegt; der Wurm war nicht verbreitert, ein oberflächlich gelegener Tumor nicht sichtbar, sondern nur eine einzige, typisch isolierte, an der Oberfläche gelegene Metastase (Abb. 26). Der Wurm wurde senkrecht incidiert, worauf sich ein weicher, medianer Tumor zeigte, der gänzlich durch Saugen entfernt wurde, so daß der Boden des 4. Ventrikels weithin freilag. Der Tumor war ungewöhnlich gefäß-reich und ein erkennbarer Rest blieb, in der Tiefe haftend, am rechten Rand des Ventrikels zurück. Dieser Rest wurde gänzlich koaguliert, ebenso die oberflächliche Metastase, dann wurde die Wunde geschlossen.

In frischem Zustand untersucht, erwies sich der Tumor als ein typisches Medulloblastom (Abb. 27), enthielt viele Clasmatocyten, wenige Spongioblasten und zahlreiche Mitosen.

Während der Rekonvaleszenz wurden 6 Bestrahlungen über das ganze zentrale Nervensystem gegeben. Das Kind wurde am 11. 10. entlassen (Abb. 28 und 29), mit normalem Fundus und in glänzendem Allgemeinzustand. Seither wurden etwa in Abständen von 2 Monaten

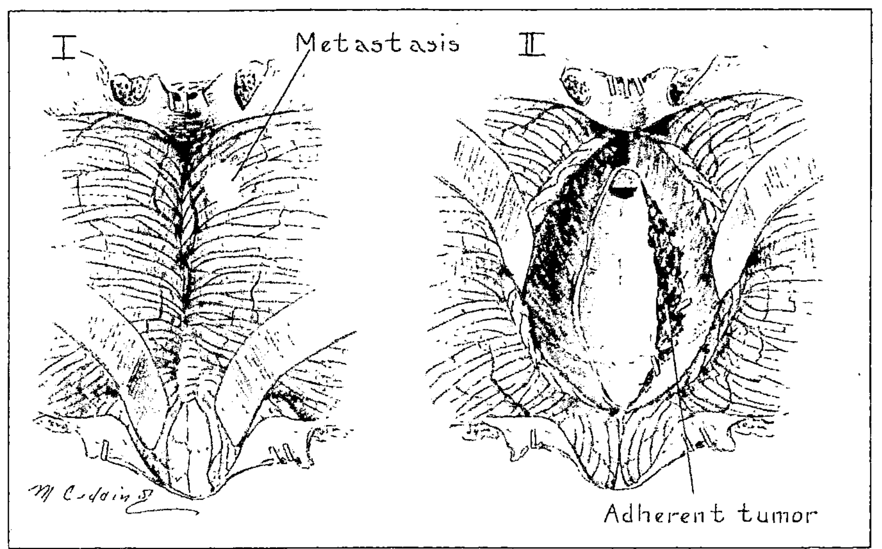

Abb. 26. Operationsskizzen: typische oberflächliche Metastase eines Medulloblastoms; gewöhnliches Bild des Operationsgebietes nach radikaler Entfernung der Geschwulst, hauptsächlich durch Saugen.

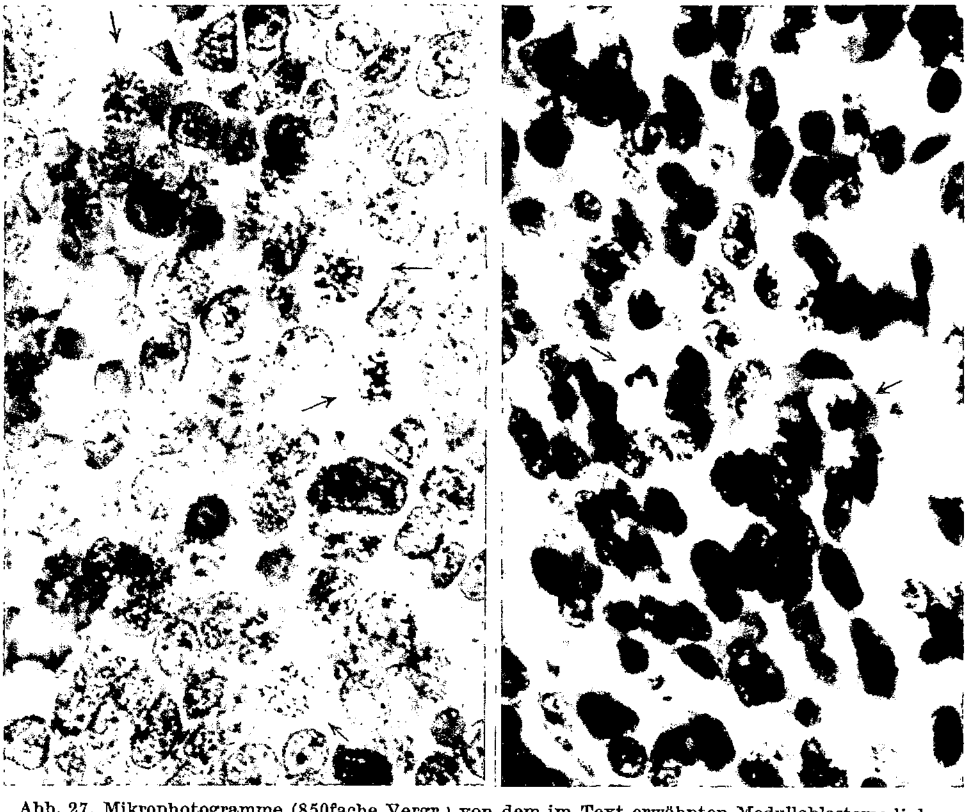

Abb. 27. Mikrophotogramme (850fache Vergr.) von dem im Text erwähnten Medulloblastom: links supravitales Präparat mit 4 Mitosen (mit Pfeilen bezeichnet), rechts (zum Vergleich) Schnittpräparat (ZENKER-Fixierung, Phosphorwolframsäure, Hämatoxylin) mit 2 Mitosen.

weitere Bestrahlungen vorgenommen und nach einem Bericht vom August 1931 hatte es
11 Monate nach der Operation eben seine 5. Serie begonnen, befand sich in vollkommenem
Gesundheitszustand und führte das aktive Leben eines anscheinend normalen Kindes.

Das Kind starb im Februar 1932 an einem Rezidiv (keine Autopsie).

Die cerebellaren Medulloblastome, welche in späteren Lebensjahren vorkommen und öfters mehr seitlich lokalisiert sind, scheinen etwas weniger maligne
zu sein und die wenigen noch lebenden Patienten sind meist Erwachsene[1].

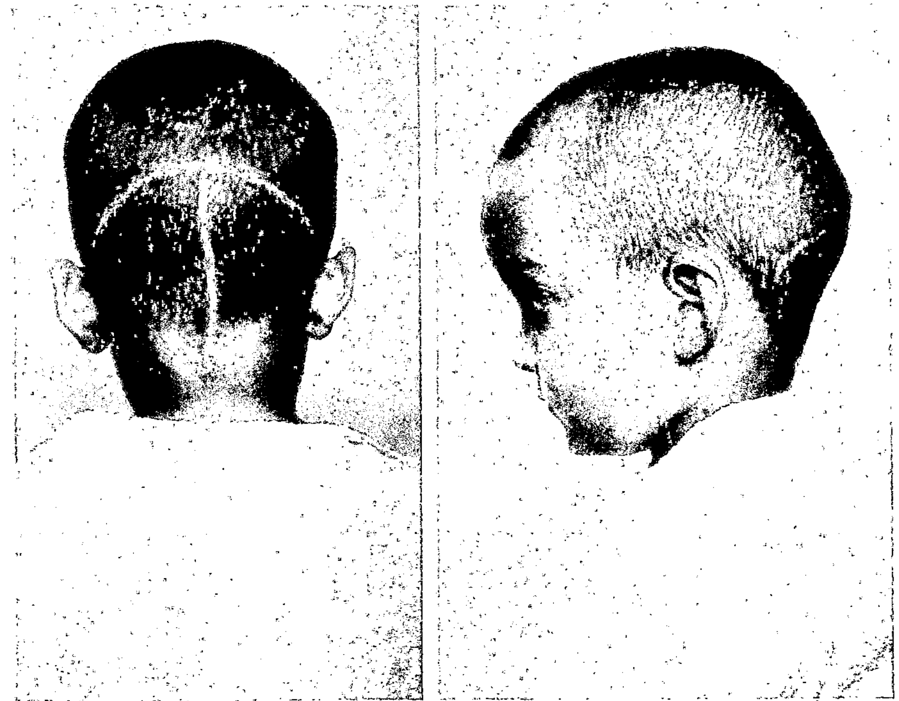

Abb. 28 und 29. Patient bei der Entlassung, 3 Wochen nach der Operation wegen eines Medulloblastoms.

Die Operationsmortalität war extrem groß. Das ist in hohem Maße darauf
zurückzuführen, daß wir, als wir den Verlauf dieser Tumoren erforschten, radikale
und möglicherweise nicht gerechtfertigte Anstrengungen machten, die Geschwulst
zu entfernen, mit dem Ergebnis, daß der Boden des 4. Ventrikels in großer
Ausdehnung freigelegt wurde.

Statistisches. Von 68 cerebellaren Fällen sind 64 operiert worden. Bei
99 Operationen ereigneten sich 25 postoperative Todesfälle, so daß sich 39%
Fall- und 25,2% Operationsmortalität ergeben, die bei weitem höchste Mortalität
aller Tumoren, deren Verlauf gut bekannt ist. Diese Zahlen werden unwesentlich
geändert durch 15 Fälle mit 19 Operationen und 5 Todesfällen in den letzten
3 Jahren. Es ergibt sich somit eine *derzeitige Fallmortalität von 33,3% und
eine Operationsmortalität von 26,3%*.

---

[1] Unter diesen Patienten befand sich eine 37jährige Frau, die 4 Jahre nach chirurgischer
Bestätigung der Geschwulst lebt und gesund ist; ein anderer Patient war ein Junge von
16 Jahren, der zur Zeit symptomfrei lebt — 6 Jahre nach chirurgischer Bestätigung des
Medulloblastoms.

Beide Kranke sind systematisch in gewissen Zeitabständen bestrahlt worden.

Die cerebralen Medulloblastome. Aus dem kritischen Rückblick, auf welchen eben hingewiesen wurde (22), geht klar hervor, daß damals 11 Tumoren der Hirnhemisphären vorlagen, welche als Medulloblastome diagnostiziert worden waren, und zu dieser Zahl sind seither noch 7 neue gekommen. Obwohl sie auch bei Kindern vorkommen können, finden sie sich doch in der Regel bei Erwachsenen. Sie pflegen ziemlich gut abgegrenzte Tumoren zu bilden und können eine enorme Größe erreichen, ja beinahe eine ganze Hemisphäre einnehmen; fast immer zeigen sie im Röntgenbild fleckige Verkalkungsherde; sie haben nicht die Neigung, so schnell zu rezidivieren wie die cerebellaren Tumoren, nur in einem einzigen dieser Fälle ist es zu einer Aussaat in die Liquorräume und zu einer Ausbreitung auf diesem Wege gekommen.

Kurz gesagt, die cerebralen Medulloblastome sind größtenteils relativ gutartig, mit einer Lebensgeschichte, wie sie sehr ähnlich auch die Oligodendrogliome (die weiter unten besprochen werden) besitzen, die zufällig auch die Neigung zu Verkalkungen haben. Es ist daher möglich, daß sie mit diesen Tumoren verwandt sind, und es muß hinzugefügt werden, daß die Zellen eines Oligodendroglioms bei Untersuchung in frischem Zustand mittelst supravitaler Methode leicht mit Medulloblasten verwechselt werden können (vgl. Abb. 27 und 45). Sie stellen daher Geschwülste dar, welche aus ihrer mikroskopischen Beschaffenheit allein nicht mit Sicherheit zu diagnostizieren sind, und obwohl sie anscheinend die gleiche Histogenese haben wie die cerebellaren Medulloblastome, so unterscheiden sich doch die Tumoren dieser Art je nach ihrer Lage in sehr hohem Maße hinsichtlich ihrer Prognose. Und eben diese Prognose eines freigelegten Tumors, um es nochmals zu unterstreichen, muß der Chirurg kennen, ohne Rücksicht darauf, wie der Neuropathologe darüber urteilt[1].

Unsere schwankende Stellung hinsichtlich der Histogenese der meisten dieser cerebralen „Medulloblastome" geht aus der Tatsache hervor, daß in unserer Gliom-Monographie (11) (1926) drei dieser Tumoren als Neuroblastome beschrieben wurden — sie hatten uns in der Tat so interessiert, daß die Krankengeschichten ausführlich wiedergegeben wurden; ein Jahr nachher verwendete Dr. BAILEY in seinen selbständigen Veröffentlichungen nur diese Fälle zur Illustration von Neuroblasten (25, 26). Seither aber (1927) hatte er allmählich die Neuroblastome — zusammen mit ein oder zwei anderen Typen — aus der ursprünglichen Gliomeinteilung weggelassen. Damit in Übereinstimmung sind die Neuroblastome, von denen inzwischen einige wenige andere Fälle identifi-

---

[1] Als wir vor einigen Jahren unsere Medulloblastome wieder durchmusterten, fand sich ein Tumor, der sich bei einer Rezidivoperation als Oligodendrogliom erwies, während andere Großhirntumoren bei den tappenden Versuchen, eigene Bezeichnungen zu finden, von einem zum anderen Male als *Neuroblastome, Neuro-Neuroblastome, neuromatöse Medulloblastome* und als *neuromatöse Spongioblastome* bezeichnet worden waren.

In einer neueren Arbeit (La Presse Medicale 1931) beschreiben ROUSSY, OBERLING und RAILEANU 15 cerebellare Tumoren unter dem Namen *Neurospongiom* bei Personen verschiedenen Alters, welche sie als identisch mit unseren Medulloblastomen betrachten. Diese Tumoren zeigten denselben Reichtum an Nervenfasern, wie wir ihn bei unseren sog. cerebralen „*Medulloblastomen*" gefunden haben, nicht aber bei den cerebellaren, selbst wenn Neuroblasten und Spongioblasten bei manchen aufzufinden waren. Der Name *Neurospongiom*, der wenigstens besser paßt als der Ausdruck *Spongioblastoma neuromatosum*, ist wahrscheinlich nur für Tumoren dieser seltenen Art geeignet, welche im Klein- oder Großhirn vorkommen.

ziert worden waren, aufs neue klassifiziert und als Medulloblastome, Neuroepitheliome oder als atypische und nichtklassifizierbare Gliome eingereiht worden.

Diese neuerliche Zuteilung der „Neuroblastome" hat nicht nur vom Standpunkt der Nomenklatur verwirrend gewirkt, sondern auch dazu geführt, daß eine beträchtliche Anzahl von Tumoren zu Gruppen gerechnet wird, welche chirurgisch günstig liegen und ganz sicher eng zusammen gehören. Ein weiterer Grund zur Verwirrung kommt hinzu mit der Annahme, diese cerebralen Tumoren wären ebenso wie die cerebellaren durch Bestrahlung günstig zu beeinflussen, während man dies doch wegen des langsamen Wachstums einzelner dieser Geschwülste unmöglich beurteilen kann. Einer dieser Patienten, der nach zwei Operationen 6 Jahre lang lebte, hatte während dieser Periode drei Bestrahlungen erhalten und dieser lange Zeitraum wurde von BAILEY, SOSMAN und VAN DESSEL (27) als „wahrscheinlich direkter Bestrahlungserfolg" angeführt.

Fraglos müssen diese und andere hierher gehörende Hirntumoren neuerlich eingehend durchgearbeitet werden und aus klinischen und wohl auch aus anderen Gründen wird man manche von ihnen in eine separate Kategorie stellen müssen. Es folgt ein Beispiel eines histologisch eindeutigen Medulloblastoms des Großhirns.

Eine verheiratete Frau (S.-Nr. 367), 46 Jahre alt, wurde am 2. 9. 13 mit folgender Vorgeschichte eingeliefert: Im Februar 1910 begann sie gewisse Tumorsymptome zu zeigen, Krampfanfälle, linksseitige Hemianopsie und eine allmählich immer mehr zunehmende linksseitige Hemiparese. Im Mai 1911 hatte ein ortsansässiger Chirurg den Versuch einer rechtsseitigen Entlastungstrepanation gemacht, doch hatte sich ein Fungus cerebri entwickelt mit Infektion der Wunde und ein langdauerndes Krankenlager war die Folge.

Zur Zeit ihrer Einweisung war sie komatös und hatte zahlreiche Krampfanfälle. Eine riesig große, weiche, geschwollene Masse war in der rechten Temporalgegend vorhanden und es bestand eine linksseitige spastische Hemiplegie und eine sekundäre Opticusatrophie.

Obwohl kaum eine Hoffnung bestand, wurde doch am 5. 9. 13 ein großer rechtsseitiger Hautknochenlappen aufgeklappt und das extrem gespannte Gehirn freigelegt; dieses drängte sich vor und stürzte heraus, sobald die Dura eröffnet war, und es zeigte sich ein großer, anscheinend entfernbarer, weicher, gliomatöser Tumor. Diese große Masse, die so erschien, als ob „ein zweites kleines Gehirn im eigentlichen Gehirn eingeschlossen wäre", wurde größtenteils mit dem Finger stumpf entfernt. Sie hatte die Größe einer Faust.

Der Tumor zeigte eine eigenartige Beschaffenheit und wurde damals (1913) verschieden als Neuroblastom, Endotheliom, Neurocytom und als primärer, epithelialer (?) Tumor bezeichnet.

Die Patientin machte eine erstaunlich gute Rekonvaleszenz durch mit unerwarteter Wiederherstellung des Sehvermögens und konnte die gelähmten Extremitäten wieder bewegen. In fortlaufenden Briefen wurde mitgeteilt, daß sie sich im Dezember trotz gelegentlicher Krampfanfälle soweit erholt hatte, daß sie ohne jegliche Hilfe Treppen steigen konnte. 6 Monate nach der Operation verschlechterte sich der Zustand und sie wurde wieder in das Hospital gebracht. Es bestand augenscheinlich ein großes inoperables Rezidiv und glücklicherweise starb sie bald nachher im Koma.

Die Sektion ergab einen massiven Tumor mit Metastasen in den Operationsnarben, auch Hirnventrikel und Liquorräume der Basis waren mit Tumorzellen übersät.

Dieser Tumor unterschied sich von den viel mehr bekannten cerebellaren Medulloblastomen nur durch die längere Überlebensperiode, welche zweifellos noch länger gewesen wäre, hätte man zu dieser Zeit den zurückgebliebenen Tumor bestrahlen können. Es folgt ein Fall eines als „cerebrales Medulloblastom" klassifizierten Tumors, dessen Verlauf in keiner Weise der histologischen Diagnose entspricht.

Eine verheiratete Frau von 50 Jahren (S.-Nr. 14889) bekam 1913 Krampfanfälle. Zunächst waren es allgemeine Krämpfe mit Bewußtlosigkeit, aber 1921 hatte sie Anfälle vom JACKSON-Typus mit vorausgehender Gefühllosigkeit und Zuckungen in der linken

Gesichtshälfte, Lippe und Hand, zugleich mit deutlicher Aphasie. Die Patientin war linkshändig und entstammte einer Linkshänderfamilie. Die klinische Untersuchung zeigte eine linksseitige Astereognosie mit gesteigerten Reflexen und eine beträchtliche Aphasie und Apraxie.

Bei der Operation am 26. 7. 21 fand sich ein großer Tumor der hinteren Zentralwindung, dessen größter Teil entfernt wurde.

Der Tumor zeigte alveolären Bau und zahlreiche Glia- und Nervenfasern. Er wurde damals von Prof. S. B. Wolbach als „Neuro-Neurogliom" diagnostiziert, mit anderen Worten, als ein Nervenelemente enthaltendes Gliom.

Die Patientin wurde bestrahlt und fühlte sich in den nächsten 4 Jahren wohl, trotz periodischer epileptiformer Anfälle. Im Jahre 1925 kam sie wieder in die Klinik wegen neuerlicher, allmählich zunehmender Gebrauchsstörung der linken Hand und wegen wiederauftretender Aphasie, von welcher sie vollkommen befreit gewesen war. Erhöhter intrakranieller Druck bestand nicht, der temporale Knochendefekt war eingesunken.

Am 19. 11. 25 fand sich bei der zweiten Operation eine schmale, cystische Zone, umgeben von festem weißlichem Gewebe, das man als Gliose betrachtete und als Bestrahlungsfolge ansah. Ein Stück dieses Gewebes wurde excidiert und erwies sich als Neoplasma der gleichen Art wie vorher. Es wurde damals als Neuroblastom bezeichnet, ein Jahr später aber als Medulloblastom erkannt. Die Patientin lebte bis 11. 9. 26; vom Beginn der Symptome an gerechnet hat sie noch 13 Jahre gelebt.

Was diese Krankengeschichte mit allem Nachdruck lehrt, ist die Tatsache, daß eine histogenetische Einteilung, welche dem verschiedenen Verlaufe der Tumoren nicht Rechnung trägt, wie ähnlich sich diese in ihrem Zellaufbau auch sein mögen, zu ganz falschen Schlüssen führen kann. Auf Grund dessen, was von cerebellaren Medulloblastomen bekannt ist, würde der Chirurg zur Annahme bewogen werden, daß die cerebralen Tumoren von der gleichen Zusammensetzung auch gleich hoffnungslos seien. Dasselbe Prinzip aber sollte bei ihnen angewendet werden, welches uns bei Operationen anderer und weniger günstiger Tumoren leitet, nämlich: möglichst radikale Entfernung, ergänzt durch Saugen und Elektrokoagulation.

Statistisches. 2 von 18 cerebralen „Medulloblastomen" sind nicht operiert worden. Die verbleibenden 16 erforderten 26 Operationen, wobei sich 3 Todesfälle ereigneten. *Die Fallmortalität beträgt 18,8%, die Operationsmortalität 11,5%.* Während der 3 letzten Jahre wurden drei weitere Tumoren dieser Art ohne Todesfall operiert.

Die zusammenfassenden Zahlen für cerebellare und cerebrale Tumoren haben wenig Bedeutung, weil sich diese Tumoren je nach ihrer Lokalisation prognostisch verschieden verhalten. Der Vollständigkeit halber sei erwähnt, daß von 86 Fällen 80 operiert wurden; ausgeführt wurden 125 Eingriffe mit 28 Todesfällen, das ergibt 35% Fall- und 22,4% Operationsmortalität. In den letzten 3 Jahren wurden 18 Fälle 22 Operationen unterzogen mit 5 Todesfällen. Das ergibt *derzeit eine Fallmortalität von 27,7% und eine Operationsmortalität von 22,7% bei den sog. Medulloblastomen ohne Berücksichtigung ihrer Lokalisation.*

Die drei bis jetzt besprochenen Hauptgruppen der Gliome umfassen etwa 80% (539 von 687) aller klassifizierten Gliome. Die verbleibenden 20% der Tumoren sind daher wenig häufig anzutreffen und es ist chirurgisch wichtig, daß sie sich nach dem Grade ihrer Malignität zum größten Teil zwischen den Glioblastomen und Astrocytomen befinden. Da sie ebenso wie diese Geschwülste vorwiegend in den Großhirnhemisphären erwachsener Patienten lokalisiert sind, ist der Wunsch begreiflich, sie bei einer Operation durch äußere Merkmale von den verwandten, mehr malignen Tumoren unterscheiden zu lernen.

Die Astroblastome.

Diese Tumoren, 35 an der Zahl, bieten hohes Interesse vom histologischen und nicht weniger vom neurochirurgischen Standpunkt. Mit unserem besseren Verständnis für ihren Verlauf und ihre günstige Prognose werden wir bald so weit sein, um sie bei der ersten Operation zu erkennen und mit größerer Courage anzugehen als bisher. Sie sind vorwiegend aus Zellen zusammengesetzt, welche, wie der Name Astroblastom besagt, die Vorstufen der Astrocyten darstellen und für den größten Teil dieser Fälle gilt, daß sie in den Hemisphären Erwachsener vorkommen. Ohne mikroskopische Untersuchung kann man sie leicht mit protoplasmatischen Astrocytomen oder selbst mit Glioblastomen verwechseln, welche man an gleicher Stelle antrifft. Bei der ersten Operation kann man sie zum Teil cystisch finden und sie ähneln aus diesem Grunde den Astrocytomen; aber mit der Zeit können sie solide, nicht mehr gänzlich ausschälbare Geschwülste von oft großer Ausdehnung werden.

In einer neueren Arbeit über 25 solche Fälle aus der Sammlung des Autors haben BAILEY und BUCY (28) ihre besondere Aufmerksamkeit auf deren charakteristischen histologischen Aufbau gerichtet, der in typischen Fällen nicht zu verkennen ist, doch erstreckt sich ungünstigerweise diese Sicherheit derzeit noch nicht auf das makroskopische Aussehen bei der Operation. Viele dieser Geschwülste wurden ursprünglich als multiforme Glioblastome klassifiziert, aber die unerwartet lange Lebensdauer, welche bei Glioblastomen nicht vorkommt, führte schließlich dazu, den Originaltumor wieder zu untersuchen und damit zum Aufschluß der wahren Natur.

Die ungewöhnlich große Zahl von Rezidivoperationen bei gewissen „Glioblastomen" der Serie wies darauf hin, daß manche von diesen einen geringeren Grad von Malignität besaßen als andere und diese Tatsache allein genügte zu beweisen, daß es Tumoren von andersartigem Zellaufbau waren. Einer dieser zunächst als Glioblastom bezeichneten Fälle wurde von 1920—1926 fünfmal wegen Rezidivs operiert, ein anderer von 1923—1927 viermal, bevor der Tod eintrat, und es gibt Patienten, welche 6 und 7 Jahre nach einer einzigen Operation leben — Zeiträume, die alle für Glioblastome viel zu lange erscheinen.

Als Beispiel mag der folgende Fall erwähnt werden. Er zeigt, wie ausgedehnt diese Tumoren sein können und wie man sie wegen unserer dürftigen Kenntnisse des klinischen Verlaufes und wegen mangelnder Vertrautheit mit ihrem makroskopischen Aussehen bei der Freilegung irrtümlicherweise für Meningeome halten kann.

Ein 35jähriger Papiererzeuger (S.-Nr. 37939) trat am 2. 1. 31 in die Klinik ein; seit 2 Jahren bestanden JACKSON-Anfälle im linken Arm und in der linken Halsseite; seit 3 Monaten Schwäche und Taubheit der linken Körperhälfte, erst seit 5 Wochen Kopfschmerzen. Es fand sich bei ihm eine Stauungspapille von 5 Dioptrien mit Exophthalmus rechts und ein im wesentlichen normaler Augenhintergrund links. Eine linksseitige Hemiparese mit kompletter Astereognosie und gesteigerten Reflexen deutete auf einen Tumor des rechten Scheitellappens, und da das Röntgenbild eine Knochenverdünnung in dieser Gegend mit ungewöhnlicher Vascularisation der Kopfschwarte zeigte, wurde ein Meningeom erwartet.

Bei der Operation am 10. 1. wurde rechts ein großer, osteoplastischer Lappen aufgeklappt, worauf die extrem dicke Dura freilag. Nachdem sie nach oben geschlagen worden war, zeigte sich ein Tumor, der teilweise noch gedeckt war, so daß noch ein großer Teil des

Knochens nach hinten entfernt werden mußte, um die Geschwulst freizulegen (Abb. 30). Der Tumor lag nahe dem oberen Längsblutleiter, mit welchem er, wie ein gewöhnliches Meningeom, durch ziemlich reichliche Blutgefäße in Verbindung stand, wurde elektrisch umschnitten und schrittweise unter sehr beträchtlichem Blutverlust entfernt. Er wurde schließlich exstirpiert, anscheinend vollständig, doch war er bei diesem Vorgehen teilweise zerstückelt worden. Im Verlaufe der Operation mußte der Patient dreimal Blut transfundiert bekommen.

Der Tumor (Abb. 31) war von beträchtlicher Größe und wog 220 g. Die sofortige Untersuchung in frischem Zustand während der Operation zeigte in klarer Weise, daß es

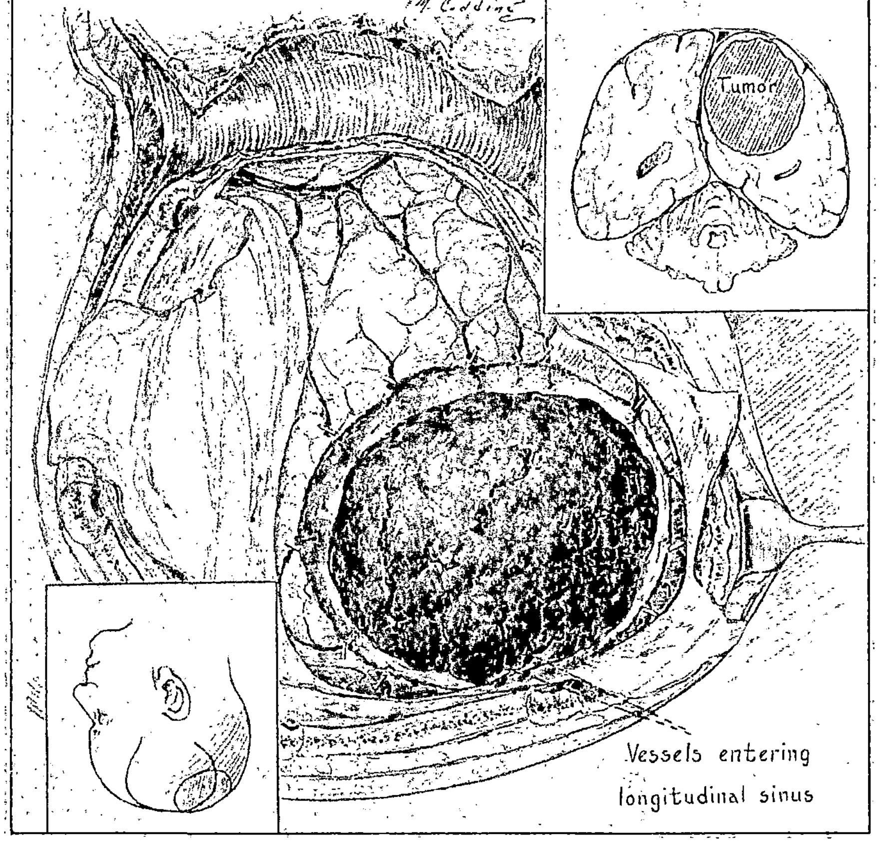

Abb. 30. Operationsgebiet mit der notwendig gewordenen Erweiterung des Knochendefektes nach hinten zur Freilegung des unerwartet großen Astroblastoms (vgl. Abb. 31). Tumor durch „Abkappen" der Hirnrinde teilweise freigelegt. [Am unteren Rande des Hauptbildes Gefäße, die zum oberen Längsblutleiter ziehen.]

sich nicht um ein Meningeom, sondern um ein Astroblastom handelte, da sich typische Astroblasten mit einem einzigen, langen, dicken Fortsatz fanden (Abb. 32).

Spätere Untersuchungen nach Fixierung zeigten den charakteristischen Aufbau eines Astroblastoms, wie ihn BAILEY und BUCY beschrieben haben (Abb. 33). Am 11. 1. befand sich der Patient nach ruhiger Nacht in gutem Zustand. Er konnte gut essen, sein linkes Bein bewegen, doch war der linke Arm gelähmt. Beim Verbandwechsel am folgenden Tage wurden 100 ccm blutig verfärbten Liquors mit einer Hirnpunktionsnadel unter dem Lappen entfernt und einige Nähte durchtrennt. Die Wunde war in gutem Zustand und es bestand keine Spannung. Eine spezielle Wache für den Patienten schien unnötig, doch wurde sein Bett auf der Station so gestellt, daß die Nachtschwester es leicht kontrollieren konnte. Als diese einen Moment abwesend war, verließ er selbständig sein Bett, anscheinend um die Toilette aufzusuchen, und wurde am Boden liegend, bewußtlos, mit blutdurchtränktem Verband aufgefunden.

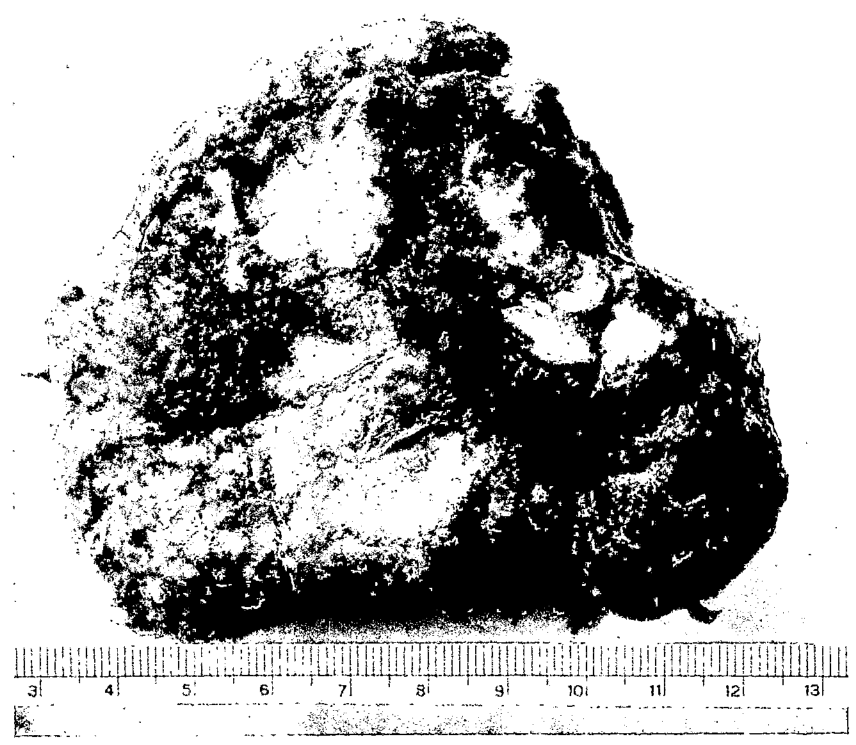

Abb. 31. Astroblastom, 220 g schwer, nach der Entfernung.

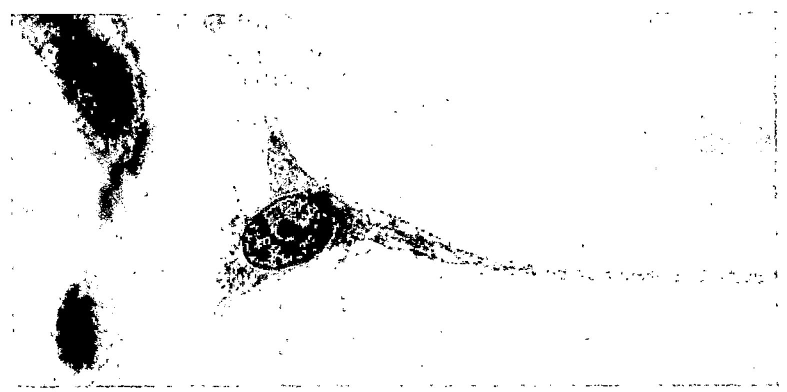

Abb. 32. Supravitales Präparat vom Tumor der Abb. 31. Typischer isolierter Astroblast mit einem einzigen langen Fortsatz, der zu einem (nicht sichtbaren) Blutgefäß zieht, und zwei kurzen Fortsätzen.

So schnell als möglich wurden die Vorbereitungen für eine Wundrevision getroffen. Bei Abnahme des Verbandes zeigte sich, daß der ganze Lappen losgerissen und das Gehirn durch die Wunde vorgetrieben war, wobei Blut in Strömen aus der Tiefe drang. Was gemacht werden konnte, war recht wenig. Kurz nach Wundschluß starb der Patient. Die

Autopsie zeigte eine große, quer die Schädelbasis durchsetzende Fraktur mit ausgedehnter basaler Blutung.

Statistisches. Von den 35 Astroblastomen der Sammlung sind 4 ohne vorausgehende Operation bei der Autopsie als solche erkannt worden. Von den verbleibenden 31 Fällen sind bei 58 Operationen 10 gestorben, das gibt eine Fallmortalität von 32,2% und eine Operationsmortalität von 17,2%.

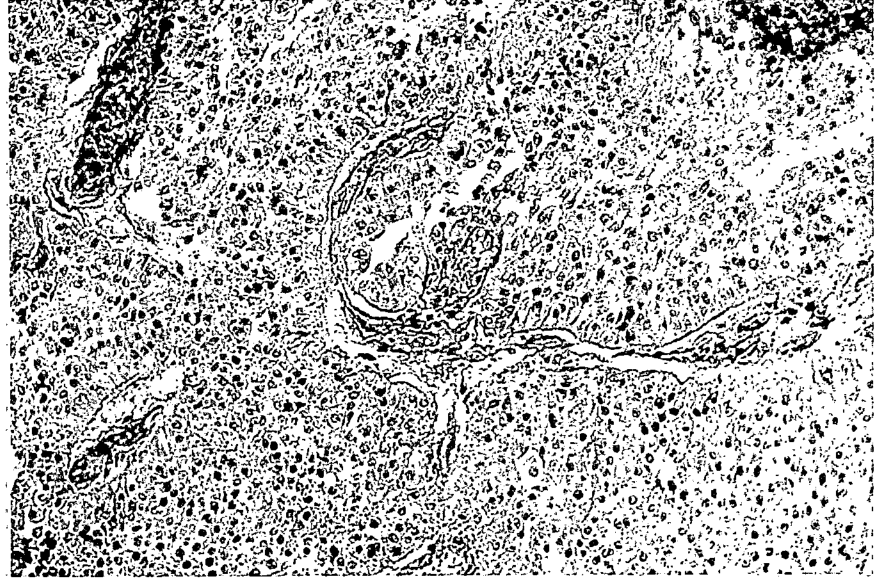

Abb. 33. Schnitt nach Fixierung (Phosphorwolframsäure, Hämatoxylin, 150fach Vergr.) zeigt die charakteristische perivasouläre Anordnung der Astroblasten mit Hyalinisierung von Gefäßen, an deren Wänden Zellfortsätze haften.

Wenn eine bessere Kenntnis von diesen Tumoren erworben sein wird, werden diese unbefriedigenden Zahlen zweifellos erheblich verbessert werden können. Es ist durchaus ermutigend, daß während der letzten 3 Jahre 7 Patienten mit 10 Operationen mit dem einzigen, oben erwähnten Todesfall zu verzeichnen sind, was *eine gegenwärtige Fallmortalität von 14,3% und eine Operationsmortalität von 10% ergibt.*

Die polaren Spongioblastome.

Tumoren dieser Art sind vorwiegend aus Spongioblasten zusammengesetzt (vgl. Abb. 38); der früher gemachte Versuch, bipolare und unipolare Typen zu unterscheiden, wird jetzt als unnötige Klügelei betrachtet. Der Verlauf der 32 Fälle dieser Serie wurde jüngst ausführlich von BAILEY und EISENHARDT (29) mitgeteilt. Es handelt sich um relativ gutartige, langsam wachsende Geschwülste. Wären sie häufiger in den Hemisphären lokalisiert statt in relativ unzugänglichen Hirnregionen, wo ihre Entfernung ein Hasardspiel bedeuten kann, dann könnte man sie als äußerst geeignet für chirurgische Eingriffe bezeichnen. Es folgt als Beispiel ein Tumor, der zur Entfernung günstig gelegen war und den man ohne spezielles Studium des Zellaufbaus wohl als cystisches Astrocytom bezeichnet hätte:

Ein 11jähriger Knabe (S.-Nr. 12153) wurde am 29. 3. 20 mit folgender Anamnese eingeliefert: Er war vor 18 Monaten von einem Auto am Kopfe gestreift worden, ohne daß Symptome auftraten. 8 Wochen vor der Einlieferung hatte er morgens Erbrechen, das auf den Magen bezogen wurde. Bald folgte in rapider Entwicklung ein unzweideutiges Syndrom eines Kleinhirntumors und zwar: Nystagmus, Ataxie, Schwanken beim Gehen und Stehen, beiderseitige Stauungspapille, sowie röntgenologisch Zeichen eines bestehenden Hydrocephalus.

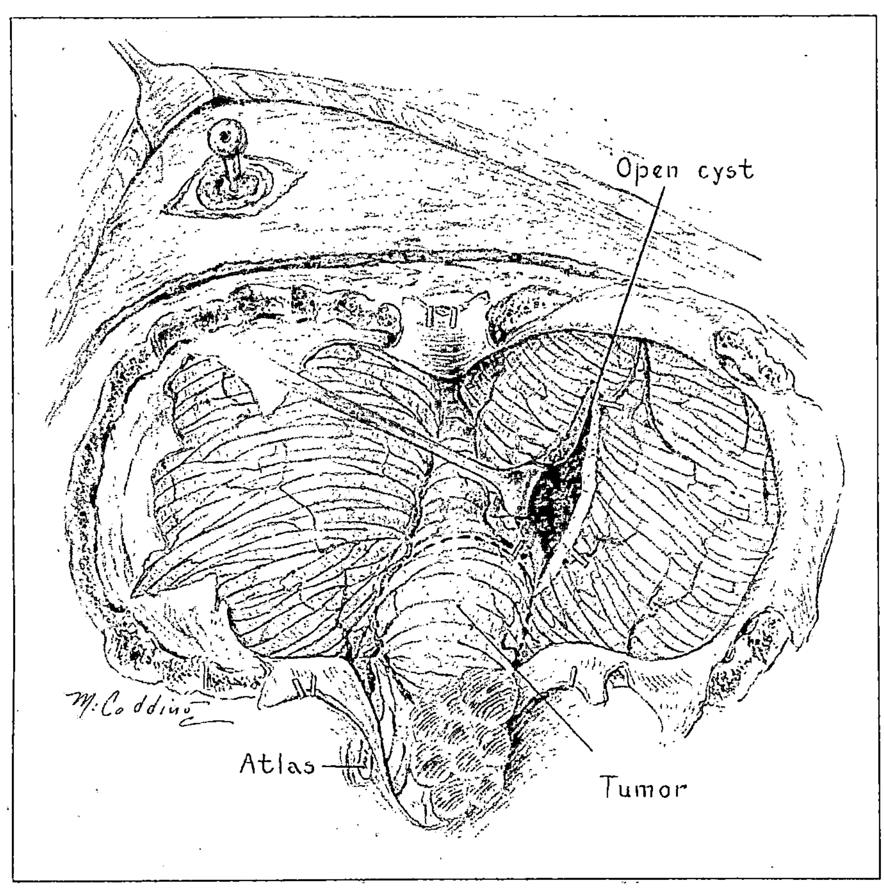

Abb. 34. Operationsskizze. Unterseite des Kleinhirns; Freilegung des Tumors, der sich als polares Spongioblastom erwies.

Bei der Operation am 8. 4. 20 fand sich ein merkwürdig aussehender, subpialer Tumor des Unterwurmes (Abb. 34), der sich mit einem multicystischen Fortsatz der Tonsille so weit in den Wirbelkanal hinab erstreckte, daß die Laminektomie des Atlas zur Freilegung nötig wurde. Statt der heute üblichen medianen Incision des Wurmes wurde die Hemisphäre seitlich eingeschnitten, wobei man in eine große Cyste geriet. Der leicht erreichbare Tumorknoten wurde zusammen mit der betroffenen Tonsille entfernt. Der Patient genas rasch (Abb. 35 und 36), war bald von allen Symptomen befreit und befand sich *14 Jahre später* in voller Gesundheit.

Im letzten Bericht vom 17. 12. 34 teilt der Operierte mit, daß er sich selbst erhält, geheiratet hat und sich dauernd bester Gesundheit erfreut.

Der Tumor, zunächst als „cystisches Gliom" bezeichnet, wurde zu Beginn unserer Gliomstudien als reines unipolares Spongioblastom erkannt.

Ein neuerer Fall, bei welchem die Diagnose durch die supravitale Methode im Moment der operativen Freilegung gestellt wurde, ist folgender:

Nancy H. (S.-Nr. 32289), ein ungeselliges und leicht reizbares Kind von 3 Jahren, wurde zum erstenmal am 21. 9. 28 in die Klinik gebracht mit Tumorsymptomen von einjähriger Dauer. Es bestanden: Hydrocephalus, Stauungspapille, beginnende sekundäre Opticusatrophie, Ataxie, Schwanken beim Gehen und Stehen, Hypotonie, gesteigerte

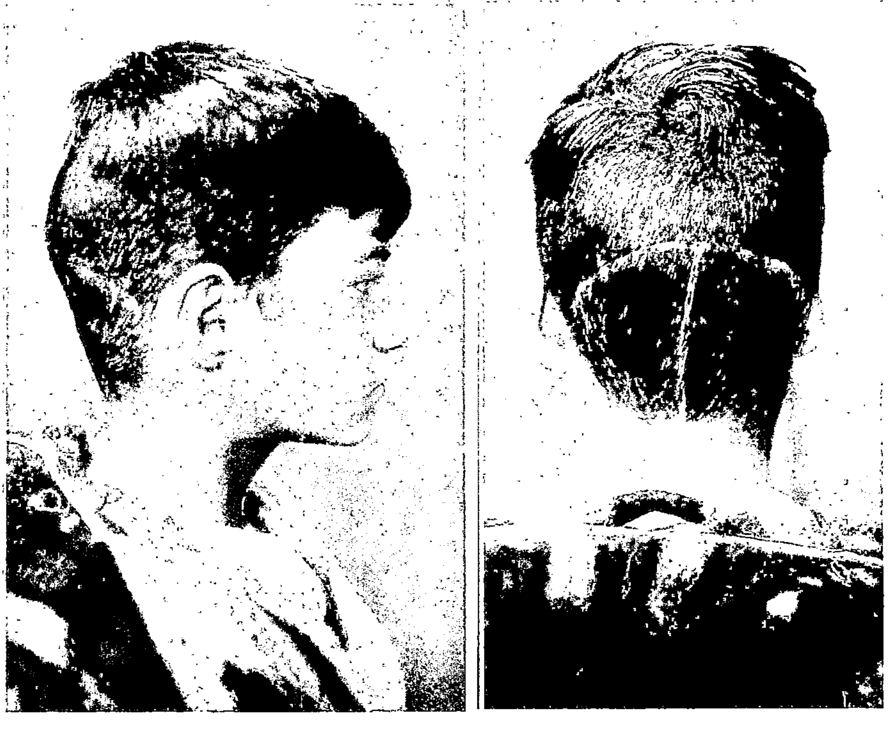

Abb. 35 und 36. Patient zur Zeit der Entlassung nach Operation wegen eines, damals (vor 15 Jahren) sogenannten „cystischen Glioms" (Spongioblastoma polare).

Reflexe mit beiderseits positivem Babinski, Schiefhaltung des Kopfes, suboccipitale Empfindlichkeit, aber kein Nystagmus.

Obwohl kein Erbrechen bestanden hatte, wurde schließlich die Diagnose: wahrscheinlich medianer Kleinhirntumor gestellt. Bei einer suboccipitalen Freilegung am 20. 10. wurde kein Tumor gefunden. Ein am 1. 11. angefertigtes Ventrikulogramm zeigte einen verdächtigen Füllungsdefekt des 3. Ventrikels, höchstwahrscheinlich befand sich hier ein Tumor. Dieser wurde bestrahlt und das Kind danach entlassen.

Während der folgenden zwei Jahre wurde das Kind oft gebracht und untersucht, die Symptome blieben im wesentlichen unverändert bestehen. Bei stets gutem Ernährungszustande fand sich eine immer mehr steigende Tendenz zu einer Adipositas, eine möglicherweise vorhandene Polyurie konnte nicht mit Sicherheit nachgewiesen werden.

Schließlich wurde 1931 die Ventrikulographie wiederholt und der vordere Teil des 3. Ventrikels eindeutig von einer Cyste oder einem Tumor eingenommen gefunden. Wegen mangelhafter Mitarbeit des Kindes konnte der Augenhintergrund nur schwer geprüft werden, doch zeigten schnelle flüchtige Blicke keinen abnormen Befund des Nervenkopfes und sicher war keine abnorme Abblassung vorhanden. Bei grober Prüfung fand sich kein Anzeichen einer Hemianopsie, so daß vermutlich das Chiasma nicht ergriffen war.

Am 24. 3. 31 wurde in Novocain-Avertin-Ätheranästhesie ein großer, vorne gelegener Knochendeckel aufgeklappt und die rechte Hemisphäre freigelegt. Eine elektrische Incision durch die dünne Rinde des Stirnhirns eröffnete den erweiterten Ventrikel, der ausgesaugt wurde. Am Grunde des Ventrikels konnte das stark erweiterte Foramen Monroi leicht erkannt werden (Abb. 37) mit dem davon ausgehenden Plexus chorioideus. Das Foramen war durch einen grauen Tumor verschlossen, auf Druck entleerte sich Flüssigkeit.

Um den Tumor besser freilegen zu können, wurde vom Foramen nach vorne zu eingeschnitten und ein Stückchen Gewebe zur supravitalen Untersuchung entnommen, worauf

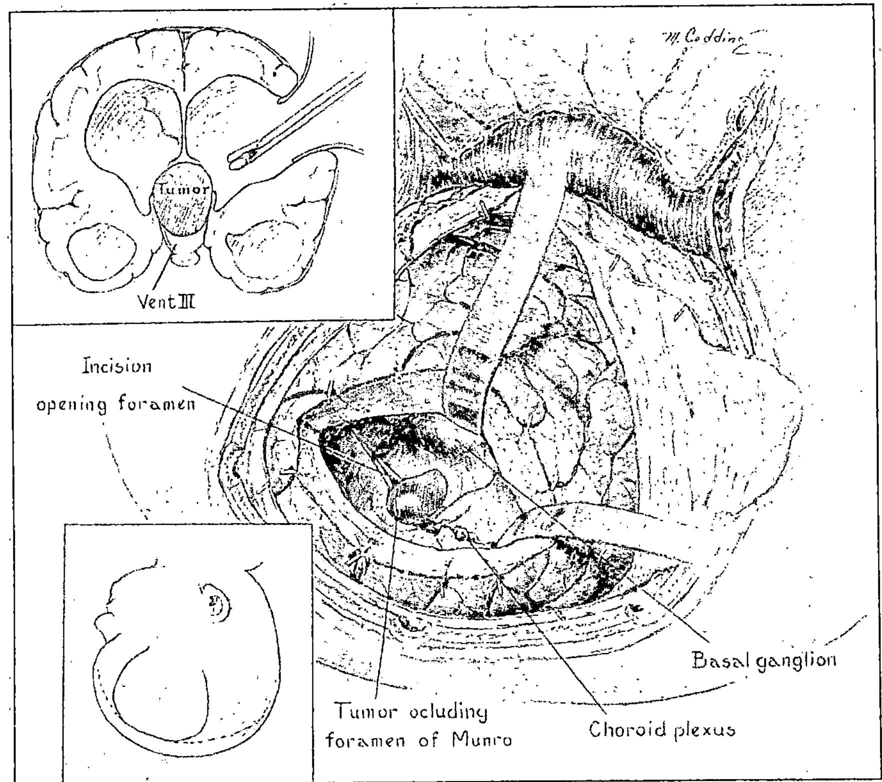

Abb. 37. Operationsskizzen. Methode zur transcortico-ventrikulären Freilegung eines Tumors des 3. Ventrikels (Spongioblastoma polare).

von Dr. EISENHARDT unmittelbar die Diagnose: bipolares Spongioblastom gestellt wurde (Abb. 38 und 39). Der weiche, gefäßlose Tumor wurde größtenteils durch Saugen entfernt, durch das nunmehr freie Foramen strömte Liquor aus dem anderen Ventrikel auf diese Seite. Die Hirnkammern wurden mit physiologischer Kochsalzlösung aufgefüllt, der Lappen zurückgeklappt und vernäht.

Das Kind erholte sich ausgezeichnet und erfuhr eine bemerkenswerte Umwandlung seiner vorher krankhaft gearteten und ungeselligen Persönlichkeit. Es wurde am 14. 4. entlassen und ist seither gesund.

Nach einer Mitteilung vom 26. 12. 34 besucht es zur Zeit die Schule für zurückgebliebene Kinder.

Die Seltenheit der Tumoren dieser Zellart, der Unterschied im Lebensalter der Patienten und die wechselnde Lokalisation dieser Geschwülste haben zur Folge, daß eine präoperative Diagnose kaum zu stellen ist, noch kann man bis jetzt mit Bestimmtheit diese Tumoren makroskopisch von anderen unterscheiden. Das Alter der Patienten bewegte sich zwischen 3 und 64 Jahren; 11 Tumoren nahmen ihren Ausgangspunkt von der Sehnervenkreuzung und vom 3. Ventrikel, 5 von der Brücke, 7 vom Kleinhirn und 9 von den Hemisphären und den Basalganglien. Diese Tumoren pflegen also unterhalb der Hirnachse zu liegen, woraus folgt, daß sie öfter bei der Autopsie bestätigt werden als bei einer Operation, denn ihre Lage gestattet in vielen Fällen ihre operative

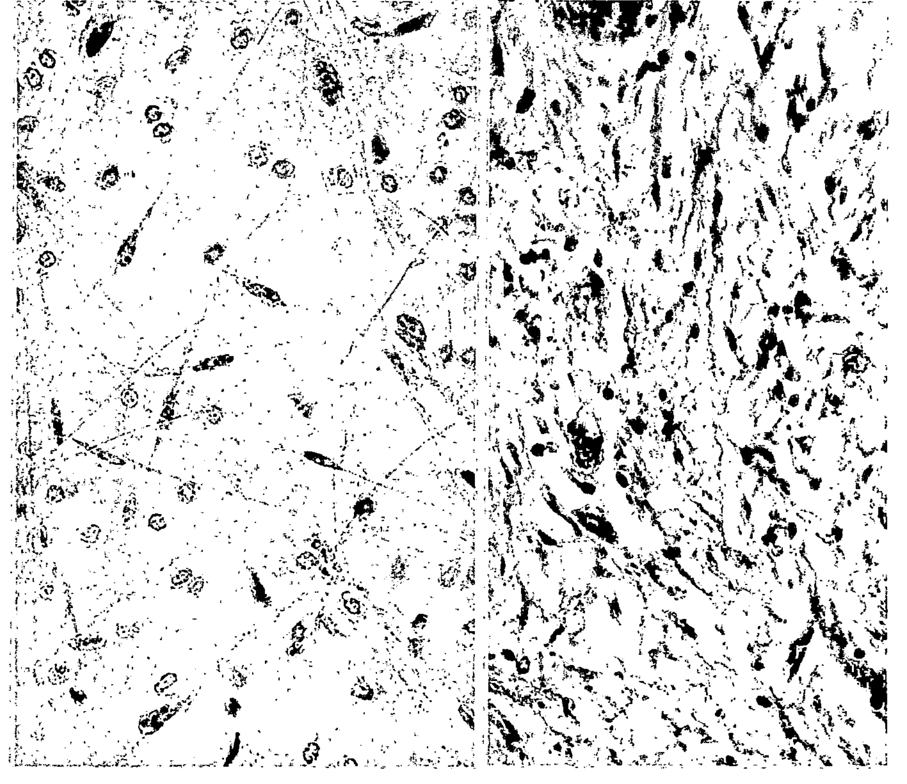

Abb. 38.   Abb. 39.

Abb. 38. Supravitales Präparat (300fache Vergr.) des erwähnten Falles (S.-Nr. 32289). Typische Kreuzschraffierung bipolarer Spongioblasten, welche den Eindruck einer Gewebskultur machen (vgl. Abb. 39).

Abb. 39. Schnitt (ZENKER-Fixierung, Methylenblau, Eosin, 300fache Vergr.) vom gleichen Tumor. Nur ein einzelner Spongioblast mit einem langen, abwärts ziehenden, gewundenen Fortsatz ist in der Mitte des Gesichtsfeldes zu sehen.

Entfernung nicht. Daher können die Eingriffe oft nur palliativ sein, wie in dem zweiten der beiden erwähnten Fälle.

Statistisches. Von den 32 Patienten ist nur einer nicht operiert worden; 36 Operationen sind vorgenommen worden, welche 8 Todesfälle im Gefolge hatten. Die Fallmortalität beträgt 25,8%, die Operationsmortalität 22,2%. In den letzten 3 Jahren wurden 7 Patienten 12 Operationen unterzogen, wobei sich ein Todesfall ereignete. *Das ergibt für die polaren Spongioblastome 14,3% Fall- und 8,3% Operationsmortalität.*

Oligodendrogliome.

Diese langsam wachsenden Tumoren kommen fast ausschließlich nur bei Erwachsenen[1] in den Hemisphären vor und haben die Neigung, im Röntgenbild fleckige Kalkschatten zu zeigen, so daß die richtige präoperative Diagnose oft gestellt worden ist. Von den 27 bis jetzt bestätigten Fällen sind einige wegen ihres vorwiegend cellulären Aufbaues irrtümlicherweise zunächst für cerebrale Medulloblastome gehalten worden. Es verbleibt noch eine beträchtliche Zahl relativ benigner Tumoren, welche, obschon zur Zeit anders klassifiziert (vgl. S. 34), sich bald als eng verwandte Geschwülste erweisen könnten, sobald wir von dem Verlaufe dieser hochinteressanten Tumoren mehr wissen werden.

PERCIVAL BAILEY hat als erster diese Tumoren streng von anderen unterschieden. Vor 5 Jahren hat er zusammen mit BUCY (30) einen hauptsächlich histopathologischen Bericht erstattet über 13 Fälle der Brigham-Sammlung, welche bis zu diesem Zeitpunkt bestätigt worden waren. Die Tatsache, daß seither 14 andere Fälle zu dieser Aufstellung hinzugekommen sind, zeigt, daß sie doch weit häufiger vorkommen als man vorher glaubte. Mit den üblichen Methoden gehärtet, geschnitten und gefärbt, zeigen diese Geschwülste ein charakteristisches und oft eindeutiges Bild; das kompakte Gewebe kleiner Zellen mit spärlichem, klarem Zellplasma hat einige Ähnlichkeit mit gewissen Pflanzenquerschnitten, wie BAILEY besonders betont. Andererseits zeigen die Zellen bei frischer Präparation in ungeschrumpftem Zustande ein ziemlich reichliches Protoplasma (vgl. Abb. 45), aber keine Zellfortsätze oder Verästelungen, was ein Charakteristikum oligodendroglialer Zellen bildet. Weiter sind im Gegensatz zu unserer früheren Ansicht in diesen Tumoren gewöhnlich Mitosen zu finden und wir wissen jetzt, daß ihre Prognose viel weniger günstig ist, als die Neigung zur Verkalkung uns früher anzunehmen bewog. Bei neuerlicher Durchsicht der Krankengeschichten bietet es hohes Interesse zu sehen, wie nicht nur ältere Fälle der Sammlung wechselnd bezeichnet wurden, sondern wie auch bei Fällen der letzten Zeit verschiedene Male die Diagnose Medulloblastom, Neuroblastom, Spongioblastom gestellt wurde. Im großen und ganzen besteht die Neigung, eher mehr als weniger Tumoren in die Gruppe der Oligogliome einzureihen.

Ein 48jähriger Mann (S.-Nr. 33706) wurde am 9. 4. 29 in die Klinik gebracht mit einem Brief des behandelnden Arztes, welcher besagte, daß er sich seit 5 Jahren bemühe festzustellen, ob ein Hirntumor vorläge, aber erst vor 2 Wochen hätte er sich eindeutig überzeugen können, daß die Symptome von einem solchen Tumor herrührten. Es folgt nun eine Zusammenstellung aller positiven Befunde, welche zur präoperativen Diagnose Oligodendrogliom führten:

Subjektiv:

1. Leichte linksseitige Anfälle seit 16 Jahren, etwas stärkere seit 9 Monaten.

2. Geringe vorübergehende Aphasie, schätzungsweise seit 5 Jahren.

3. Vorübergehende Schwäche im rechten Bein und in der rechten Gesichtshälfte mit plötzlichem Beginn und 6wöchentlicher Dauer (August 1928).

4. Frische, wechselnde, vorübergehende Diplopie seit 2 Monaten.

5. Rechtsseitige homonyme Hemianopsie, vor 2 Wochen festgestellt, möglicherweise seit 3 Jahren bestehend.

---

[1] Diese Annahme stimmt nicht mehr, denn seit der Niederschrift dieser Arbeit haben wir 2 Oligodendrogliome bei Kindern beobachtet. Auch muß darauf aufmerksam gemacht werden, daß diese Geschwülste überwiegend cystisch sein können und dann nur einen kleinen wandständigen Tumorknoten besitzen. Daher können sie bei der Operation den Eindruck eines cystischen Astrocytoms oder Spongioblastoms hervorrufen.

6. Geistige Trägheit in den letzten 7 Monaten.
7. Geruchshalluzinationen im vergangenen Monat.
Objektiv:
1. Komplette linksseitige Anosmie.
2. Rechtsseitige homonyme Hemianopsie.
3. Chronische Stauungspapille von 1—2 Dioptrien mit deutlicher sekundärer Opticusatrophie.
4. Große, unregelmäßige Kalkmassen im linken Hinterhauptslappen (s. Abb. 40).

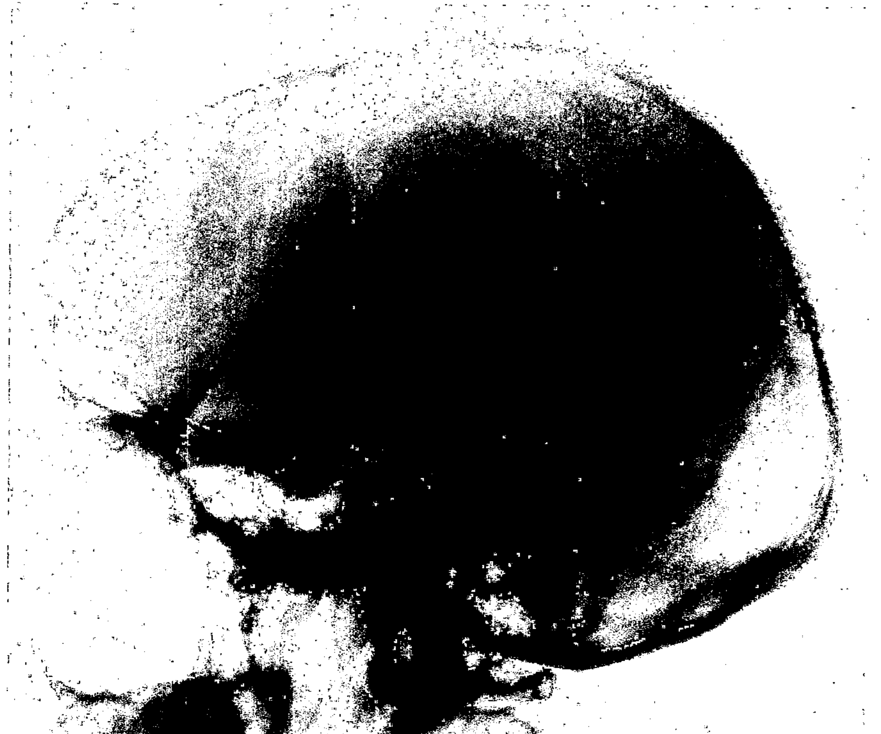

Abb. 40. Röntgenbild mit fleckigen Kalkschatten in der Parietooccipitalgegend, welche die präoperative Diagnose Oligodendrogliom ermöglichten.

Am 20. 4. 29 wurde in örtlicher Betäubung ein Hautknochenlappen in der linken Hinterhauptsgegend aufgeklappt, worauf sich die Dura unerwarteterweise als so gespannt erwies, daß sofort eine subtemporale Entlastung gemacht wurde. Nachdem die Dura zurückgeschlagen worden war, zeigten sich die Windungen des Scheitellappens deutlich abgeflacht. Es wurde elektrisch eine bogenförmig verlaufende Incision durch die Rinde gemacht, worauf in einer Tiefe von etwa 2 cm ein weicher, teilweise abgekapselter Tumor zu Gesicht kam. Zwecks sofortiger Untersuchung herausgeschnittene Gewebsstücke zeigten im frischen Präparat einen sehr zellreichen Tumor, dessen Zellen als Medulloblasten betrachtet wurden, da einige von ihnen vielkernig waren; aber im Hinblick auf die Verkalkung und die lange Dauer der Erkrankung wurden sie für Oligodendrogliazellen gehalten. In der Hauptsache durch Saugen wurde ein Tumor von der Größe eines Tennisballes entfernt, wobei die Falx cerebri freigelegt wurde (Abb. 41). Die Blutung wurde gestillt durch Einlegen von Tupfern, die in ZENKERsche Flüssigkeit getaucht waren, durch Clips und durch Elektrokoagulation. Der Lappen wurde zurückgeklappt und wie gewöhnlich ohne Drainage vernäht.

Von dieser 4 Stunden dauernden Operation erholte sich der Patient prompt, doch zeigte sich bei postoperativer Röntgenisierung zu unserer Bestürzung, daß sich noch ein großer verkalkter Bezirk vom Operationsgebiet nach vorne zur Scheitelgegend erstreckte. Daher wurde am 11. 5. 29 eine 2. Operation vorgenommen.

Zu diesem Zeitpunkt war die Incisionsstelle der Hirnrinde fest verwachsen und die Wiederfreilegung des Operationsgebietes war wegen des Gefäßreichtums schwierig. Nichtsdestoweniger wurde der Tumor in den Temporallappen hinein bis in eine Tiefe von 9 cm

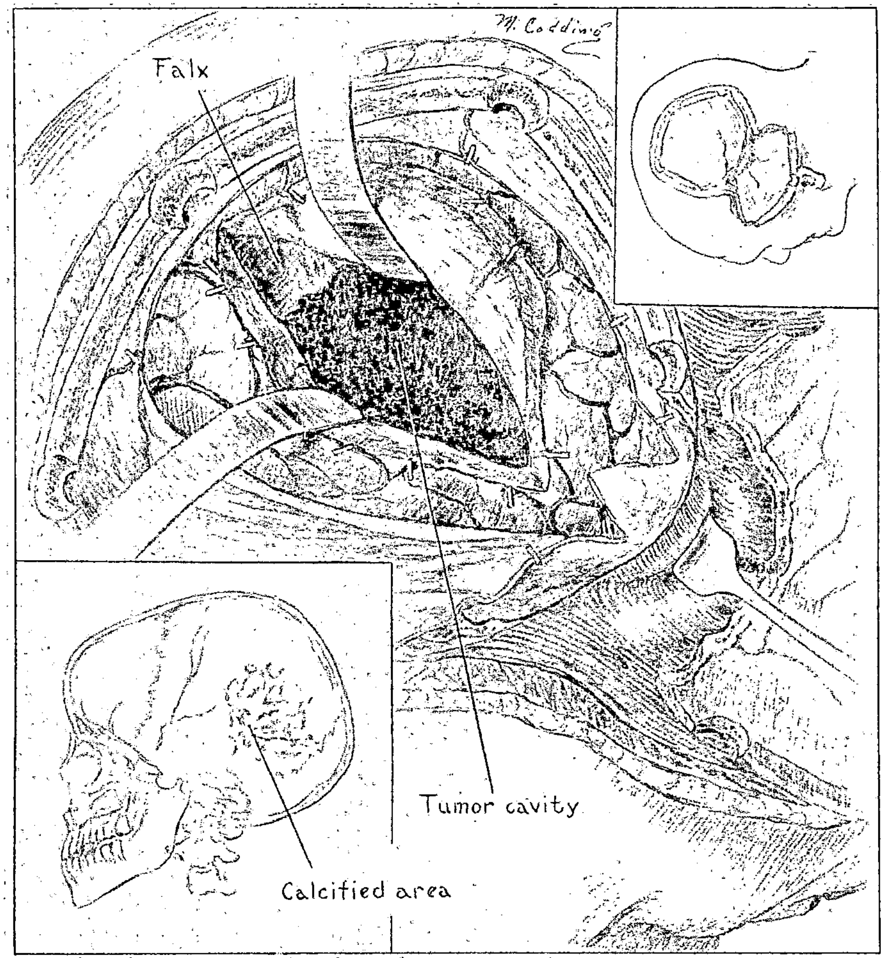

Abb. 41. Operationsskizze. Situation bei der Operation und Wundbett nach Entfernung des großen Oligodendroglioms mit Freilegung der Falx.

verfolgt, wobei so starke Blutungen entstanden, daß die Operation beendet werden mußte. In dieser Sitzung wurde der Knochendeckel geopfert. Fixierte Gewebsschnitte des in beiden Sitzungen entfernten Tumorgewebes zeigten ein typisches Oligodendrogliom mit Mitosen (Abb. 42 und 43).

Von dieser 2. Operation erholte sich der Kranke wiederum prompt und in der Folge aufgenommene Röntgenbilder zeigten, daß der größte Teil der tiefgelegenen verkalkten Massen entfernt worden war. Der Patient wurde am 24. 5. in glänzender Verfassung entlassen, von der rechtsseitigen homonymen Hemianopsie abgesehen, waren alle Symptome verschwunden.

Vor der Entlassung erhielt er eine Serie von Bestrahlungen. Bald konnte er seine Beschäftigung wieder aufnehmen und obwohl man ein Rezidiv erwarten mußte, blieb er über

2 Jahre symptomfrei. Doch zeigten Röntgenbilder eine deutliche Zunahme der bestehenden Verkalkung.

Der Kranke wurde im Januar 1932 andernorts wegen symptomatischen Rezidivs wieder operiert und starb 6 Monate später.

In diesem Falle sind vom Beginn der Symptome an gerechnet 7 Jahre vergangen, doch ist dies in keiner Weise exzeptionell. Ein anderer Patient dieser Serie bekam 1912 eine Herdepilepsie mit Aphasie; 1916 wurde er zum ersten Male, 1925 zum zweiten Male operiert; er lebte bis 1929, so daß der ganze Prozeß

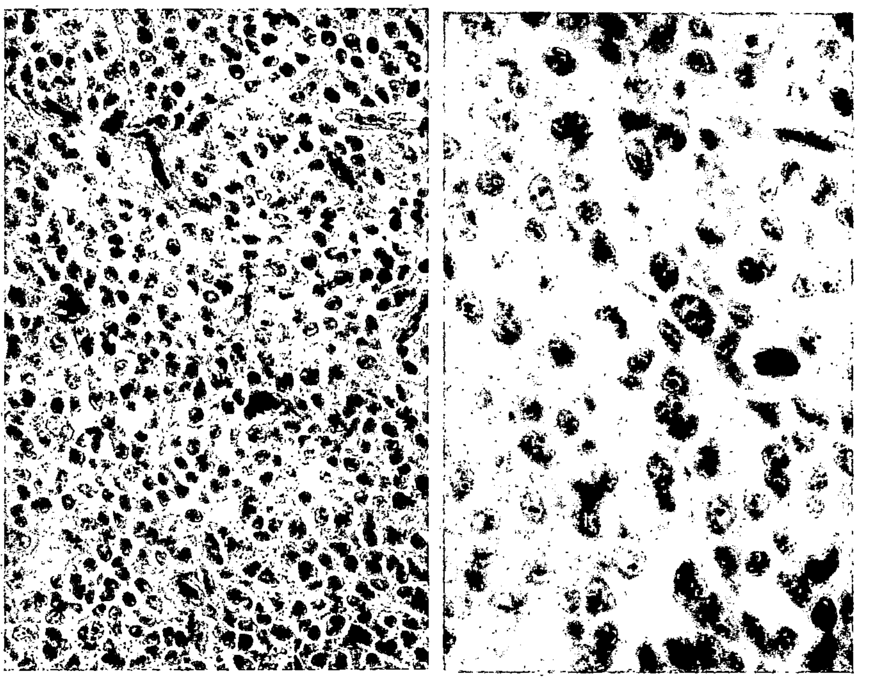

Abb. 42.					Abb. 43.
Abb. 42. Schnitt vom Oligodendrogliom nach Fixierung (300fache Vergr.).
Abb. 43. MALLORY-Färbung (600fache Vergr.). Mitosen.

16 Jahre gedauert hat. Trotzdem diese Tumoren am häufigsten bei Erwachsenen vorkommen, sind sie doch nicht auf diese beschränkt. Die Abbildung eines ausgedehnten occipitalen Oligodendroglioms eines 5jährigen Kindes findet sich in unserer Gliom-Monographie (33) (S. 132). Neuerdings sahen wir einen Knaben von 12 Jahren mit linksseitiger Herdepilepsie und fortschreitender Lähmung während der vorausgegangenen 12 Monate; bei der Operation am 12. 8. 29 wurde eine große Cyste mit einem kleinen, teilweise verkalkten Wandknoten gefunden, der sauber entfernt wurde und zahlreiche Mitosen zeigte. Rezidivierende Symptome nach 9 Monaten erforderten eine zweite Operation, bei welcher ein solider Tumor an der Stelle der früheren Cyste exstirpiert wurde. PENFIELD war der Ansicht, man könne diese Tumoren einteilen in „Oligodendroblastome", bei welchen Mitosen vorherrschen, und in langsamer wachsende „Oligodendrocytome", bei welchen polare Spongioblasten und Astrocyten gewöhnlich vorhanden wären. Die meisten Tumoren gehören zu der zweiten

Gruppe und sind glücklicherweise insofern günstig, als sie gewöhnlich nicht zu gesteigertem Hirndruck führen und Stauungspapille daher oft nicht vorhanden ist [vgl. W. P. VAN WAGENEN, loc. cit. (6)]; sie pflegen eher das Gehirn zu durchsetzen als es beiseite zu drängen und Ödeme zu verursachen. Daher können nach einer Radikaloperation Rezidive von großer Ausdehnung langsam auftreten, die sich im Röntgenbild durch ausgedehnte Verkalkung verraten, ohne daß an der Stelle der Entlastung irgendeine Vorwölbung besteht.

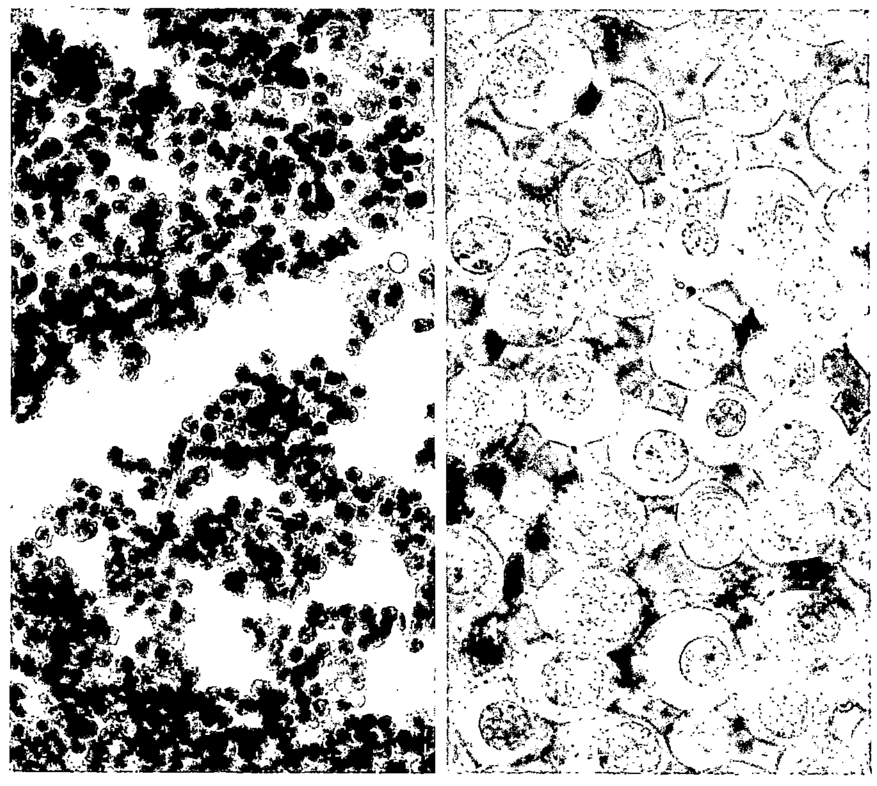

Abb. 44. Abb. 45.

Abb. 44. Supravitales Präparat von Tumorzellen (300fache Vergr.) (vgl. Abb. 42).
Abb. 45. Gleiches Präparat (850fache Vergr.), zeigt bei gleicher Methode zahlreiche, deutlich begrenzte Oligozellen.

Man könnte annehmen, die mehr aktiv wachsenden Oligodendroblastome würden durch Bestrahlung günstig beeinflußt, doch glaube ich nicht, daß bindende Beweise dafür vorliegen, daß dies auch nur im geringsten der Fall ist. Der einzige konsequent bestrahlte Fall dieser Serie zeigte 3 Jahre nach einer primären frontalen Lobektomie einen massiven Rezidivtumor, nach welcher Zeit die Radikalexstirpation mit prompter und vollkommener, zeitweiser symptomatischer Heilung wiederholt wurde, doch kam nach einem Jahre der tödliche Rückfall.

Vor einigen Jahren hatte Prof. FORSELL-Stockholm nach Beobachtung einer unvollständigen Exstirpation eines malignen Glioms vorgeschlagen, wir sollten die Einlegung eines Ballons von entsprechender Größe mit einem Radiumkern in die Höhle versuchen. Dieser Anregung entsprechend haben wir gelegentlich solche „Radiumbomben"[1] für verschiedene Zeitdauer nach massiver Entfernung speziell von Glioblastomen eingelegt. Dasselbe ist ohne erkennbare Wirkung bei einem Oligogliom im folgenden Falle geschehen.

Ein 40jähriger Mann (S.-Nr. 35810) bemerkte seit 1 Jahre eine ungewöhnliche Ermüdbarkeit, begleitet von Kopfschmerzen und gelegentlichen Anfällen von Gefühllosigkeit in der linken Hand und in der linken Gesichtshälfte.

Es fand sich bei ihm eine Stauungspapille von 4 Dioptrien mit linksseitiger Facialisparese des unteren Astes von zentralem Typ und eine gewisse Astereognosie der linken

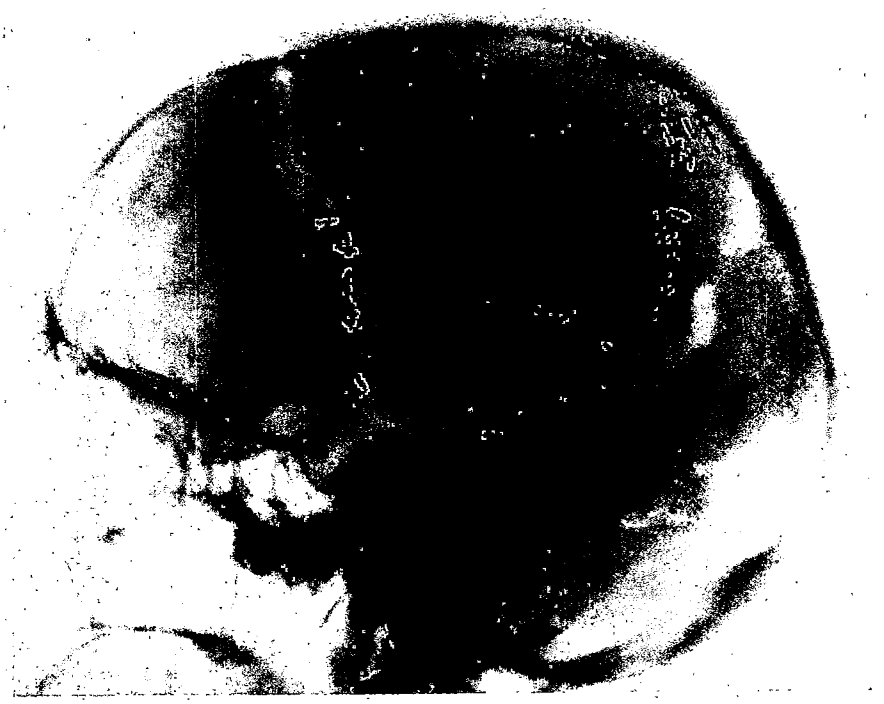

Abb. 46. Lage der „Radiumbombe" im Wundbett eines großen, unvollständig entfernten Oligoglioms.

Hand. Schädelröntgenogramme zeigten eine streifige Kalkmasse in der Tiefe der rechten Parieto-Occipitalgegend von 10 cm Ausdehnung in sagittaler Richtung, sicherlich ein Oligodendrogliom.

Bei der Operation am 27. 2. 30 wurde ein weicher, teilweise nekrotischer, leicht saugbarer, mit Kalkkörnchen durchsetzter Tumor durch transcorticale Incision freigelegt und zum größten Teil ausgesaugt. Die supravitale Untersuchung zeigte zahlreiche runde Zellen mit klarem Protoplasma und scharf begrenzten Kernen (Abb. 44 und 45) mit zahlreichen

---

[1] Der Typ der verwendeten „Bomben" besteht aus einem zentralen Kern von Radiumnadeln in einem Gummischwamm, eingehüllt in ein dünnes Gummituch; die Größe entspricht annähernd der nach Entfernung des Tumors zurückbleibenden Höhle. Die gewöhnlich gebrauchte Dosierung, nämlich 4 Nadeln mit je $12^1/_2$ mgm Radium, geschützt von 1 mgm dicken Silberkapseln, 4 Tage angewendet, beträgt rund 5000 mgm-Stunden. Die Fernwirkung ist ersichtlich aus der meist unmittelbaren Schattengebung auf den Röntgenfilm, der gegen die andere Kopfseite gehalten wurde, und ebenso aus der folgenden Depilation der Kopfhaut.

Mitosen. Der Patient erholte sich glänzend, aber in der Folge zeigten Röntgenaufnahmen, daß nur die hintere Hälfte der ausgedehnten verkalkten Masse entfernt worden war und, da die subtemporale Dekompressionsstelle weiterhin gespannt blieb und die Stauungspapille nicht verschwand, wurde ein zweiter Eingriff für nötig erachtet.

Infolgedessen wurde am 14. 3. der ursprüngliche Lappen wieder aufgeklappt und neuerlich ausgedehnte Tumormassen leicht mit dem Sauger entfernt; die Geschwulst hatte inzwischen die Tendenz bekommen, sich nach der Oberfläche hin auszudehnen. In die offene Höhle wurde die „Bombe" eingelegt und 4 Tage lang „in situ" gelassen (Abb. 46), worauf der Lappen aufgeklappt und die Bombe entfernt wurde. Die Dosierung betrug in diesem Falle rund 4600 mgm-Stunden und die folgende Depilation der Kopfhaut war vollständig.

Die Wundheilung war vollkommen; zur Zeit der Entlassung am 17. 4. war die Dekompressionsstelle flach, die Stauungspapille verschwunden und die Astereognosie praktisch nicht mehr vorhanden.

Nach 6 Monaten kam der Kranke zur Nachuntersuchung wieder. Es war nach seinen Symptomen ganz klar, daß der zurückgebliebene Tumor sich ausbreitete und röntgenologisch zeigte sich eine weitere, sehr ausgedehnte Verkalkung. Eine Serie von Röntgenbestrahlungen wurde damals angewendet, aber diese haben das klinische Bild in irgendeiner erkennbaren Weise nicht beeinflussen können; zur Zeit der ersten Niederschrift dieser Arbeit nach 15 Monaten, bestand keine wesentliche Änderung.

Der Kranke starb am 7. 12. 31 (Autopsie).

Statistisches. Von 27 bestätigten Oligodendrogliomen sind 26 operiert worden, es gab 46 Operationen mit 4 postoperativen Todesfällen. *Die Fallmortalität beträgt 15,4%, die Operationsmortalität 8,7%.* Die Aufstellung vom 1. 7. 28 bis 1. 7. 31 umfaßt *8 neue Fälle mit 13 Operationen ohne Todesfall.*

Die Ependymome.

Diese Tumoren waren die ersten der Serie, welche histologisch differenziert wurden. In Dr. BAILEYs ersten beiden Arbeiten über diese Geschwulstart (31, 32), welche hauptsächlich der histologischen Beschreibung von 14 damals identifizierten Tumoren gewidmet waren, sind sie unterschieden worden als Ependymoblastome und als Ependymome — eine Einteilung, die wir heute nicht mehr als wesentlich betrachten.

Die Ependymome, derzeit 25, machen knapp 3% aller Gliome aus. Von der Tatsache abgesehen, daß sie verhältnismäßig benigne Geschwülste sind, was natürlich ihre Prognose und Behandlung beeinflußt, bilden sie kein sehr wichtiges chirurgisches Problem. Da sich die im Kleinhirn lokalisierten Geschwülste dieser Art beträchtlich von den im Großhirn sitzenden hinsichtlich ihres makroskopischen Aussehens und Verlaufes unterscheiden, ebenso wie die Astrocytome, so sollen sie getrennt behandelt werden.

Die cerebellaren Tumoren. 19 von 25 Ependymomen wurden bei der operativen Freilegung medianer Kleinhirntumoren gefunden. In keinem einzigen Falle war vor der Operation die pathologische Diagnose gestellt worden. Sie sind gewöhnlich nicht-cystische Tumoren, teilweise durch die durchscheinende Arachnoidea der hinteren Cisterne sichtbar, und sie neigen häufiger als Astrocytome und Medulloblastome dieser Gegend dazu, einen langen Fortsatz in den Wirbelkanal zu entsenden. Daher ist eine Laminektomie des Atlas und nicht selten auch des Epistropheus zur exakten Freilegung nötig.

Die Ependymome sind solide Tumoren und anscheinend entfernbar. Daher ist die Versuchung groß, sie total zu exstirpieren, aber wegen ihrer gefährlichen Lage hat dies gewöhnlich zu einem tödlichen Ende geführt. Mit einfacher Entlastungstrepanation behandelte Fälle haben noch jahrelang gelebt. So wie einige andere, ebenso gutartige Tumoren neigen auch sie dazu, Verkalkungen zu zeigen, selbst in der hinteren Schädelgrube, wo sich Verkalkungsherde weniger leicht röntgenologisch darstellen lassen als im Großhirn.

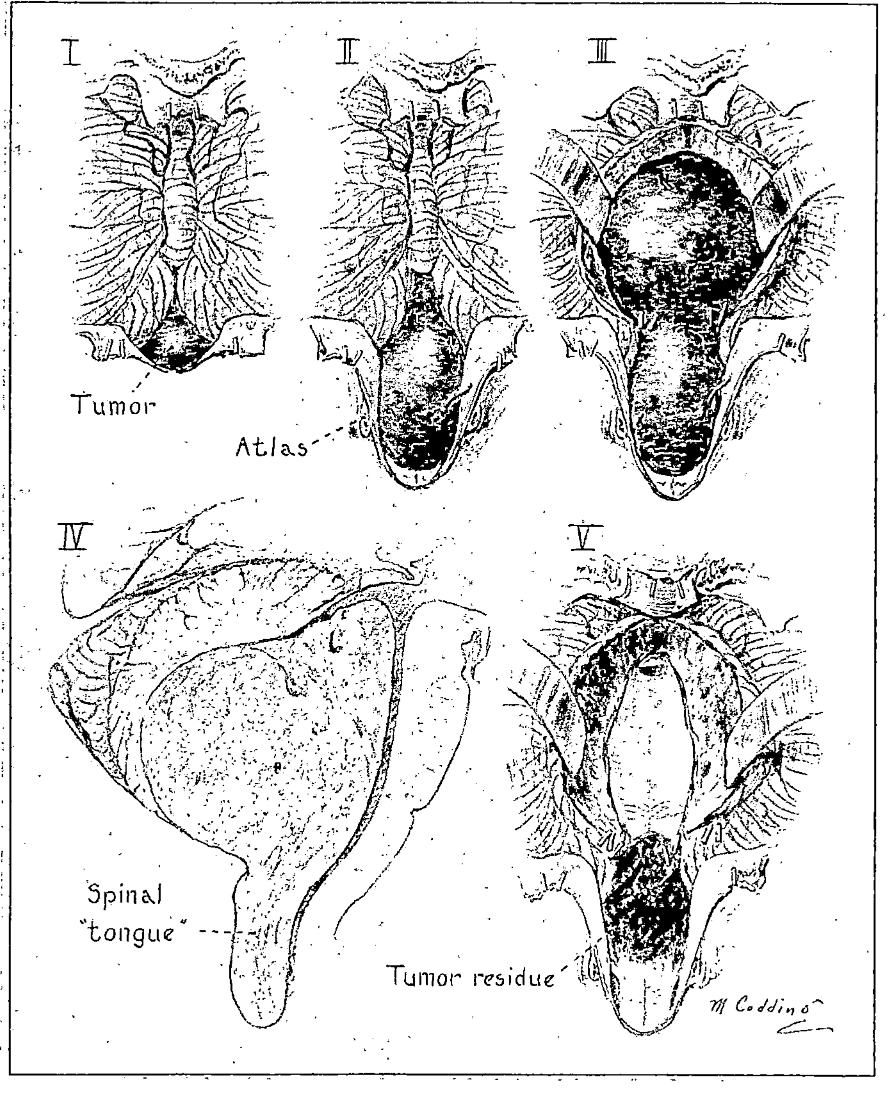

Abb. 47. Freilegung eines medianen, cerebellaren Ependymoms. Verschiedene Operationsphasen (I—III). V. zeigt das in situ zurückgebliebene Tumorfragment.

In der deutschen Ausgabe unserer Gliom-Monographie (33) (S. 116) findet sich ein Bild eines großen, verkalkten Ependymoms eines 9jährigen Kindes, welches nach der Operation starb. Der Tumor war klinisch als wahrscheinliches verkalktes Tuberkulom diagnostiziert worden wegen seiner Sichtbarkeit auf Röntgenbildern. Ein ganz ähnlicher Fall bei einem Erwachsenen mit günstigerem Erfolg ist folgender:

Der Patient, ein 41jähriger Buchhalter (S.-Nr. 33003), wurde am 22. 12. 28 in die medizinische Abteilung des Hospitals gebracht. Die Anamnese enthielt Kopfschmerzen, Erbrechen, gewisse Unsicherheit beim Stehen und Gehen und anscheinend parkinsonartiges Aussehen. Ein Kleinhirntumor wurde als möglich betrachtet, doch wurde auch an Alkoholvergiftung gedacht, aber auch ein postencephalitisches Syndrom als wahrscheinlichere Diagnose in Erwägung gezogen.

Bei einer neurochirurgischen Konsultation am 3. 1. wurde der Kranke untersucht und es wurde als fraglos erachtet, daß ein Kleinhirntumor vorlag, trotzdem der Augenhinter-

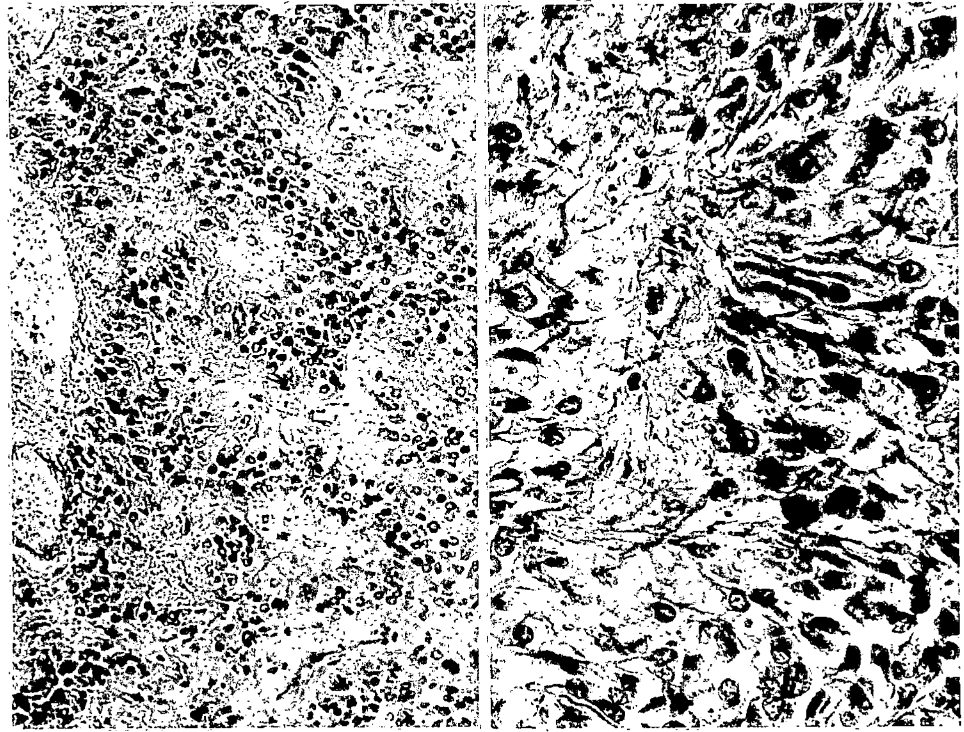

Abb. 48.   Abb. 49.

Abb. 48. Perivasculäre Zellanordnung und Pseudorosetten bei dem im Text erwähnten, typischen Ependymom. (Hämatoxylin-Eosin, 150fache Vergr.)
Abb. 49. Stärkere Vergrößerung; zeigt die Verbindung der ependymalen Spongioblasten mit den Gefäßwänden. (Phosphorwolframsäure, Hämatoxylin, 300fache Vergr.)

grund normal war. Diese Überzeugung gründete sich auf die 8 Monate umfassende Krankengeschichte mit Kopfschmerzen im Hinterhaupt in Verbindung mit Erbrechen, auf die typische cerebellare Ataxie und Unsicherheit beim Gehen und Stehen, auf die gesteigerten Reflexe und den erhöhten Liquordruck. Es bestand eine deutliche Geistesgestörtheit, Incontinentia urinae, Pupillendifferenz, kein Nystagmus; so blieb die Diagnose letzten Endes unsicher.

Um den Fall zu klären, wurde auf die Ventrikulographie zurückgegriffen, welche stark erweiterte Hirnkammern zeigte, weshalb eine direkte Freilegung des Kleinhirns in NovocainAnästhesie gemacht wurde. Sobald die Cisterna cerebello-medullaris freigelegt war, zeigte sich ein zungenförmiger Fortsatz eines Tumors, der sich von der Gegend des Calamus scriptorius in den Wirbelkanal hinein erstreckte, so daß zu dessen exakter Freilegung die Laminektomie der Atlas nötig war, wie es die beigefügten Skizzen zeigen (Abb. 47).

Der Wurm wurde dann senkrecht incidiert, worauf ein großer, zentral gelegener, massiver Tumor zu Gesicht kam. Der intraspinale Teil wurde ohne Schwierigkeiten exstirpiert und die Hauptmasse durch kombiniertes Saugen und Auslöffeln entfernt; ein kleiner Streifen Tumorgewebe wurde zurückgelassen, weil er anscheinend mit dem Boden des 4. Ventrikels oberhalb des Calamus verwachsen war. Histologisch erwies sich der Tumor als typisches Ependymom (Abb. 48 und 49).

Nach der Operation zeigten sich deutliche Kernlähmungen des rechten V., VI. und VII. Hirnnerven, doch schwanden diese Störungen sehr schnell.

Nach der Operation wurde täglich mehrere Male lumbalpunktiert und bei jeder Sitzung beträchtliche Liquormengen abgelassen. Die Rekonvaleszenz verlief wegen andauernden Schluckens etwas stürmisch, doch erholte sich der Patient schließlich, sein geistiger Zustand wurde klar, die Inkontinenz verschwand und am 24. 2. 29 bei seiner Entlassung war er in glänzender Verfassung (Abb. 50) mit einer geringen zurückgebliebenen Ataxie.

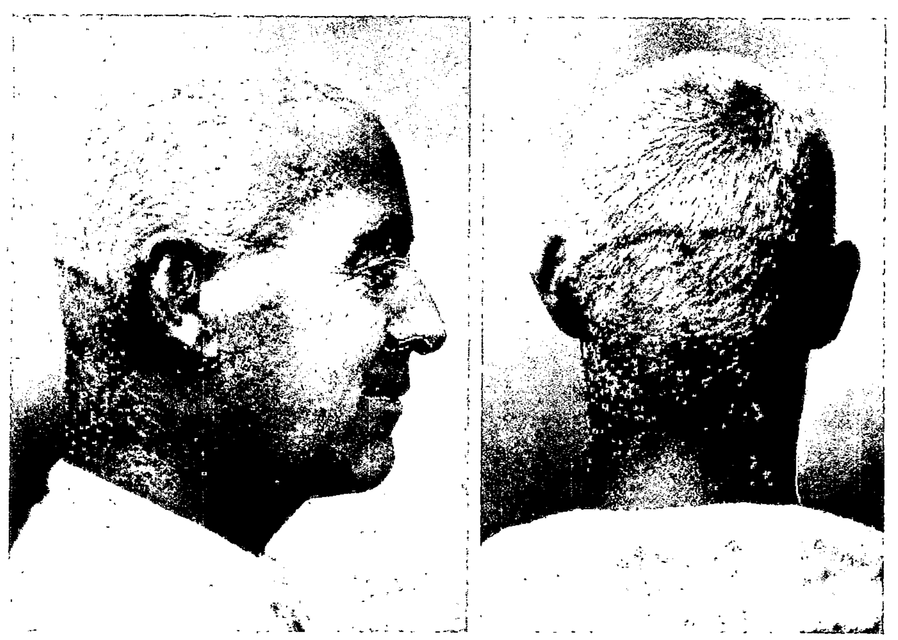

Abb. 50. Patient zur Zeit seiner Entlassung nach Entfernung eines großen cerebellaren Ependymoms, welches sich in den Wirbelkanal erstreckte (vgl. Abb. 47).

Wie er am 11. 8. 31 berichtete, hat er seit April 1929 keinen Tag seine Arbeit versäumt.

Der letzte Bericht stammt vom 17. 1. 35. Der Operierte ist gesund und erhält sich selbst.

Statistisches. 16 von den 19 cerebellaren Fällen sind 19 Operationen unterzogen worden mit 5 Todesfällen, das ergibt *31,3% Fall- und 26,3% Operationsmortalität.*

Die cerebralen Ependymome. Wie unsere derzeitige Liste zeigt, sind es nur 6 Fälle. Was für die cerebralen Medulloblastome und Oligogliome gilt, trifft in gleicher Weise für die cerebralen Ependymome zu, nämlich, daß sie von Zeit zu Zeit verschiedenartig diagnostiziert wurden. Ein Fall eines großen Rezidivtumors, der einmal für ein Ependymoblastom gehalten worden war, wurde als unklassifizierbares Gliom abgebildet (vgl. S. 12).

Die cerebralen Ependymome neigen schon mehr als die cerebellaren zu cystischen Veränderungen und die meisten zeigen im Röntgenbild Verkalkungen. Man sollte annehmen, daß sie ihren Ursprung vom Ventrikelependym nehmen, aber manche von ihnen, wie z. B. der weiter unten erwähnte Fall, haben keinerlei solche Beziehungen erkennen lassen, wenn auch in histologischer Beziehung der Tumor bestimmt als Ependymom betrachtet werden muß.

Eine 21jährige Frau (S.-Nr. 23217) wurde am 14. 2. 25 eingeliefert; seit 5 Monaten bestand subjektiv eine rechtsseitige homonyme Hemianopsie mit heftigen Kopfschmerzen. Diese Symptome wurden als funktionell betrachtet, zumal sie wenige Tage vor der Hochzeit auftraten. Die Einlieferung ins Krankenhaus war beschleunigt worden, da eine Reihe allgemeiner Krampfanfälle auftrat.

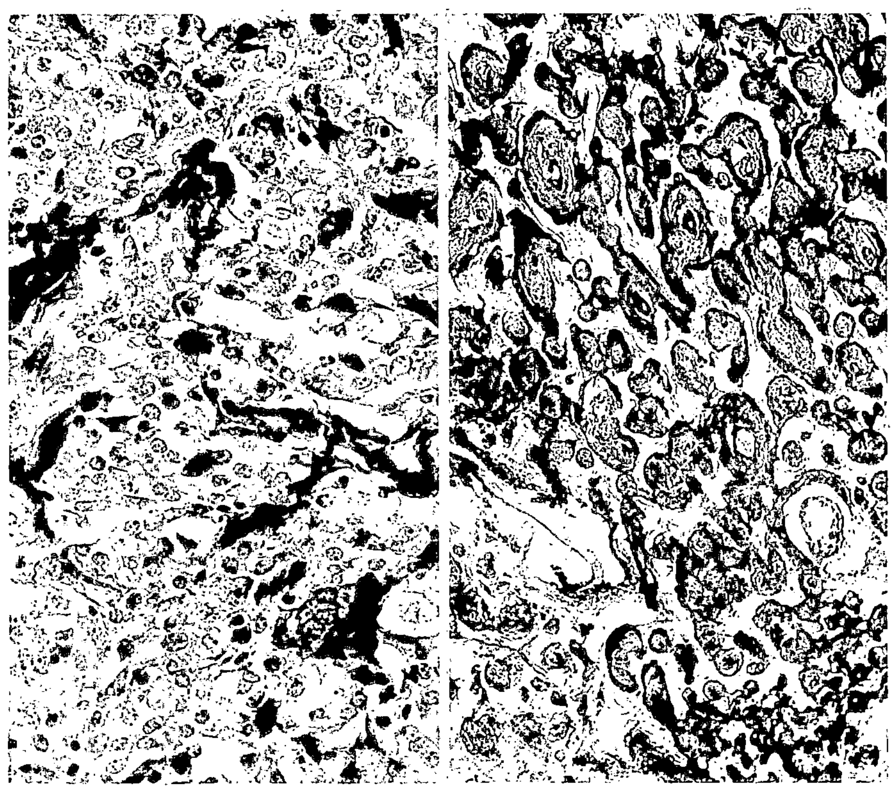

Abb. 51. Mikrophotogramme des im Text erwähnten „Ependymoms" zeigen: a) den Charakter der Zellen und ihre Beziehung zum Stroma (Phosphorwolframsäure, Hämatoxylin, 300fache Vergr.); b) einen Bezirk dichten, hyalinen Gewebes mit obliterierten Blutgefäßen (Hämatoxylin-Eosin, 80fache Vergr.).

Es fanden sich bei der Patientin eine beiderseitige akute Stauungspapille, eine unvollständige rechtsseitige homonyme Hemianopsie und eine deutliche, leichte Wortblindheit. Schädelröntgenogramme zeigten einen verkalkten Tumor in der Hinterhauptsgegend, etwas links von der Mittellinie; bei der Operation am 21. 2. wurde ein Lappen am Hinterhaupt aufgeklappt, worauf sich eine große Cyste zeigte, welche an die Falx stieß und in welcher sich ein leicht entfernbarer Tumorknoten von 54 g Gewicht fand.

Der Tumor zeigte sich zusammengesetzt aus dichtliegenden Zellen verschiedener Größe, meist mit spitzen Fortsätzen. Manche Zellen waren von stark färbbaren Fasern begleitet und der Gesamtaufbau (Abb. 51) führte zur Diagnose Ependymom. Diese Diagnose findet sich noch immer in unserer Zusammenstellung, obwohl ich persönlich schwere Bedenken gegen diese Einreihung habe aus dem Grunde, weil der Tumor von den Ventrikeln entfernt lag.

Die Patientin erholte sich gut, heiratete in der Folge und bekam Kinder. Sie schrieb am Jahrestag der Operation (5. 2. 31) und meldete, daß sie sich andauernd bester Gesundheit erfreue, 6 Jahre nach der Operation. Am 28. 12. 34 wurde wieder berichtet, daß sie vollkommen gesund sei.

Aus diesem Falle kann man ersehen, daß manche dieser cerebralen Tumoren weit weniger bösartig sind als andere, und das kann Dr. BAILEYs frühere Neigung rechtfertigen, aus histologischen Gründen eine Unterscheidung in Ependymoblastome und Ependymome zu treffen.

Statistisches. Bei einer so kleinen Gruppe von Tumoren, welche in ihrer Lokalisation und in ihrem Aufbau so verschieden sind, können Mortalitätszahlen nicht viel besagen. Die größere Mortalität hängt weniger vom Zellaufbau ab als von der großen Ausdehnung, die manche Tumoren erreichen können, und von der gefährlichen Lokalisation, welche die Geschwülste der hinteren Schädelgrube haben.

Alle 6 cerebralen Fälle sind operiert worden; 11 Operationen wurden vorgenommen und 2 Todesfälle haben sich ereignet, das ergibt 33,3% Fall- und 18,2% Operationsmortalität. Cerebrale und cerebellare Fälle, zusammen 22, erforderten 30 Operationen und haben 7 Todesfälle im Gefolge gehabt. Das ergibt *31,8% Fall- und 23,3% Operationsmortalität.* In den letzten 3 Jahren ist von 4 Fällen einer tödlich ausgegangen, das macht 25% Fall- und Operationsmortalität.

Es bleiben noch drei Gruppen von Tumoren unserer Liste, welche wir gegenüber unserer früheren Gliomeinteilung beträchtlich gekürzt haben: die *Pinealome,* die *Ganglioneurome* und die *Neuroepitheliome.* Keine dieser Tumorarten ist reif für eine gründliche chirurgische Besprechung, so lange nicht ihr Verlauf genügend bearbeitet ist. Nur von den 7 bereits besprochenen größeren Gruppen kann behauptet werden, daß wir in der Lage sind, vor der Operation eine hinreichend begründete Meinung über ihre spezielle Art zu äußern. Bevor dies möglich ist, müssen folgende Stadien durchgegangen werden: 1. Wir beginnen zunächst vor allem damit, die Tumoren ohne Rücksicht auf ihre Art zu lokalisieren. 2. Wir wagen es, sie auf chirurgischem Wege freizulegen und zu bestätigen. 3. Wenn genügend viele Tumoren einer Gegend vorhanden sind, werden sie untersucht und ihre histologischen Typen werden unterschieden. 4. Ist dies geschehen, dann ist es langsam möglich, den Verlauf der verschiedenen Typen herauszuarbeiten. 5. Wenn dies geschehen ist, beginnen wir ebenso eine präoperative Diagnose des *Typs* zu versuchen, so wie wir die Lokalisation zu diagnostizieren versuchen. *Solange aber bestätigte Tumoren einer bestimmten Art und Lokalisation nur in geringer Zahl vorhanden sind, müssen wir fortfahren, uns mit ihnen mehr vom Standpunkte der Lokalisation aus zu befassen als vom Standpunkte der Histopathologie.*

Pinealome.

Obwohl diese Tumoren das Thema einer speziellen Arbeit von HORRAX und BAILEY (34, 35) gebildet haben, sind sie doch an Zahl so gering und in ihrem histologischen Aufbau so verschieden, daß ihr Verlauf und die möglicherweise bestehende Beziehung einiger von ihnen zu den als Pubertas praecox bezeichneten Veränderungen nur unvollkommen bekannt sind. In seiner früheren Gliomeinteilung hat BAILEY eine Unterscheidung getroffen zwischen Pinealomen und Pinealoblastomen, doch waren einige dieser zweiten Gruppe so eng verwandt mit Medulloblastomen, sowohl im mikroskopischen Aussehen als auch im Verlauf (z. B. in ihrer Tendenz, sich am Boden des 3. Ventrikels auszubreiten), daß sie deswegen zu den cerebralen Medulloblastomen gestellt wurden (32). Dies war vielleicht unklug, möchte ich meinen, denn dadurch ist eine weitere Verwirrung in eine Tumorgruppe gebracht worden, welche (s. S. 34) ohnehin schon aus Geschwülsten mit sehr verschiedener Lebensgeschichte besteht. Vom chirurgischen Standpunkt erscheint es demnach besser, den Namen „Pinealom" zunächst noch beizubehalten, obwohl er mehr eine anatomische Lagebezeichnung darstellt als einen speziellen Tumortyp bezeichnet. Nimmt man dieses Prinzip an, dann könnte man meinen, daß zu dieser Gruppe auch die Teratome und Ganglioneurome der Zirbeldrüse gehörten, doch sind diese ungünstigerweise an anderer Stelle eingereiht. So lange das chirurgische Problem nicht gelöst ist, können wir nicht erwarten, eine genügende Anzahl von Tumoren dieser Art zu bekommen, so daß ein berechtigter Versuch einer Klassifikation gemacht werden könnte; noch weniger besteht die Möglichkeit, vor der Operation die Tumorart vorauszusagen — ein Ziel, das eines Tages aller Wahrscheinlichkeit nach erreicht sein wird. *Mit anderen Worten: Die Geschwülste der Zirbeldrüse befinden sich, wie die Tumoren des 3. Ventrikels (36) noch in einem Stadium, in welchem es vom neurochirurgischen Standpunkt aus sehr viel wichtiger ist, ihre Symptomatologie und ihre Lokalerscheinungen zu erkennen als ihre histologischen Unterschiede.*

Alle unsere bestätigten Zirbeldrüsentumoren wurden bei der Autopsie gefunden; eine reichliche Anzahl von Patienten wurde in früheren Tagen irrtümlicherweise einer suboccipitalen Trepanation unterzogen in der Annahme, daß das klinische Syndrom auf einen intracerebellaren Tumor hindeute. Tatsächlich sieht man bei Betrachtung der Bilder in den Arbeiten von HORRAX und BAILEY überraschenderweise eine große Zahl von Tumoren, welche sich nach hinten erstrecken und so den Oberwurm komprimieren oder in den 4. Ventrikel hineinwachsen.

Es ist kaum möglich, mit Bestimmtheit klinisch Tumoren der Zirbeldrüse von Gewächsen zu unterscheiden, welche von den angrenzenden Gebilden ausgehen, z. B. von der Vierhügelgegend oder Brücke; ohne Ventrikulographie, welche manchmal einen Füllungsdefekt bei einem Tumor zeigt, der sich in den erweiterten 3. Ventrikel hinein erstreckt, wird die Lokalisierung oft zweifelhaft sein. Aber selbst dann, wenn auf diese Weise ein Tumor festgestellt ist, können wir zur Zeit kaum den Ursprungsort voraussagen, noch weniger seine histologische Zusammensetzung.

Ein Beispiel (einer der wenigen Tumoren der Serie, welcher noch nicht eingehend beschrieben worden ist) gibt Abb. 52: Der Patient (S.-Nr. 21567) wurde im Juni 1924 in die Klinik gebracht in einem fortgeschrittenen Stadium gesteigerten Hirndruckes mit einer klinischen Diagnose, welche zwischen Tumor der Zirbeldrüse und Tumor des Balkens schwankte. Kurz nach der Anfertigung von Ventrikulogrammen trat der Tod ein und diese zeigten tatsächlich nichts als einen ausgesprochenen Hydrocephalus. Die meisten Tumoren, die wir post mortem zu Gesicht bekommen haben, waren gleich ungünstig für einen chirurgischen Eingriff.

Wenn ein Tumor der Zirbeldrüse vermutet oder durch Ventrikulographie nachgewiesen wurde und Erblindung zu befürchten ist, so ist es unsere Gewohnheit geworden, eine ausgiebige subtemporale Entlastung vorzunehmen, in der Hoffnung, daß zeitweise der Hirndruck nachläßt, während inzwischen der Tumor ausgiebig bestrahlt wird.

Dies ist natürlich ein therapeutischer Schuß ins Dunkle, so lange die histologische Art eines Tumors unbekannt ist, doch kann man ihn aus dem Grunde verzeihen, weil man wenigstens Pinealoblastome als Tumoren betrachten kann, welche ebenso röntgenempfindlich sind wie die cerebellaren Medulloblastome. Bei 10 als „unbestätigte Zirbeldrüsentumoren" diagnostizierten und

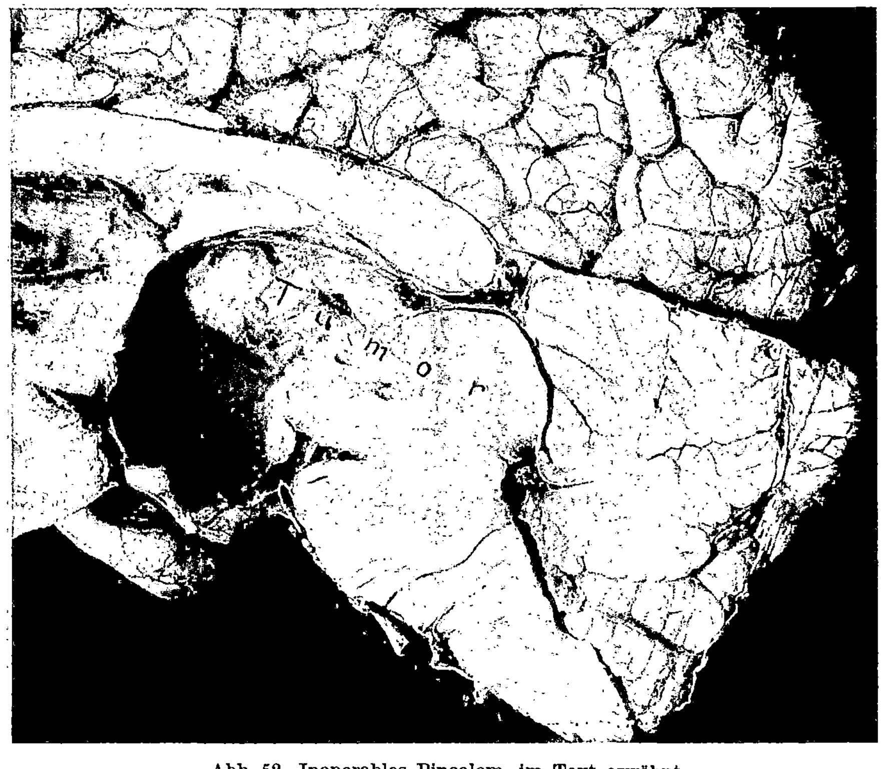

Abb. 52. Inoperables Pinealom, im Text erwähnt.

in der geschilderten Weise behandelten Tumoren haben wir keinen postoperativen Todesfall gehabt.

Ich persönlich habe niemals das Glück gehabt, einen Zirbeldrüsentumor freizulegen, der den Versuch einer Entfernung genügend gerechtfertigt hätte. Doch liegen ermutigende Berichte über solche Operationen vor von W. E. DANDY-Baltimore (1921), von OTFRIED FOERSTER-Breslau (1928) und ich persönlich habe Kenntnis von zwei sehr erfolgreichen Eingriffen, welche von meinen früheren Assistenten Dr. W. P. VAN WAGENEN-Rochester (New York) und von Mr. HUGH CAIRNS-London ausgeführt worden sind. In dem Falle von Dr. VAN WAGENEN wurde der Tumor, ein „Pinealoblastom(?)", durch einen lateralen, transventrikulären Zugang freigelegt, die weiche Geschwulst größtenteils durch Saugen entfernt, worauf sich der Hydrocephalus zurückbildete [1].

---

[1] Dieser Fall ist beschrieben worden in Surg. etc. 53, 216—220 (1931).

In dem Falle von Mr. CAIRNS wurde ein „Pinealom ausgereifter Art" auf dem Wege freigelegt, welchen DANDY und FOERSTER gezeigt haben: nach Durchtrennung des Splenium corporis callosi und Incision des Tentorium cerebelli wurde der Tumor im ganzen entfernt[1].

Statistisches. In 8 von 14 Fällen wurde, abgesehen von einer Ventrikulographie, nicht operiert und der Tumor bei der Autopsie nach verschieden langen Intervallen bestätigt. In 4 anderen Fällen folgte ein baldiger Tod der irrigerweise suboccipital angelegten Trepanation (38); in 2 Fällen wagte ich die Operation, mußte aber kurz vor dem Ziele wegen des Zustandes des Patienten von der Entfernung des Tumors absehen. Alle 6 operierten Patienten starben anschließend im Krankenhause, kamen zur Autopsie, wobei der Tumor bestätigt wurde, so daß *die Fallmortalität 100% und die Operationsmortalität 75% beträgt.* Diese Zahlen machen es verständlich, daß während der letzten 3 Jahre eine mehr konservative Behandlung vorgenommen wurde; kein Tumor wurde bestätigt; die Patienten, welche während dieser Zeit mit Tumorsymptomen der Zirbeldrüse oder der Vierhügelgegend eingeliefert wurden, sind nur mit Entlastung und Bestrahlung in der beschriebenen Weise behandelt worden.

Ganglioneurome und Neuroepitheliome.

Die Ganglioneurome. Diese Tumoren sind pathologische Seltenheiten und verdienen vom chirurgischen Standpunkt kaum Beachtung. Zwei davon gehören zu den Tumoren der Zirbeldrüse [vgl. HORRAX und BAILEY (34), Fall 2 und 3] und würden vom chirurgischen Standpunkt besser so lange in die vorhergehende Gruppe gestellt werden, bis wir mehr von ihnen wissen.

Im 3. Falle (S.-Nr. 22690) enthielt die Krankengeschichte Krämpfe von 6jähriger Dauer; dies und die Tatsache, daß der Tumor, der die vordere Schädelgrube ausfüllte, Verkalkungsschatten auf dem Röntgenbilde zeigte, und weiterhin der allgemeine Aufbau von Gewebsschnitten, der trotz Anwesenheit einiger vermutlicher Ganglienzellen sich doch eng an das Bild eines Oligodendroglioms anlehnte, alles dies möchte wohl genügen, ihn in die Gruppe der Oligodendrogliome zu stellen. Es besteht kein Grund, daß das Mikroskop die sehr viel wahrscheinlichere Diagnose, welche auf dem Verlaufe basiert, umstoßen sollte. Das einzig einwandfreie Ganglioneurom in unseren Aufzeichnungen war ein paravertebraler Tumor (39) und gehört deshalb nicht hierher.

Die Neuroepitheliome. Diese Tumoren haben histologische Ähnlichkeit mit den Gliomen der Retina, welche äußerst maligne sind. Von den beiden Geschwülsten unserer Serie saß die eine im linken Schläfenlappen, die andere ging vom 4. Ventrikel aus. Hinsichtlich dieses Tumors gab es eine Meinungsverschiedenheit, denn er hatte starke Ähnlichkeit mit einem Ependymom, sowohl dem Aussehen als auch dem Verlaufe nach.

Bis 1926 hatten wir keinen Fall von Neuroepitheliom festgestellt und in unserer Monographie (12) war die Bezeichnung nur in der Liste möglicher Tumortypen ohne Beispiel aufgeführt. Sie wurde zwischen Medulloepitheliomen und Medulloblastomen eingereiht auf Grund der angenommenen Malignität,

---

[1] Vgl. W. HARRIS u. H. CAIRNS: Diagnosis and treatment of pineal tumors. Lancet 1, 3—8 (1932).

denn die sog. Neuroepitheliome der Retina zumindest waren sehr maligne, zu Metastasenbildung neigende Tumoren. Als unsere Monographie 4 Jahre später in deutscher Ausgabe erschien (33), war inzwischen einer der drei als Neuroblastome klassifizierten Tumoren wieder untersucht und Neuroepitheliom genannt worden. So kam er in die revidierte Liste als der einzige, endgültig bestimmte Tumor dieser Art. Meine persönliche Meinung geht dahin, daß der in

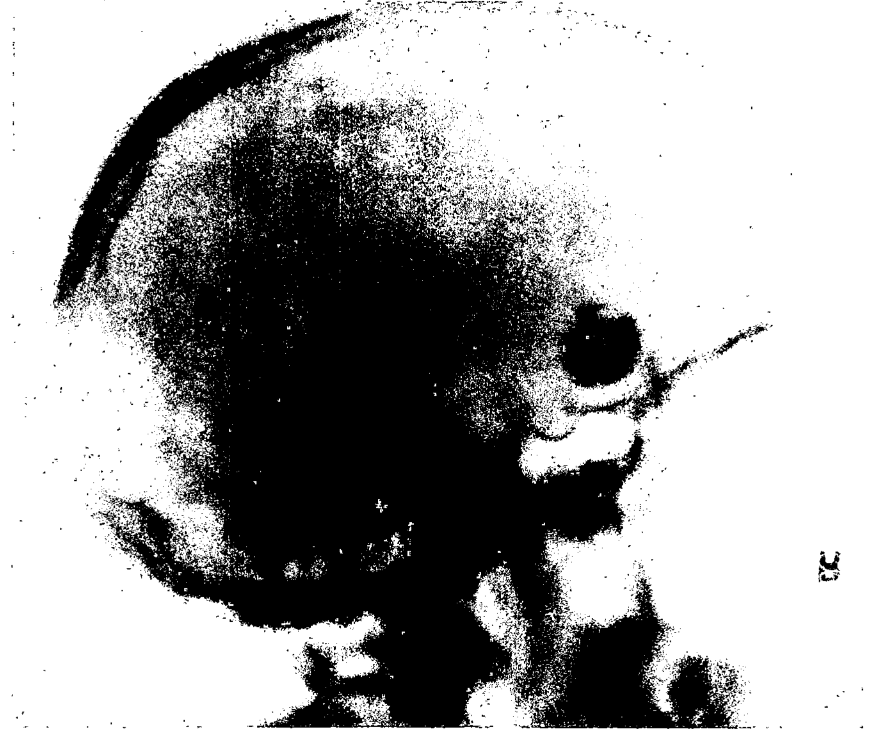

Abb. 53. Röntgenbild. Solide, verkalkte Masse in der Tiefe der Frontotemporalgegend (vgl. Abb. 54).

Rede stehende Tumor eine gut abgegrenzte, stark verkalkte und anscheinend benigne Geschwulst darstellt.

Ein 30jähriger Mann (S.-Nr. 15265) kam am 27. 9. 21 in die Klinik; seit 10 Tagen bestanden Kopfschmerzen und Erbrechen. Es fanden sich eine Stauungspapille von 6 Dioptrien, eine fragliche Schwäche der rechten Seite und beiderseits gesteigerte Reflexe. Stereoskopische Röntgenbilder zeigten einen verkalkten Knoten (Abb. 53) nahe der Mittellinie in der linken Stirngegend.

3 Tage nach seiner Einlieferung, noch während der Beobachtung, kam der Patient infolge plötzlichen Atemstillstandes unerwartet ad exitum. Die Autopsie zeigte einen ausschälbaren Tumor (Abb. 54), welcher seit Jahren bestanden haben muß. 1921 bezeichnete ihn WOLBACH als Neurocytom. Von BAILEY wurde er 1926 als Neuroblastom und 1930 als Neuroepitheliom klassifiziert — ein Ausdruck, der für den mikroskopischen Aufbau durchaus passend ist, aber hinsichtlich der Prognose einen ganz falschen Eindruck erweckt (vgl. Abb. 55 und 56).

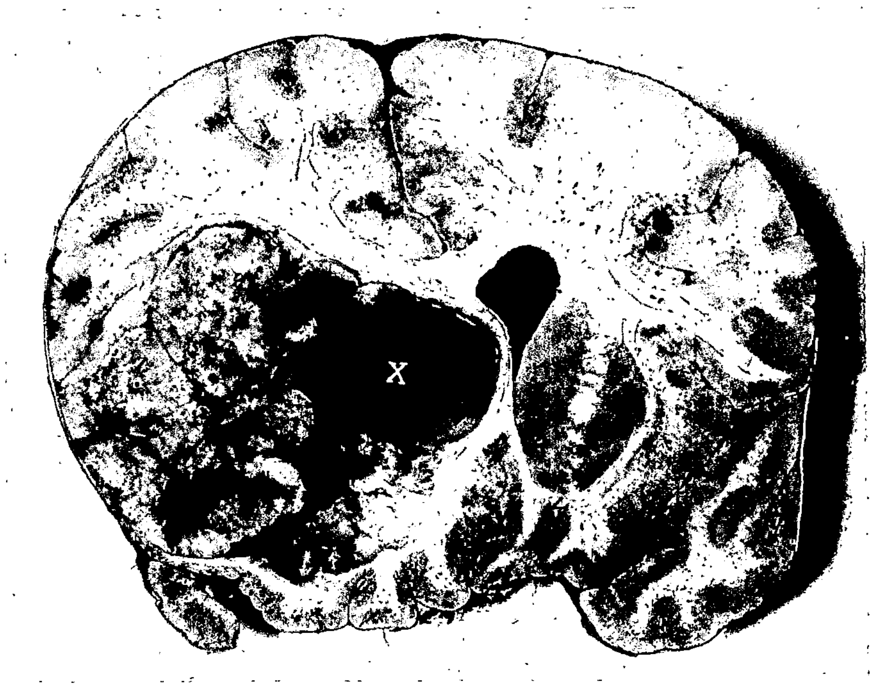

Abb. 54. Frontalschnitt; großer, gut abgegrenzter Tumor der linken Hemisphäre. Früher als Neuroblastom betrachtet, jetzt als Neuroepitheliom. Verkalkter Bezirk bei X (vgl. Abb. 53).

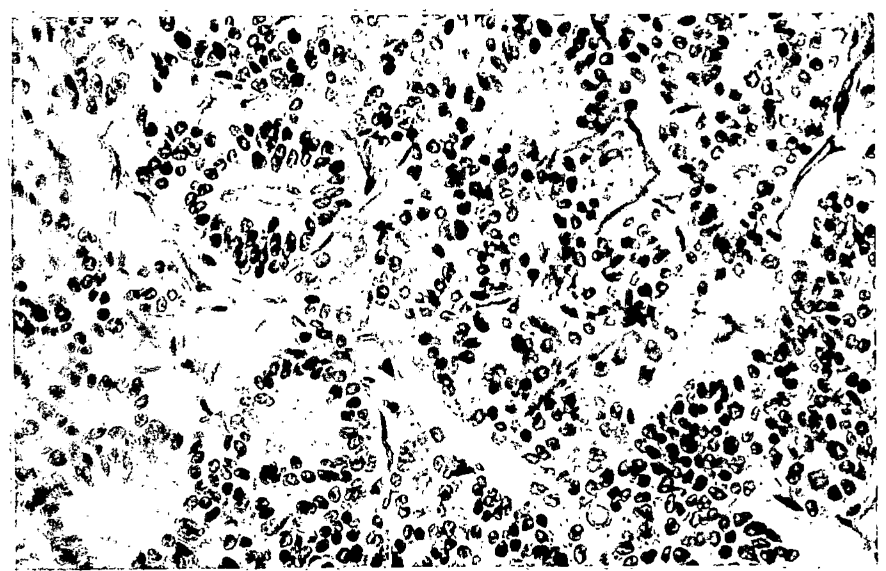

Abb. 55. Typischer Bau eines Neuroepithelioms. Aus dem Tumor der Abb. 54. (Hämatoxylin-Eosin, 300fache Vergr.)

Statistisches. Die gesamten Mortalitätszahlen der 862 bestätigten Gliome aller Typen betragen, da 780 Patienten zu verschiedenen Zeiten insgesamt 1173 Operationen mit 202 postoperativen Todesfällen unterzogen wurden, 25,9% Fall- und

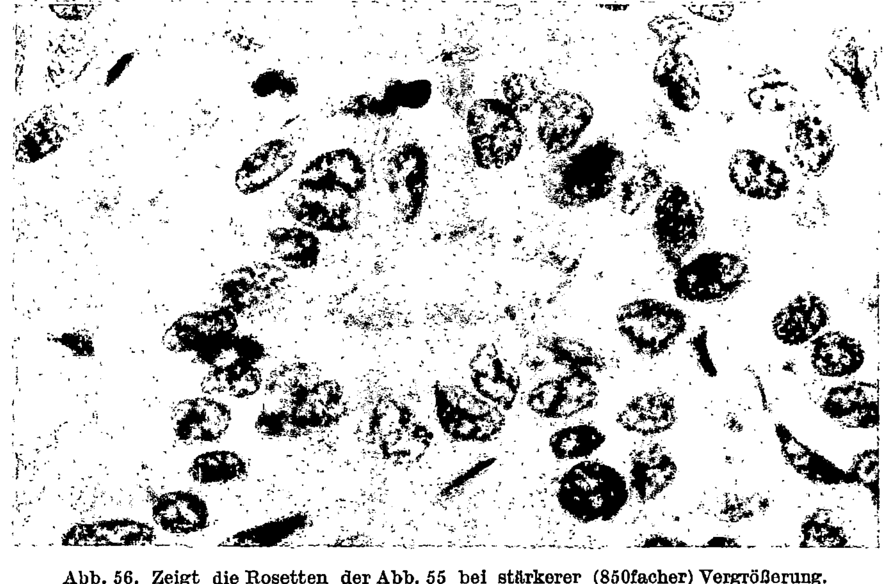

Abb. 56. Zeigt die Rosetten der Abb. 55 bei stärkerer (850facher) Vergrößerung. (Äthyl-Violett, Orange G.)

17,2% Operationsmortalität. Für die letzten 3 Jahren ergeben sich bei *282 Operationen an 198 neuen Patienten 15,7% Fall- und 11% Operationsmortalität für die Gliome überhaupt, ohne Rücksicht auf ihren Aufbau und auf ihre Lage.*

II. Die Hypophysenadenome.

Je mehr die Wissenschaft mit den verschiedenen Hypophysensyndromen in steigendem Maße vertraut wurde und lernte, was bei denjenigen, welche durch Tumoren verursacht sind, unternommen werden kann, desto mehr wurden solche Fälle in immer größerer Anzahl dem Neurochirurgen zugeführt. Daher kann es nicht überraschen, daß die Hypophysenadenome 17,8% aller intrakraniellen Tumoren darstellen und in unserer Liste der bestätigten Geschwülste den zweiten Platz einnehmen, obwohl sie vor 30 Jahren praktisch vollkommen unbekannt waren[1]. Selbst die Beziehung der Hypophysen„struma" zu dem von MARIE beschriebenen Syndrom war nur eine Hypothese. Daß die Akromegalie durch ein Adenom bestimmter Art verursacht wurde (40, 41), daß Adenome anderer Art viel häufiger waren und nicht minder charakteristische konstitutionelle Störungen hervorriefen (42), das waren Erkenntnisse, die erst noch erarbeitet werden mußten; und daß man diese anscheinend unzugänglichen Geschwülste eines Tages mit Erfolg würde operieren können, das war kaum vorauszusehen (43, 44). Bei der Akromegalie ist es die allgemeine

---

[1] Die relativ hohe Zahl von Tumorfällen dieser Art ist nicht ganz zufällig, kommt aber nicht nur, wie man meinte, auf das Konto des bekannten Interesses des Autors an Hypophysenerkrankungen überhaupt. Es ist nicht unwahrscheinlich, daß Hypophysenadenome ebenso häufig vorkommen wie Schilddrüsenadenome und ihr Anteil bei künftigen Zusammenstellungen von intrakraniellen Tumoren wird eher zu- als abnehmen.

Konstitutionsstörung, welche zuerst die Aufmerksamkeit auf sich lenkt; werden solche Patienten erstmalig untersucht, so ist das kleine Adenom wahrscheinlich auf die nicht erweiterte Sella beschränkt und bietet ein Problem, das auf operativem Wege derzeit nur wenige schnell zu lösen versuchen. Was dagegen bei einem chromophoben Adenom, bei welchem sekundäre konstitutionelle Symptome weniger deutlich in die Augen springen, zuerst die Aufmerksamkeit auf sich lenkt, ist meistenteils eine Beeinträchtigung des Sehvermögens, wenn sich nämlich der Tumor so weit ausbreitet, daß das darüberliegende Chiasma und die Sehnerven stark gespannt und plattgedrückt werden. Der Augenspiegel zeigt atrophische Blässe des Nervenkopfes, das Perimeter gewöhnlich einen bitemporalen Defekt des Gesichtsfeldes; wird das maculäre Bündel miteinbezogen, dann vermindert sich auch die Fähigkeit, gewöhnliche Buchstaben zu lesen.

Der Augenarzt ist vielleicht der älteste chirurgische Spezialist und steht beim Publikum in hoher Wertschätzung, weil er dem Blinden das Augenlicht wiedergeben kann. Aber die Augenärzte haben ihr chirurgisches Gebiet traditionellerweise auf die Orbita beschränkt und nicht gewagt, jene Sehstörungen, deren Ursachen im Schädelinneren liegen, bis an ihren Ursprung zu verfolgen. Wären sie aber den Ursachen der Stauungspapille oder den Ursachen und Gründen der primären Opticusatrophie nachgegangen, so wären sie dem Neurochirurgen weit vorangeschritten in jenen Aufgaben, welche ihm erlauben, teilzunehmen an der dankbaren Beschäftigung, das Sehvermögen wieder herzustellen; denn der Grad, in welchem diese Aufgabe erfüllt wird, bildet den Maßstab für den Erfolg einer Operation eines Hypophysenadenoms.

Als in früheren Tagen die Chirurgen begannen, diese Tumoren vorsichtig anzugehen, wurde der transsphenoidale Weg durch die Nasenhöhle bevorzugt. Man dachte, daß die Chiasmagegend besser aus dem Operationsbereich bleibe und selbst wenn man sie leichter hätte freilegen können, war man doch davon überzeugt, daß bei der Freilegung eines Hypophysenadenoms von oben die Nerven und das Chiasma wahrscheinlich viel eher einen weiteren Schaden erleiden würden, als daß der bestehende hätte behoben werden können.

Es ist hier überflüssig, alle verschiedenen Typen von transsphenoidalen Operationen aufzuzählen, welche ausgeführt worden sind. Jeder daran interessierte Chirurg entwickelte seine eigene Technik. Für Fälle mit starker Erweiterung der Sella hat der Autor lange ein Vorgehen bevorzugt, welches unter Schonung der Schleimhaut des Septums eine genügende Sicht gestattete, und dieses Verfahren zuerst 1914 beschrieben (45); in der Folge etwas vereinfacht, hat es zu dieser Zeit Vorzügliches geleistet. Es hatte die relativ geringe Mortalität von 5 oder 6 % und gab unter günstigen Umständen viele zeitweise glänzende Resultate.

Ein Nachteil bei diesem transsphenoidalen Vorgehen lag darin, daß manche Patienten vorher intranasal operiert worden waren, woraus sich große Schwierigkeiten ergaben; aus dem gleichen Grunde konnte die Operation durch die Nase nicht leicht wiederholt werden, wenn die Patienten wegen der Wiederkehr ihrer Symptome wieder vorstellig wurden. Daher sind wir immer mehr vom transsphenoidalen Wege abgekommen und dieser ist in den wenigen vergangenen Jahren allmählich ganz durch einen Modus procedendi ersetzt worden, welchen man am besten als unilaterale, osteoplastische „transfrontale Methode" bezeichnet; diese Operation hat verschiedene Autoren gehabt.

Es gibt zahlreiche Tumoren, welche das Chiasma komprimieren, ohne die Sella turcica zu erweitern (46). Diese Tumoren, manche von ihnen Hypophysen-

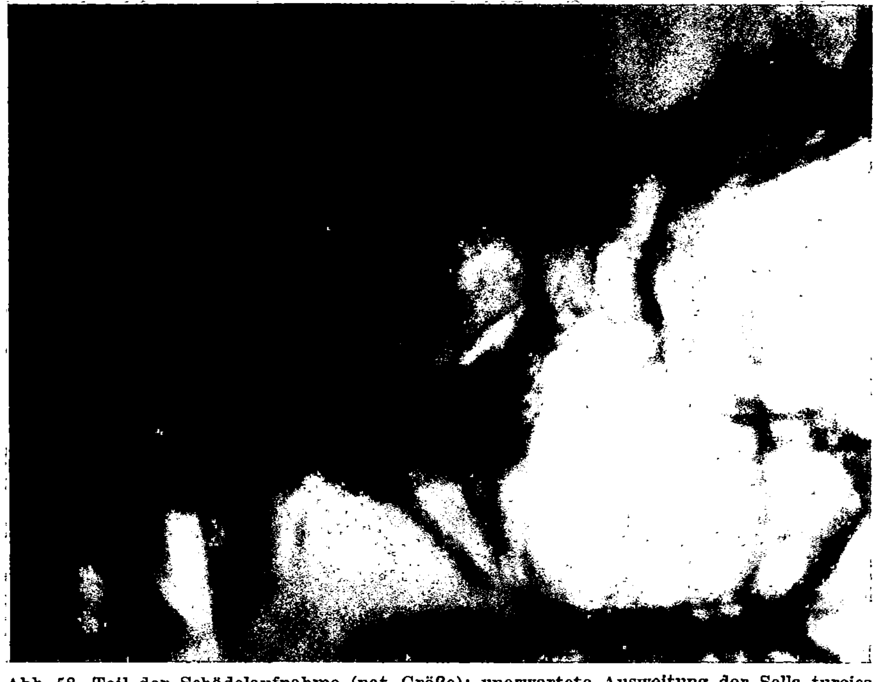

Abb. 57. Präoperativer Gesichtsfelddefekt des linken, unteren, nasalen Quadranten, eine ungewöhnliche Folge eines Hypophysenadenoms.

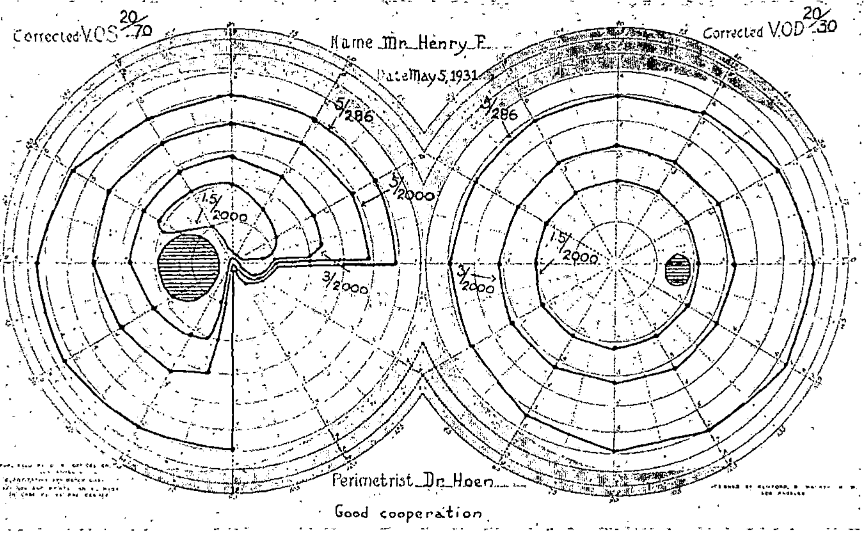

Abb. 58. Teil der Schädelaufnahme (nat. Größe); unerwartete Ausweitung der Sella turcica, charakteristisch für ein Adenom.

adenome, sind offenbar durch die Nasenhöhlen nicht erreichbar, und bei ihrem Studium haben wir so viel Erfahrung in der Freilegung der Chiasmagegend von oben her gesammelt, daß wir dieses Verfahren normalerweise bei

allen Hypophysenadenomen anwenden. Inzwischen waren die Gründe von
Mißerfolgen bei manchen der früheren transsphenoidalen Operationen erkannt
worden; nicht selten war der erwartete Zuwachs des eingeschränkten Gesichtsfeldes aus irgendeinem unerkennbaren Grunde ausgeblieben, wenn man ein
großes weiches Adenom in ausgedehntem Maße von unten her entfernt hatte.

Tatsächlich ist es lange bekannt, daß Adenome chromophober und chromophiler Art[1] gelegentlich durch das Diaphragma sellae hindurchbrechen und
sich weit in das Schädelinnere ausdehnen. Gelegentlich geschieht dies seitlich,
so daß die Geschwulst auf der einen oder der anderen Seite oder selbst auf
beiden Seiten die Arteria carotis interna umwächst. Doch kommt es beim
Wachstum der Adenome vielleicht häufiger vor, daß sie sich ihren Weg nach
oben durch die normale Diaphragmaöffnung für den Hypophysenstiel bahnen,
so daß sie oft eine mediane Lage haben.

In unserer neuen Serie von Fällen, welche von oben her operiert wurden,
findet sich eine beachtliche Zahl mit derartiger Ausdehnung, welche unter dem
Chiasma oder unter dem einen oder anderen Sehnerven erfolgreich entfernt
wurde mit Resultaten, welche hinsichtlich der Wiederherstellung des Gesichts-
felddefektes auf transsphenoidalem Wege niemals hätten erzielt werden können.
Ein neuer Fall mag angeführt werden:

Ein junger Mann von 22 Jahren (S.-Nr. 38756) wurde am 5. 5. 31 eingeliefert mit
Klagen, daß seit 3 Wochen das linke Auge schwächer werde. Davon abgesehen befand er
sich in bester Gesundheit. Wie vorher durch zwei Augenärzte festgestellt worden war,
bestand bei ihm ein Gesichtsfelddefekt des unteren nasalen Quadranten des linken Auges
und ein parazentrales Skotom (Abb. 57). Weiter fand sich eine unscharfe Abgrenzung der
Papille mit Schlängelung und Stauung der Gefäße, weshalb an ein frisches Ödem der Papille
gedacht wurde. Doch ließ dies alles nicht auf eine Hypophysenerkrankung schließen und
der röntgenologische Befund einer erweiterten Sella kam überraschend (Abb. 58).

Obwohl kaum anzunehmen war, daß ein Hypophysenadenom einen Gesichtsfelddefekt
der geschilderten Art verursacht habe, wurde trotzdem eine explorative Operation
angeraten. Diese wurde am 12. 5. ausgeführt und dabei ein Adenomknoten gefunden,
der sich durch das erweiterte Diaphragma sellae hindurchdrängte und teilweise den linken
Opticus umgab (Abb. 59). Das Diaphragma wurde elektrisch incidiert und, nachdem ein
weiches, intrasellares Adenom durch Saugen entfernt worden war, ließ sich der Knoten
unter dem Nerven leicht verschieben und entfernen. Sobald die Wunde geschlossen und
die abdeckenden Tücher entfernt worden waren, ergaben angestellte Sehproben, daß der
Defekt des Gesichtsfeldes verschwunden war, und bei einer nach einigen Tagen vorgenommenen, exakteren Untersuchung mit dem Perimeter erwies sich das Gesichtsfeld
in jeder Hinsicht als normal (Abb. 60). Der postoperative Verlauf blieb ohne Zwischenfall,
die Wunde heilte mit unsichtbarer Narbe und am Ende der 2. Woche war der Patient so
weit, die Klinik verlassen zu können (Abb. 61).

Der letzte Bericht stammt vom 17. 12. 34. Das Gesichtsfeld ist normal, der Gesundheitszustand ausgezeichnet. Der Operierte sorgt selbst für seinen Lebensunterhalt.

Manche Neurochirurgen mit großer Erfahrung ziehen einen mehr seitlich
gelegenen und größeren osteoplastischen Lappen vor, als wir ihn im Brigham
Hospital anwenden. Weiterhin befürworten einige, von vornherein den stärker
geschädigten Nerven zu opfern, um einen besseren Zugang zum Tumor zu
erhalten; damit in Übereinstimmung wird der osteoplastische Lappen auf der

---

[1] Der Einfachheit halber sind in der gegenwärtigen Aufstellung die 23 „gemischten"
Adenome [vgl. Dott und Bailey: Hypophysial adenomata (43); ebenso Bailey und
Cushing (41)], welche die sog. „fugitive Akromegalie" verursachen, mit den chromophoben
Adenomen zu einer Gruppe vereinigt, denn das chirurgische Problem ist das gleiche.

Seite gemacht, welche dem Auge entspricht, dessen Sehkraft in der Hauptsache betroffen ist. Ich für meinen Teil bin der Ansicht, daß ein Rechtshänder, wenn er auf einem so engen und beschränkten Raum arbeiten muß, am besten von der rechten Seite ausgeht. Die Erfahrung lehrt, daß sich in einem vor der Operation praktisch blinden Auge die Sehkraft nicht nur rasch wiederherstellen kann, sondern auch daß das mehr geschädigte Auge nicht selten dem anderen in der Schnelligkeit der Erholung vorausgeht; daher wäre es

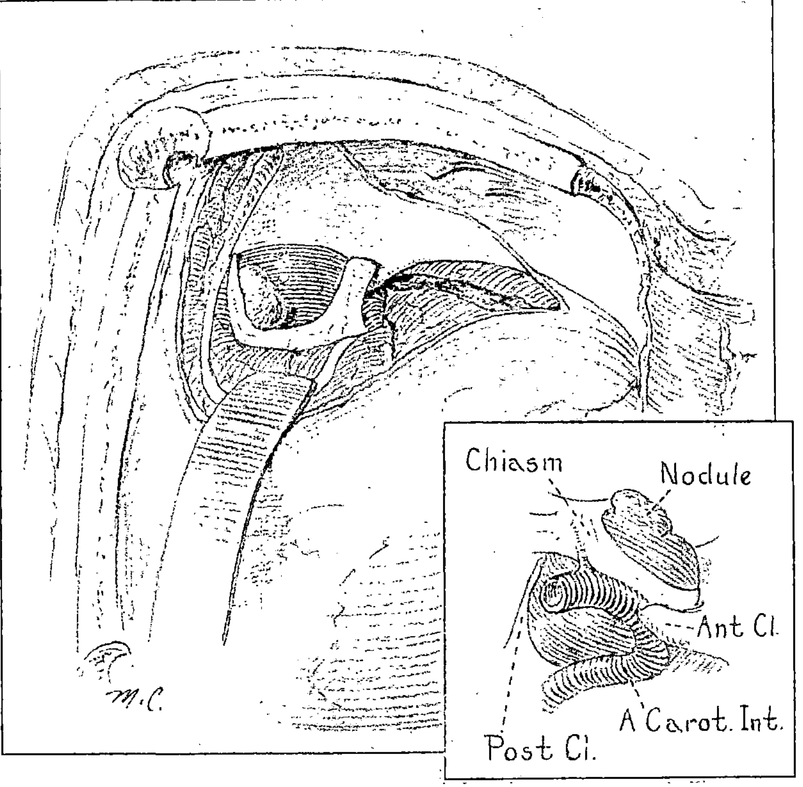

Abb. 59. Skizze des Operationsfeldes; ein Knoten des Hypophysenadenoms durchbricht das Diaphragma und umgibt teilweise den linken Opticus (vgl. Abb. 57). Anbei die Ansicht von der rechten Seite. Ant. Cl.: Proc. clinoideus ant., Post. Cl.: Proc. clin. post., Nodule: Tumorknoten.

unklug, einen von beiden Sehnerven zu opfern, selbst wenn dieses Vorgehen einen besseren Zugang zum Tumor gibt. Wie die Erfahrung lehrt, ist dies nicht erforderlich, wenn man von der Stirne den Zugang wählt, anstatt schräg von der Seite. Ein weiterer Einwand gegen diese Art des Vorgehens ist der, daß ein großer Teil der Hirnoberfläche zeitweise bloßliegt und hochgehoben wird, wodurch leicht ein postoperatives Ödem per contusionem verursacht werden kann.

Der Haupteinwand gegen die Freilegung des Chiasmas mittelst transfrontaler oder einer anderen Methode, bei welcher infolge des Entweichens einer größeren Liquormenge Gehirn und Hirnhäute unter subnormalen Druck geraten, ist die Wahrscheinlichkeit einer postoperativen Blutung. Dieser Zwischenfall hat

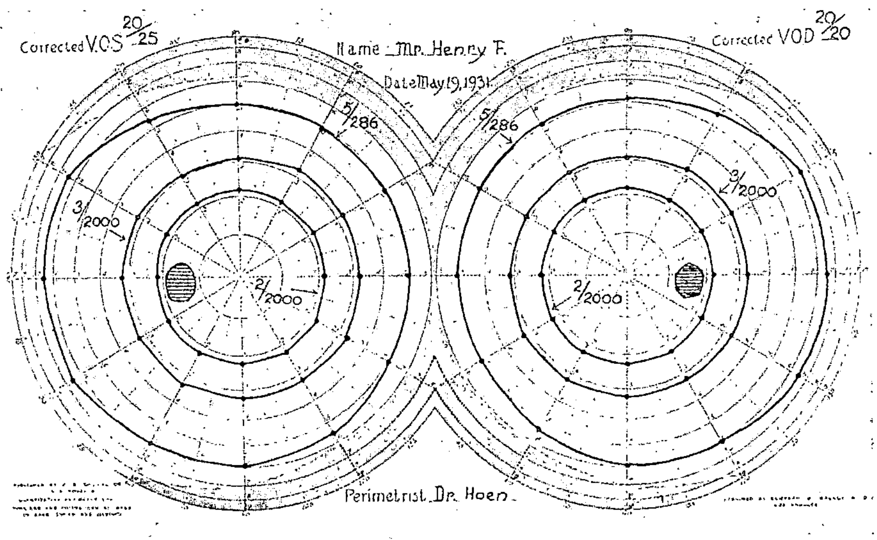

Abb. 60. Gesichtsfeld nach der Operation, zum Vergleich mit Abb. 57.

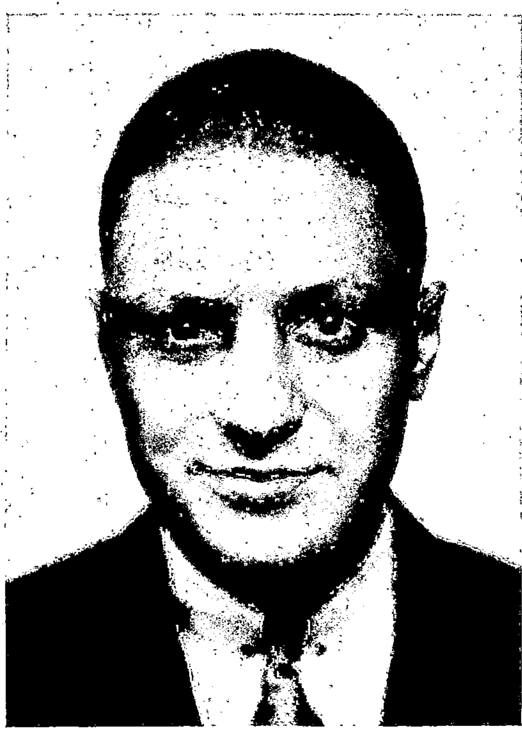

Abb. 61. Patient bei der Entlassung mit nahezu unsichtbarer Narbe.

zweimal ein tödliches Ende herbeigeführt, da er nicht erwartet und übersehen wurde; unter je 10 Fällen ist es etwa einmal nötig gewesen, den Lappen wegen einer Blutung oder wegen des Verdachtes auf eine Blutung wieder aufzuklappen. Trotz aller Sorgfalt beim Wundverschluß ist das ein Risiko, welches dem einer Meningitis bei der Anwendung der alten transsphenoidalen Methode nahekommt.

Trotzdem sind hinsichtlich der Exaktheit diese beiden Operationen gar nicht miteinander zu vergleichen, denn die transsphenoidale Operation wird durch die enge Öffnung eines Tubus vorgenommen, während bei der transfrontalen Operation jeder Schritt direkt unter Leitung des Auges erfolgt. Wenn sich das Adenom als sehr gefäßreich erweist, kann eine Blutung viel leichter von oben als von unten beherrscht werden, wobei die Elektrokoagulation eine große Hilfe bedeutet.

Um die Sterblichkeitsquoten beider Operationsarten zu vergleichen, hat Mr. W. R. HENDERSON vor kurzem eine Analyse unseres Materials für das Jahrzehnt vom 1. 5. 21 bis 1. 5. 31 herausgebracht. In diesem Zeitraum haben wir die Operation durch die Nase durch den Eingriff von oben her ersetzt. In diesen 10 Jahren sind 206 Patienten behandelt und 227 Operationen vorgenommen worden, wobei sich 11 Todesfälle ereigneten, was 5,3 % Fall- und 4,8 % Operationsmortalität ergibt. Teilt man die 206 Fälle in 168 chromophobe und 38 chromophile oder akromegale Typen, so haben letztere eine beträchtlich höhere Mortalitätsquote, wie folgende Zahlen zeigen:

Von den 168 chromophoben Adenomen wurden während dieses Zeitraumes 97 transsphenoidal operiert mit 3 Todesfällen (3,1 %) und 88 transfrontal (21 wegen rezidivierender Symptome bei Patienten, die vorher auf dem einen oder anderen Wege operiert worden waren) mit 4 Todesfällen (4,5 %). Die kombinierten Zahlen für diese Art von Adenomen ohne Berücksichtigung des Operationsweges ergeben eine totale Fallmortalität von 4,2 % und eine Operationsmortalität von 3,8 %.

Von den 38 chromophilen Adenomen wurden 31 transsphenoidal operiert mit 2 Todesfällen (6,5 %) und 9 transfrontal (3 wegen Rezidivs) mit 2 Todesfällen (22,2 %); das ergibt eine totale Fallmortalität von 10,5 % und eine Operationsmortalität von 10 % bei akromegalen Patienten.

Die 5 Todesfälle bei den 128 transsphenoidalen Operationen sind durch Meningitis verursacht worden; bei den 6 Todesfällen unter den 97 transfrontalen Operationen war die Todesursache viermal eine postoperative Blutung und zweimal Hirnödem zusammen mit nicht erkannter intrakranieller Ausbreitung des Tumors.

Daß die Güte eines Puddings sich beim Essen zeigt, ist ein altes Sprichwort, und wichtiger als diese Mortalitätszahlen sind Mr. HENDERSONs Ergebnisse hinsichtlich der postoperativen Wiederherstellung des Sehvermögens. Während von den transsphenoidal Operierten 37 % und von den transfrontal Operierten 42 % eine wesentliche oder deutliche Besserung der Sehstörungen zeigten, ist nur bei 9 % der transsphenoidal Operierten und im Gegensatz dazu bei 21 % der transfrontal Operierten eine so gut wie vollkommene Wiederherstellung des Gesichtsfeldes und der Sehschärfe eingetreten. Und aus diesem Grunde ziehen wir endgültig die transfrontale Methode allen anderen vor.

Für die Bevorzugung der Methode, diese Geschwülste von oben freizulegen, spricht noch ein weiterer Grund: Nur bei dieser Art des Vorgehens kann man feststellen, ob eine Ausbreitung des Tumors in das Gehirn hinein stattgefunden hat, und in Fällen, die lange Zeit bestehen, muß diese Möglichkeit stets in Betracht gezogen werden. In der eben erwähnten Statistik ist darauf hingewiesen worden, daß große intrakranielle Ausbreitungen des Tumors in 2 Fällen die Todesursache gebildet haben. Der eine dieser beiden Fälle bildet eine besonders betrübliche Erfahrung:

Ein ausgezeichneter junger College-Professor (S.-Nr. 32647) begann 1925 Symptome einer Insuffizienz der Hypophyse zu zeigen mit Beeinträchtigung des Sehvermögens, doch wurde erst 1928 eine stärkere Erweiterung der Sella festgestellt. Es wurde 2 Jahre lang mit Unterbrechungen Strahlentherapie angewendet. Zeitweise erfolgte eine scheinbare Besserung mit periodischem Schwanken der Symptome, welche im großen und ganzen aber immer schwerer wurden. Die Möglichkeit einer Heilung durch eine Operation wurde erst akzeptiert, als der Allgemeinzustand des Kranken so schwer beeinträchtigt war, daß er seine Stellung nicht länger ausfüllen konnte.

Am 26. 2. 30 wurde auf transfrontalem Wege ein großes, intrasellares Adenom freigelegt, doch bestand ein ungewöhnlicher Grad von Hirndruck, der die Freilegung schwierig und

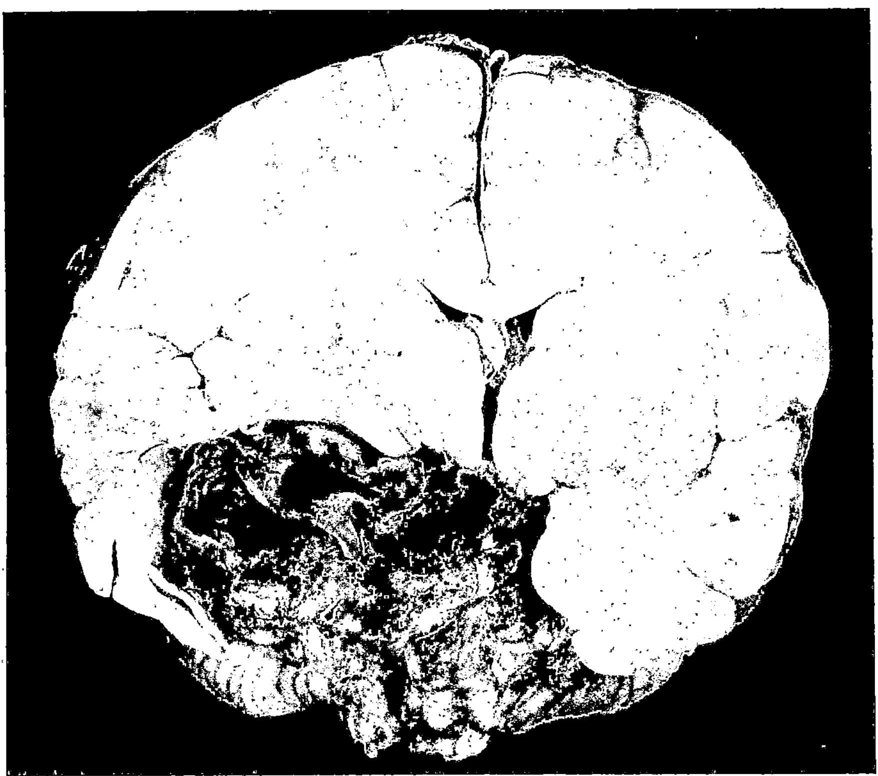

Abb. 62. Große, unerwartete Ausbreitung eines Hypophysenadenoms innerhalb des rechten Schläfenlappens.

ungenügend gestaltete; auch nachdem die Geschwulst durch Saugen gänzlich entfernt und die Nerven vom Druck befreit worden waren, blieb dieser gesteigerte Hirndruck weiter bestehen. Es ging dem Patienten nachher schlecht und wegen einer befürchteten Blutung wurde der Lappen am nächsten Tage wieder aufgeklappt, doch fand sich statt der vermuteten Blutung ein Hirnödem. Deshalb wurde rechts eine subtemporale Dekompression angelegt, wobei sich der Temporallappen stark gespannt zeigte, doch trat keine Besserung ein.

Bei der Autopsie wurde eine unerwartete, temporale Ausbreitung des Adenoms entdeckt (Abb. 62).

Wäre diese zu Lebzeiten des Patienten erkannt worden, dann hätte man sie leicht freilegen und durch eine oberflächliche Incision der Temporalrinde zur Zeit der dringlich gewordenen Dekompression entfernen können.

Die Geschichte dieses Falles beweist nicht nur die Nutzlosigkeit der langen
Bestrahlung, speziell bei chromophoben Adenomen sondern zeigt auch, daß
Operationen von Hypophysenadenomen durchaus nicht immer ein Kinderspiel
bedeuten. Eine solche intrakranielle Ausbreitung eines Tumors in den Schläfenlappen ist, wenn sie klinisch erkannt wird, durchaus kein hoffnungsloses chirurgisches Problem, wie der folgende Bericht über einen sehr ähnlichen Tumor zeigt.

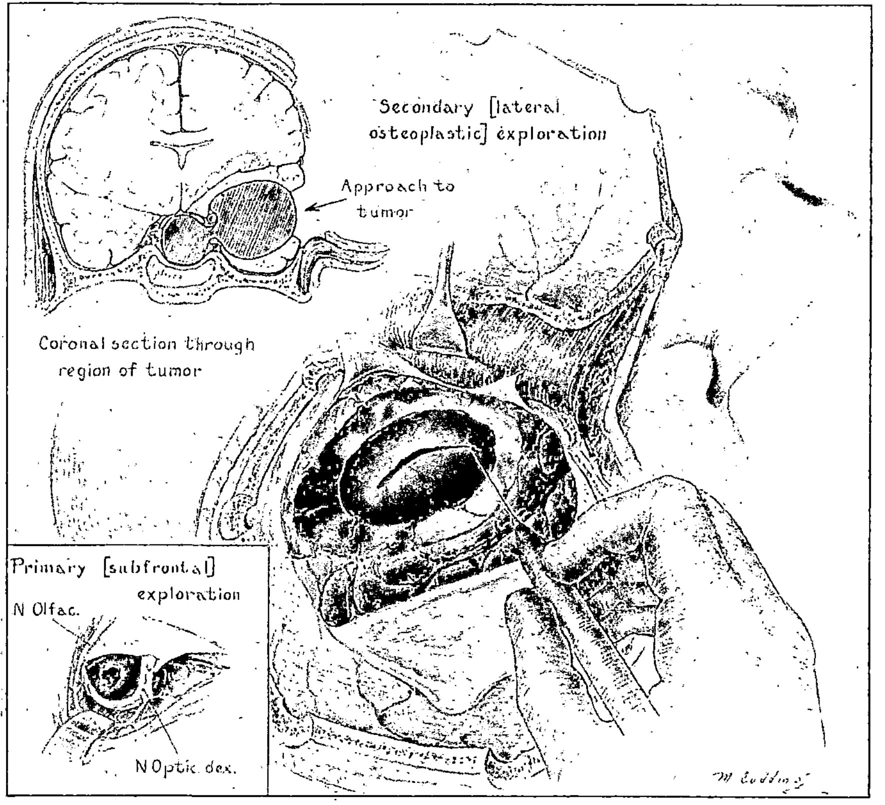

Abb. 63. Skizzen von der zweizeitigen Operation; beim ersten Eingriff blieb die temporale Aus-
dehnung des Tumors verborgen. Als nach Exstirpation der intrasellar gelegenen Geschwulst die
Symptome nicht verschwanden, zeigte die daraufhin vorgenommene Ventrikulographie eine starke
Ausbreitung der Geschwulst im Schläfenlappen (vgl. Abb. 64).

Ein großer hagerer Mann, 41 Jahre alt (S.-Nr. 37497), kam am 21. 10. 30 in die Klinik;
er klagte über Undeutlichkeit beim Sehen, schlechtes Gedächtnis und Mattigkeit. Es bestand
bei ihm beiderseits eine primäre Opticusatrophie ohne Ödem der Papille, eine stark kugelige
Sella, 24 : 34 mm messend, und eine homonyme Hemianopsie des rechten oberen Quadranten.
    Am 4. 11. wurde die Geschwulst auf dem gewöhnlichen, rechtsseitigen, transfrontalen
Wege leicht freigelegt und die intrasellare Portion in der üblichen Weise ausgesaugt.
    Es fand sich kein erkennbares Anzeichen dafür, daß der Tumor sich nach links vom
Chiasma ausdehne, womit der homonyme Gesichtsfelddefekt erklärbar gewesen wäre.
    Nach der Operation trat keine Besserung ein; Ventrikulogramme vom 28. 11. zeigten
eine Verdrängung des 3. Ventrikels nach rechts und einen Füllungsdefekt des linken Unter-
horns. Eine sofortige, linksseitige, osteoplastische Exploration wurde angeschlossen und
als der Schläfenlappen „abgekappt" worden war, zeigte sich ein großer adenomatöser
Tumor (Abb. 63). Seine Kapsel wurde incidiert und ihr Inhalt durch Saugen entfernt. Der

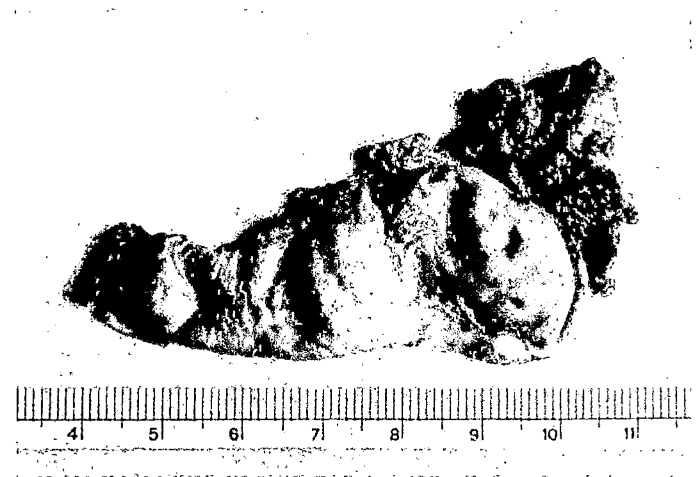

Abb. 64. Der leere Sack des temporalwärts gewachsenen Adenoms (ähnlich wie in Abb. 62) nach Entfernung bei der zweiten Operation (natürl. Größe).

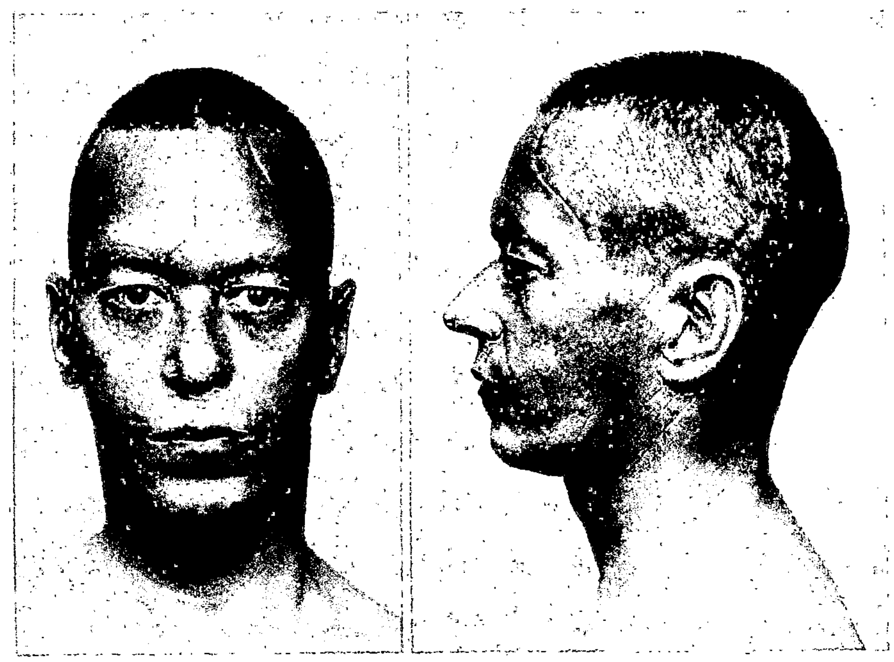

Abb. 65 und 66. Patient bei der Entlassung nach zweimaliger Operation wegen Hypophysenadenoms mit intrakranieller Ausbreitung.

Sack (Abb. 64) wurde dann herausgezogen und in der Nachbarschaft der Sella elektrisch exstirpiert.

Dieser Operation folgte eine vorübergehende Aphasie, doch hatte sich der Patient zur Zeit seiner Entlassung am 23. 12. 30 von dieser erholt (Abb. 65 und 66). Er verblieb in gutem Gesundheitszustand und trotz des Fortbestehens der Hemianopsie war seine Sehschärfe ungeschwächt.

Der letzte Bericht vom 13. 2. 33 besagt, daß der Operierte zwar gesund, aber nicht in der Lage ist, sich selbst zu erhalten.

Was die Strahlenbehandlung bei chromophoben Adenomen anlangt, so kann mit Bestimmtheit gesagt werden, daß sie verschwinden wird, sobald alle Neurochirurgen sich mit den Einzelheiten der operativen Behandlung vertraut gemacht haben werden, ebenso wie Strahlenbehandlung der Struma Basedowii verschwunden ist. Man kann mit guten Gründen behaupten, daß in jenen Kliniken, die diese Tumoren prinzipiell bestrahlen, die operativen Ergebnisse kläglich und die Mortalität erschreckend hoch war.

Die chromophilen Adenome scheinen dagegen wesentlich empfindlicher gegen Bestrahlung zu sein. Dies gilt nicht nur für die Adenome, welche Akromegalie hervorrufen, sondern auch für die andere Art chromophiler Adenome, welche aus basophilen Elementen zusammengesetzt ist. Das Syndrom, welches die basophilen Adenome hervorrufen, war klinisch noch nicht beschrieben zur Zeit der Abfassung dieses Kapitels obschon es nicht weniger auffallend ist als das Syndrom der Akromegalie. Die Symptomatologie von 14 histologisch bestätigten Fällen ist vor kurzem vom Verfasser veröffentlicht worden[1]; seit dieser Zeit sind in verschiedenen Kliniken 15 weitere Fälle bestätigt worden.

Das Adenom war in den meisten Fällen so klein, daß es zu keiner Erweiterung der Sella kam, geschweige denn zu einer Kompression des Chiasmas oder zu Ausfällen im Bereich des Gesichtsfeldes. Infolgedessen ist es nicht wahrscheinlich, daß diese Geschwülste ein chirurgisches Problem bilden werden. Immerhin ist es denkbar, daß man eines Tages eine operative Therapie versuchen wird, denn diese kleinen Geschwulstknoten liegen gewöhnlich im Bereiche des oberen vorderen Abschnittes der Pars distalis und könnten nach operativer Freilegung und Erkennung leicht ausgelöffelt werden. Auffallend günstige Resultate sind durch Bestrahlung der Drüse in 2 Fällen des Autors erreicht worden[2], ebenso in dem von Prof. JAMIN-Erlangen berichteten Falle[3].

Statistisches. Die Zahlen für die ganze Serie aller verzeichneten Adenome beider Arten sind folgende: 11 von 360 bestätigten Adenomen sind bei der Autopsie festgestellt worden, ohne daß eine Operation vorausging. Die verbleibenden 349 Patienten erforderten 403 Operationen, wobei sich 25 Todesfälle in der Klinik ereigneten, das gibt 7,1% Fall- und 6,2% Operationsmortalität.

Ungünstigerweise fallen die 2 Todesfälle, die durch eine große intrakranielle Ausbreitung des Tumors verschuldet waren, in die Zeit vom 1. 7. 28 bis 1. 7. 31. Während dieser Zeit waren an 59 Patienten 70 Operationen vorgenommen worden, 4mal mit tödlichem Ausgang, das ergibt *eine derzeitige Fallmortalität von 6,8% und eine Operationsmortalität von 5,7%*. Würde man den Beginn dieses Zeitabschnittes zwecks besseren Vergleichs mit den Resultaten der ganzen Serie um 6 Monate auf den 1. 1. 28 zurückverlegen, dann ergäbe sich folgendes Bild: 79 Patienten, 103 Operationen, auch nur 4 Todesfälle, und daher 5,2% Fall- und 3,9% Operationsmortalität. Wir dürfen zuversichtlich erwarten, daß diese Zahlen auf 1—2% sinken werden.

---

[1] The basophil adenomas of the pituitary body and their clinical manifestations (pituitary basophilism). Bull. Johns Hopkins Hosp. 50, 137—195 (1932).

[2] Dyspituitarism twenty years later. Arch. int. Med. 51, 487—557 (1933).

[3] Die hypophysäre Plethora. Münch. med. Wschr. 1934, 1045.

III. Die Meningeome.

Vor mehreren Jahren habe ich in meiner CAVENDISH-Vorlesung (48) die
Gründe dafür angegeben, warum der Name „Meningeom" statt der sonst üblichen Bezeichnung „Dura-Endotheliom" eingeführt wurde. Der Ausdruck hat
den Vorzug der Kürze, ohne histologisch-pathologisch Bindendes auszusagen, solange die Histogenese dieser Geschwülste noch zur Diskussion steht, und obgleich
er manchen nicht zusagt, bezeichnet er doch eine Geschwulst bestimmter Art
und bestimmten Ursprungs; mehr kann man von einer Familienbezeichnung
nicht verlangen. Leptomeningeom, von LEARMONTH gebraucht, verlängert
nur unnötigerweise den Namen, denn die Pachymeninx bildet keine primären
Tumoren (wenigstens wird dies nicht angenommen) und die von PENFIELD und
MALLORY hauptsächlich verwendete Bezeichnung meningeales oder arachnoi-
dales Fibroblastom ist noch unbequemer als Dura-Endotheliom. Auch ist diese
Bezeichnung nicht umfassend genug, denn es gibt zahlreiche Unterarten —
angioblastische (49), chondroblastische und osteogenetische, ebenso wie fibro-
matöse und sarkomatöse (50).

Obschon diese Tumoren beinahe überall von der Leptomeninx ihren Ausgang
nehmen können, bevorzugen die des Schädelinneren doch gewisse Stellen und
haben daher eine entsprechende Symptomatologie; mit zunehmender Erfahrung
wird dies immer klarer. Selbst wenn röntgenologische Kennzeichen fehlen,
welche durch Schädelveränderungen den genauen Ausgangspunkt verraten (51),
so werden doch besondere, der Lokalisation entsprechende Syndrome immer
deutlicher. Tumoren, welche die Stirnlappen einnehmen, sind besonders häufig
und werden sehr leicht übersehen, da die von ihnen verursachten Symptome
eine progressive Paralyse oder eine andere Geistesstörung vortäuschen.

Während in unserer Zusammenstellung die Meningeome nur 13,4% aller
Tumoren ausmachen, hat DAVIDOFF (52) errechnet, daß 30,6% der Tumoren
der Sammlung des New Yorker Psychiatrischen Institutes zu dieser Gruppe
gehörten und, wie erwartet, so lokalisiert waren, daß die Stirnlappen betroffen
wurden. So kann in verschiedenen Sammlungen der Prozentsatz oder die Gesamtzahl von Tumoren einer bestimmten Art leicht von äußeren Faktoren
beeinflußt werden.

Obwohl von allen intrakraniellen Tumoren sich die Meningeome für chirurgische Eingriffe wahrscheinlich am besten eignen, bieten sie doch weit schwie-
rigere technische Probleme zur erfolgreichen Entfernung als die anderen Geschwülste.

Das hat seinen Grund in der großen Ausdehnung, die vorhanden sein kann,
in dem begleitenden starken Gefäßreichtum der umgebenden Gewebe und in
ihrer Neigung, den einen oder anderen größeren Sinus einzubeziehen, am häufigsten den oberen sagittalen. Daher zählen diese Operationen zu den schwierigsten
und durchaus gefährlichsten, die der Chirurg zu unternehmen berufen ist. Die
Meningeome sind praktisch die einzigen intrakraniellen Tumoren, bei denen es
wünschenswert ist, prinzipiell vor der Operation die möglicherweise notwendig
werdende Bluttransfusion vorzubereiten. Heutigen Tages sind sie die einzigen
Tumoren geblieben, bei welchen man gelegentlich gezwungen sein kann, auf
die veraltete zweizeitige Operation zurückzugreifen.

Zu alledem kommt noch, daß keine anderen Geschwülste eine so sorgfältige Nachbehandlung verlangen, um postoperative Komplikationen zu vermeiden (z. B. sekundäres Ödem) oder die Neigung zur Bildung einer Liquorfistel zu bekämpfen. Noch mehr fällt ins Gewicht, daß diese als gutartig angesehenen Geschwülste in erschreckender Weise zu Rezidiven neigen, und zwar mit großer Schnelligkeit. Ein Beispiel aus letzter Zeit folgt:

Eine junge Frau (S.-Nr. 37217) mit weit fortgeschrittener Stauungspapille und linksseitiger homonymer Hemianopsie wurde am 8. 9. 30 operiert und dabei ein großes, 159 g

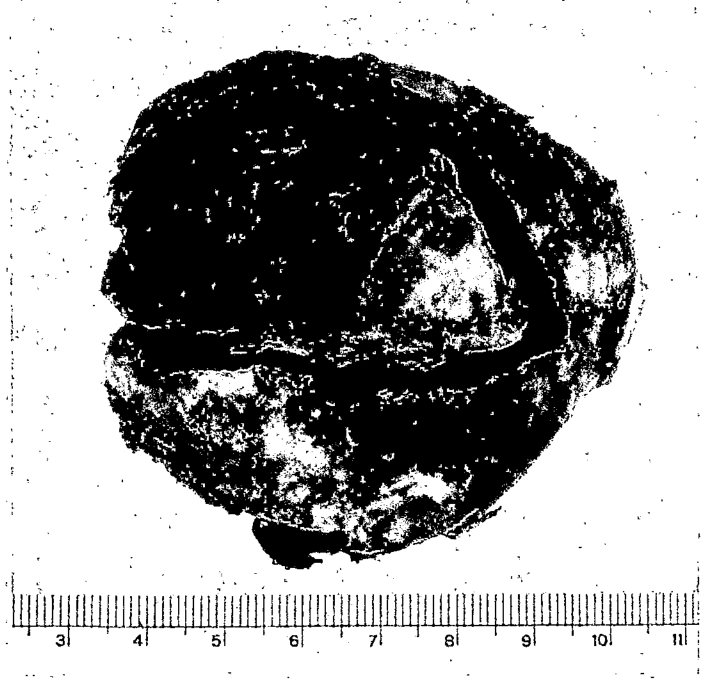

Abb. 67. Solides, occipitales Meningeom, von welchem der erkennbare Keil bei der Operation elektrisch herausgeschnitten worden war, um die Exstirpation der Geschwulst zu erleichtern.

schweres, solides, occipitales parasagittales Meningeom ohne Verwachsungen mit dem Knochen anscheinend im ganzen entfernt (Abb. 67). Sie erholte sich zeitweise vollständig, auch stellte sich das normale Gesichtsfeld wieder her.

Der Tumor erwies sich als eine sehr zellreiche „sarkomatöse" Abart eines Meningeoms, ohne Wirbelformationen zu zeigen (vgl. Abb. 68), und, da bei dem Versuch, den großen Tumor zu bewegen, die Kapsel eingerissen worden war, war die Prognose zweifelhaft.

Nach Ablauf von 4 Monaten wurde ein Knoten aus der Subgalea entfernt, der zweifellos hier „implantiert" worden war. Zu diesem Zeitpunkt bestand kein Verdacht eines lokalen Rezidivs der Hauptgeschwulst, aber nach 2 Monaten wurde die Patientin mit einem Male wieder gewahr, daß eine Einschränkung des Gesichtsfeldes links bestand und schließlich kam sie, als eine Stauungspapille auftrat, zum dritten Male in die Klinik.

Am 1. 6. 31, nur 8 Monate nach der ersten Operation, wurde der Lappen wieder aufgeklappt und es zeigte sich, daß sich ein Tumor von etwa gleicher Größe und ganz gleichem Aussehen gebildet hatte. Er wurde wieder sehr sorgfältig entfernt, und, soweit man dies behaupten konnte, auch vollständig (Abb. 70), wobei die Falx weithin freigelegt

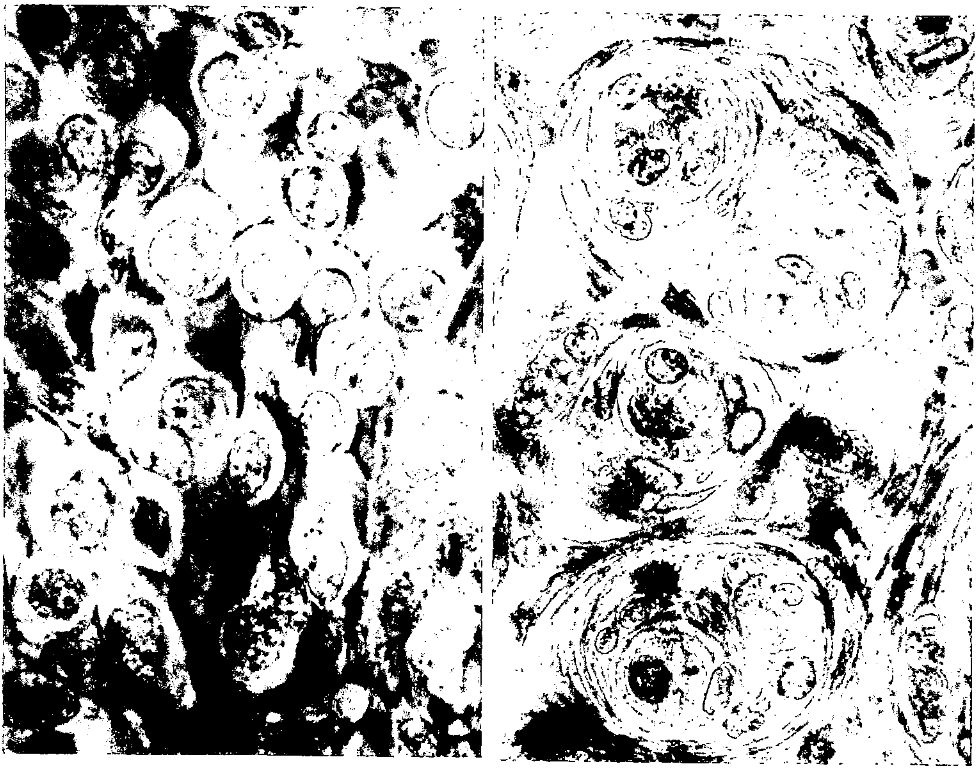

Abb. 68 und 69. Links: überaus zellreiches, schnell rezidivierendes Meningeom (S.-Nr. 10 681) mit
epithelähnlichen Zellen und zahlreichen Mitosen. (Supravitales Präparat, 850fache Vergr.) Patientin
lebt nach 12 Jahren, 12 Rezidivoperationen sind vorgenommen worden. Rechts (zum Vergleich): ein
typisches benignes Meningeom (S.-Nr. 38 818) von gewöhnlichem Bau mit charakteristischer
Wirbelbildung (supravitales Präparat, 600fache Vergr.).

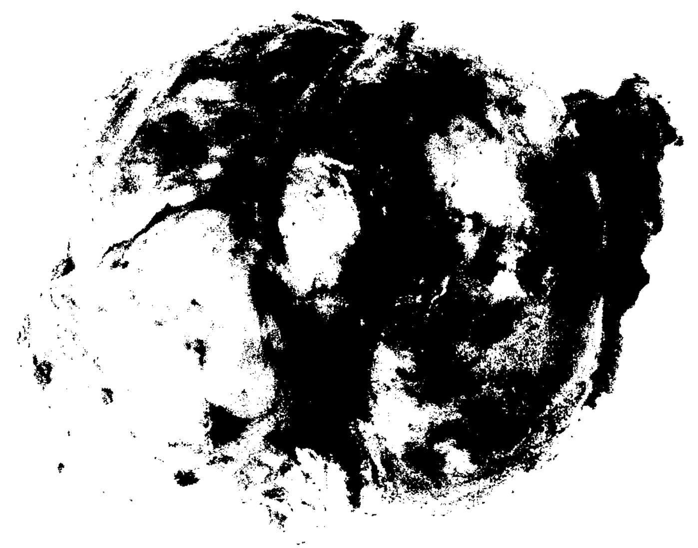

Abb. 70. Rapid rezidivierende Geschwulst, 8 Monate später in gleicher Lage entfernt wie der in
Abb. 67 abgebildete Tumor.

worden war; Gewicht 146 g. Die Patientin erholte sich wieder prompt und war zunächst gesund.

Am 10. 10. 31 wurde wegen Rezidivs im Bereich der Kopfschwarte eine weitere Operation ausgeführt. Ein großer, 233 g schwerer Rezidivtumor wurde am 15. 2. 32 entfernt. Exitus am 29. 6. 32; keine Autopsie.

Wir haben Fälle gehabt, bei welchen nacheinander jedesmal anscheinend vollständige Exstirpationen dieser Art gemacht wurden, die aber immer wieder Enttäuschungen bedeuteten.

Einer dieser Patienten, um den ich verzweifelt gerungen habe, hat seit der 1. Operation (1919) 11 Operationen durchgemacht wegen einer massiven „sarkomatösen" Geschwulst, und *alle entfernten Tumoren zusammen wogen 1464 g* — ein Gewicht, welches das Hirngewicht eines Erwachsenen übertrifft. Bei einer einzigen Operation wurden 430 g Tumormasse entfernt. Jedesmal waren wir der festen Überzeugung, die Exstirpation wäre vollständig gewesen.

Daraus kann geschlossen werden, daß solche Rezidivoperationen häufig sind, ein Faktor, der sich in der Mortalitätsstatistik bemerkbar macht. In einem früheren Falle wurde ein 180 g schweres „benignes Psammom" entfernt, anscheinend vollständig. Nach 12 Jahren völliger Gesundheit traten eindeutige Zeichen eines Rezidivs auf, wurden aber von dem Patienten nicht beachtet und nicht eher berichtet, als bis nach 5 Jahren der Rezidivtumor so groß geworden war (250 g), daß während der Operation infolge Eindringens von Blut in die Ventrikel der Tod eintrat.

Ein vollständiger Bericht über alle Meningeome unserer Serie mit dem Zwecke, die verschiedenen Syndrome herauszuarbeiten, welche sie an den bevorzugten Ausgangspunkten hervorrufen, befindet sich in Vorbereitung. Die Meningeome der Olfactoriusrinne (53), des Tuberculum sellae (54) und die eigenartigen der Temporalgrube (55), welche besonders gerne zu Hyperostosen des Knochens führen, sind schon kurz beschrieben worden. Solange nicht das ganze Gebiet durchforscht ist, hat es kaum einen Wert, genaue Mortalitätsziffern für die einzelnen Unterarten zu bestimmen.

Statistisches. Von den 271 verzeichneten Fällen sind 260 operiert worden; 489 Operationen hatten 54 Todesfälle im Gefolge, das ergibt 20,8% Fall- und 11% Operationsmortalität. Die 69 neuen Fälle der letzten Dreijahresperiode, während welcher elektrochirurgische Methoden zur Anwendung gelangten (56), erforderten 103 Operationen und ergaben 8 Todesfälle, so daß *derzeit die Fallmortalität 11,6% und die Operationsmortalität 7,7% beträgt.*

IV. Die Acusticustumoren.

In einer vor 14 Jahren veröffentlichten Monographie (57) über diese Geschwülste sind die Gründe dargelegt worden für die Annahme der einfachen Bezeichnung „Acusticustumor", welche anatomisch viel präziser ist als der Ausdruck Kleinhirnbrückenwinkeltumor; denn im Kleinhirnbrückenwinkel finden sich gar nicht selten Tumoren, die nicht vom VIII. Hirnnerven ausgehen. Diese Bezeichnung war vorzuziehen den histologisch falschen Ausdrücken wie Endotheliom, Sarkom, Fibrom, Gliofibrom usw., welche man den Acusticustumoren beigelegt hatte. Auch die Bezeichnung „Acusticusneurinom, Verocay" war nicht einwandfrei sondern irreführend, denn diese Geschwülste enthalten wahrscheinlich keine Neurogliaelemente, und sie war kaum nötig, da alle diese Tumoren den gleichen Bau haben. Die moderne Bezeichnung „perineurales Fibroblastom des Nervus acusticus" (58) — von MALLORY eingeführt — ist wohl histologisch korrekt, aber im täglichen Sprachgebrauch unnötigerweise unbequem.

Vom symptomatischen und diagnostischen Standpunkt ist der vor mehreren Jahren gegebenen Schilderung wenig hinzuzufügen. Liegt eine genaue und verläßliche Chronologie der Symptome vor, dann können sie von allen intrakraniellen Tumoren wahrscheinlich am leichtesten diagnostiziert werden. Nur wenn die Anamnese mangelhaft oder unverläßlich ist, dann kann man sie fälschlicherweise für andere Tumoren des Kleinhirnbrückenwinkels halten.

Papillome, welche vom Plexus chorioideus in der Gegend des Foramen LUSCHKAE ihren Ausgang nehmen, langsam wachsende Gliome des seitlichen Brückenabschnittes, welche eben den Acusticuskern in ihr Wachstum einbeziehen (59), Meningeome, welche in der Nachbarschaft des Porus acusticus entstehen und Cholesteatome des Brückenwinkels (vgl. S. 90) können Symptome hervorrufen, die einen Acusticustumor vortäuschen und zu einer falschen präoperativen Diagnose führen[1]. Wir haben niemals Gelegenheit gehabt, einen Fall mit beiderseitigem Tumor zu sehen, welche wohl außerordentlich selten sind [2], obwohl GARDNER und FRAZIER jüngst in einer Familie, die sie zu untersuchen Gelegenheit hatten, eine bemerkenswerte Neigung zur Vererbung in dieser Hinsicht beschrieben haben.

Der Verlust der Vestibularisreaktion auf calorische Reize (BARANY) bildet ein frühes objektives Zeichen, welches dem vollkommenen Verlust des Gehörs vorausgeht. Dies gestattet die Annahme, daß der vestibulare Anteil des Nerven den bevorzugten Ausgangspunkt bildet. Soweit bekannt, nehmen diese Tumoren von jenem Teil des Nerven ihren Ausgang, der im inneren Gehörgang liegt, und da sie deutliche Beziehung zur RECKLINGHAUSENschen Krankheit besitzen, bei welcher multiple Geschwülste von im wesentlichen gleicher histologischer Art vorkommen, sind sie zweifellos gleichfalls kongenitaler Natur.

Ich wagte in meiner Monographie zu sagen (1917), daß es bei der Häufigkeit dieser Tumoren leicht gelingen könnte, den mikroskopischen Ausgangspunkt zu entdecken, wenn von einer genügenden Zahl von Acusticusnerven Serienschnitte angefertigt würden. Mein früherer Kollege, Prof. S. J. CROWE vom Johns Hopkins Hospital, hat bei seinen umfassenden Studien über das Mittelohr und dessen Erkrankungen eine solche Geschwulst gefunden und mir freundlicherweise die Erlaubnis erteilt, darüber berichten zu dürfen:

---

[1] Es soll darauf hingewiesen werden, daß, obschon die Neurinome des Acusticus weitaus am häufigsten sind, auch von anderen Hirnnerven Geschwülste von gleicher histologischer Beschaffenheit ausgehen können, vor allem vom Trigeminus. Trifft man diese Geschwülste bei der Operation an, dann werden sie gewöhnlich fälschlicherweise für Meningeome der Trigeminushülle gehalten.

[2] Seit der Niederschrift ist ein Fall mit beiderseitigem Acusticustumor und multiplen Meningeomen zur Beobachtung gekommen und glücklich operiert worden; die beiden Acusticustumoren wurden in verschiedenen Sitzungen entfernt.

Ein 30jähriger Neger mit fortgeschrittener Aortitis syphilitica und Hypertonie starb im Hospital und kam zur Sektion. Klinische Prüfungen vor dem Tode hatten ergeben, daß er ein normales Gehör für Wispeln und Uhrticken besaß. Stimmgabeln (128, 256, 512 und 2048 Doppelschwingungen pro Sekunde) wurden normal gehört. Die Luftleitung war besser als die Knochenleitung. WEBERs Versuch wurde nicht lateralisiert. Vestibularisuntersuchungen waren wegen des Allgemeinzustandes nicht angestellt worden, doch war

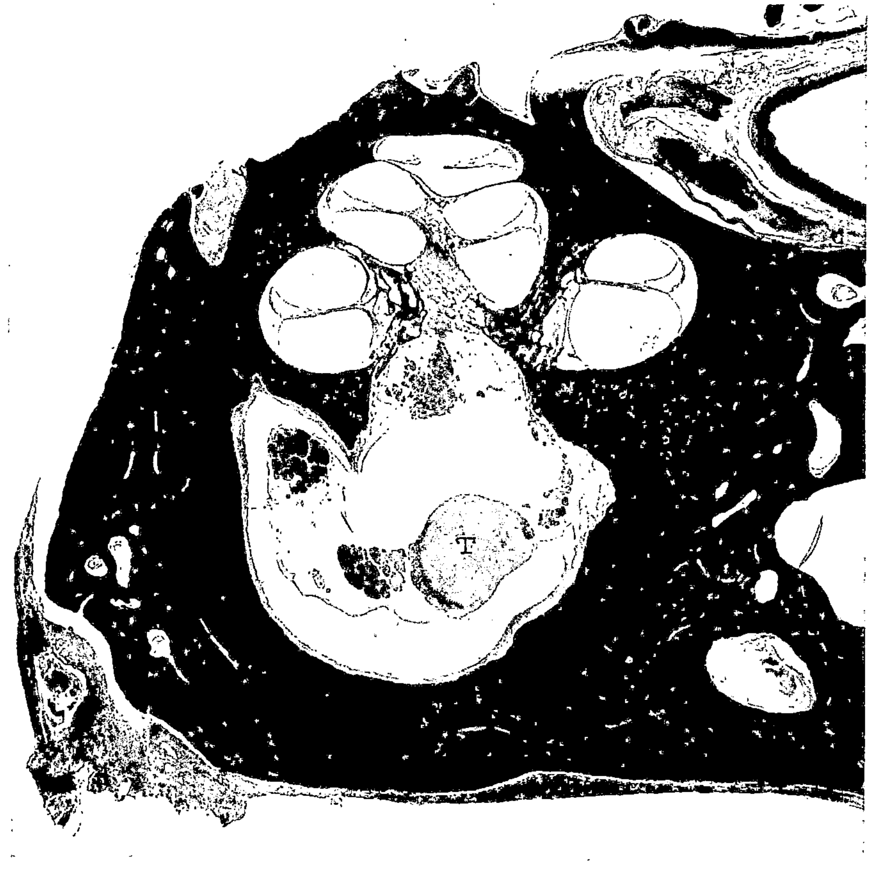

Abb. 71. Dr. CROWES Fall eines winzigen Acusticus-Neurinoms (T), welches gefunden wurde bei der üblichen Untersuchung der Schläfenbeine von Patienten, deren Hörfunktion vorher geprüft worden war; im vorliegenden Falle waren die Untersuchungsergebnisse normal gewesen (8 fache Vergr.).

spontaner Nystagmus nicht vorhanden gewesen. Das Audiometer zeigte normale Perzeption aller Töne von 332 bis 16 384 Schwingungen.

Es bestand keine Veranlassung, irgendeine Anomalie des Gehörapparates während des Lebens anzunehmen, und die winzige Geschwulst wurde bei der Autopsie übersehen und auch später in Dr. CROWES Laboratorium, wo die Schläfenbeine makroskopisch beschrieben wurden. Erst als die üblichen Schnitte durch die Felsenbeinpyramide angelegt worden waren, kam der winzige Tumor in der Tiefe des Porus acusticus zur Ansicht (Abb. 71 und 72).

Nach unserer klinischen Erfahrung können Patienten mit großen Acusticustumoren noch Gehörseindrücke haben, aber die Vestibularisreaktionen auf calorische Reize sind ausnahmslos verschwunden. Der mutmaßliche Ausgangspunkt dieser Tumoren vom Nervus vestibularis erscheint daher bewiesen zu sein. Dazu kommt, daß nach einer Operation sich die calorischen Reaktionen nie mehr wiederherstellen, wohl aber kann gelegentlich ein Patient eine leichte postoperative Besserung des Gehörs zeigen.

Dies läßt sich dadurch erklären, daß die stark angespannten Acusticus-fasern unter die Kapsel gelagert sind, ohne den Tumor selbst zu durch-ziehen (60), so daß die Beseitigung der Anspannung durch eine subkapsuläre

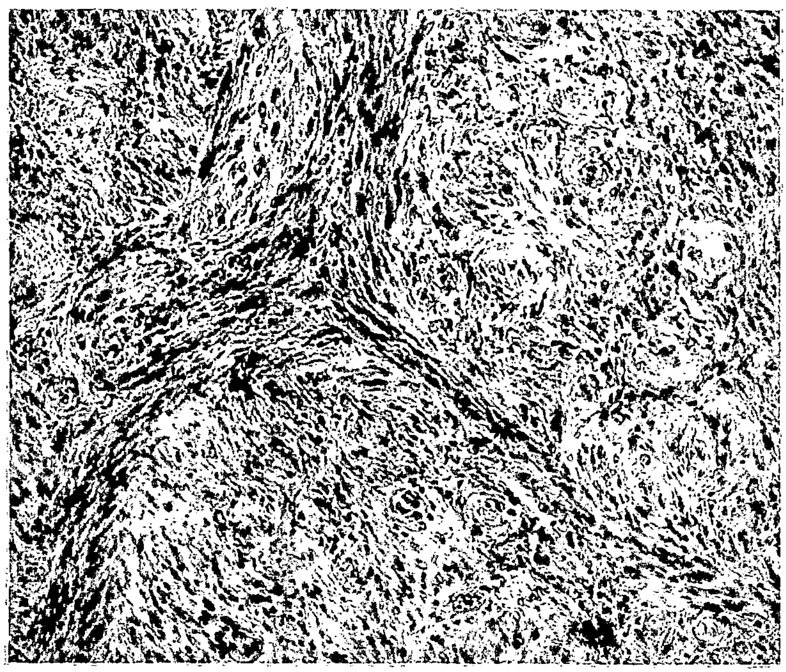

Abb. 72. Mikrophotogramme (Hämatoxylin, Eosin, 150fache Vergr.) des winzigen, symptomlos gebliebenen Acusticustumors der Abb. 71.

Enucleation gelegentlich zur Wiederherstellung einer gewissen Hörfähigkeit führen kann.

Vom neurochirurgischen Standpunkt aus betrachtet, ist die zweckmäßigste Art der Behandlung, wie zugegeben werden muß, noch strittig. Da es sich um benigne Tumoren handelt, wäre die Totalexstirpation die ideale Therapie; sie wurde früher regelmäßig versucht und ergab eine Operationsmortalität, welche zwischen 60 und 75% schwankte und daher nur wenigen Patienten oder Operateuren angängig erschien. Da aber bei einer unvollständigen Ent-fernung Rezidive auftreten, hat DANDY wieder (1925) die totale Entfernung bei der ersten Sitzung für alle Fälle befürwortet und andere sind seiner Führung gefolgt, gestützt auf die modernen Verbesserungen der operativen Technik. Ob in jedem Falle die Totalexstirpation gemacht werden soll, das ist ein Punkt, über welchen Chirurgen leicht in Meinungsverschiedenheiten geraten, und jeder Chirurg wechselt wohl von Zeit zu Zeit seine Ansicht darüber. In 6 Fällen dieser Serie ist eine fast vollständige Entfernung ausgeführt worden. Beim ersten Male 1921 (Fall 55 der Serie) erwies sich der Tumor als eine große Cyste mit einer ziemlich derben Kapsel, welche es ermöglichte, diese Cyste ohne übermäßige Schwierigkeit zu mobilisieren und herauszuziehen. 5 andere Fälle, meist teilweise cystische Tumoren, sind seither in ähnlicher Weise operiert worden, obwohl der Stiel des Gewächses notwendigerweise im inneren Gehörgang zurückbleibt und einen möglichen Ausgangspunkt eines Rezidivs darstellt. In der Mehrzahl der Fälle aber ist die Kapsel gefäßreich, dünn und leicht zerreißbar; zu dieser Schwierigkeit kommt hinzu, daß eine wirklich totale Exstirpation nicht nur eine Ausräumung des inneren Gehörganges erforderlich macht, was eine sehr schwierige und blutige Prozedur sein kann, sondern auch die Entfernung des Kapselabschnittes, welcher auf der Brücke haftet, was sehr prekär ist. In vergangenen Jahren habe ich wiederholt nach einer Reihe günstig verlaufener Operationen plötzlich einen Todesfall erlebt durch zu radikales Vorgehen und bin dann wieder konservativer vorgegangen, doch hat sich dieser Circulus wiederholt.

In einem durchschnittlichen Falle kann man zufrieden sein, wenn durch eine intrakapsuläre Auslöffelung die Druckwirkung des Tumors so weit beseitigt wird, daß die Stauungspapille zurückgehen kann und so die Sehkraft erhalten bleibt. Sollte eine Rezidivoperation notwendig werden, braucht man sie nicht besonders zu fürchten. Ein Beispiel dafür bietet der 5. Patient der Serie:

Bei der Operation im Mai 1909 (J. H. H., S.-Nr. 24119) wurde die zentrale Tumormasse subkapsulär enukleiert mit so günstigem Erfolge, daß der Fall 1 Jahr später von M. ALLEN STARR bekanntgegeben wurde als der seiner Erfahrung nach einzige, durch cerebellare Operation geheilte [1].

1912 wurde die Patientin wegen rezidivierender Symptome, die mit einer Schwangerschaft zusammenfielen, wieder operiert, die gleiche Operation wie vorher wurde wiederholt.

Seitdem sind 25 Jahre vergangen, sie ist in ausgezeichnetem Gesundheitszustand geblieben, geht überallhin, regelt ihre eigenen Angelegenheiten selbst und ist durchaus zufrieden mit ihrem Los. Sie befindet sich nach dem letzten Bericht vom 20. 12. 34 in gutem Gesundheitszustand, abgesehen von cardiovasculären Störungen, welche mit dem vorgeschrittenen Lebensalter zusammenhängen.

In den letzten Jahren sind die technischen Einzelheiten dieser Operation weitgehend verbessert worden. Die Hauptpunkte dieser fortschreitenden Entwicklung sind meiner Meinung nach folgende: 1. Die Ersetzung der Äthernarkose durch Lokalanästhesie, nach dem Beispiel von DE MARTEL (im Notfalle ergänzt durch Tribromaethanol [Avertin] per rectum); 2. die Anwendung des Saugapparates zur Ergänzung der intrakapsulären Auslöffelung der Geschwulst; 3. elektrochirurgische Vorrichtung zur Erleichterung der Blutstillung; 4. das neue Prinzip, das Kleinhirn „abzukappen".

Von allen diesen Kunstgriffen, welche die Operation nicht nur erleichtern, sondern auch sicherer machen, halte ich den letzteren für den wichtigsten. Am 21. 1. 28 war ich genötigt, diesen Schritt zum ersten Male zu unternehmen unter folgenden Umständen:

---

[1] Von allen jetzigen Neurologen hat sich Dr. STARR wohl am meisten für Operationen eingesetzt, weil diese die einzige Hoffnung bei Hirntumoren wären; aber wie die Dinge 1910 lagen, war dies doch eine höchst entmutigende Angelegenheit, namentlich bei Kleinhirngeschwülsten. Das kann man aus seiner Arbeit ersehen, welche die bis dahin erschienene Literatur über dieses Thema einschließlich seiner 13 eigenen Fälle enthält [Amer. J. med. Sci. 39, 551—581 (1910)].

Der Patient (S.-Nr. 30497) wurde mit einem weit fortgeschrittenen Acusticussyndrom
in die Klinik gebracht, bettlägerig, fast blind, mit Dysarthrie und Dysphagie. Er sträubte
sich und war bei der Operation unruhig, so daß wir schließlich gezwungen waren, Äther an-
zuwenden. Das erhöhte die Schwierigkeiten beim Atmen, die an sich schon bestanden, und
obschon der Tumor freigelegt und teilweise entfernt worden war, machte der Zustand des
Patienten es nötig, die Operation abzubrechen, in der Hoffnung, er würde sich durch die
Entlastung genügend erholen können, so daß zu einem günstigeren Zeitpunkt eine zweite
Operation möglich würde.

Wegen fortwährender Atembehinderung mit zunehmender Cyanose wurde schließlich
in Verzweiflung nach 1 Stunde Intervall die Wunde wieder geöffnet. Das über dem Tumor
liegende Kleinhirn war aber so stark geschwollen und injiziert, daß es als nötig erachtet
wurde, es zu opfern; es wurden die äußeren zwei Drittel elektrisch entfernt. Dieses Vorgehen legte so ausgezeichnet den Tumor frei, daß dieser neuerlich angegangen wurde, bis die
Auslöffelung so weit war, daß die ganze Kapsel kollabierte. Die Atemhemmung des Patienten
war sofort behoben und er erholte sich gut.

Am meisten überrascht hat das Fehlen jeglicher bemerkbaren Ataxie im gleichen oder
kontralateralen Arm und Bein als Folge der partiellen Entfernung der Hemisphäre des
Kleinhirns.

Der Patient starb am 20.3.29.

Seit dieser Erfahrung haben wir in der Mehrzahl der Fälle den Tumor
nach Entfernung des darüberliegenden Kleinhirnteils weggenommen (Abb. 73
und 74). Dabei haben wir keinen Todesfall gehabt, obwohl bei manchen Kranken
wegen weit fortgeschrittener Symptome die Lage nicht weniger verzweifelt
war als in dem eben geschilderten Falle. Nur bei einem einzigen Patienten,
der wegen Rezidivs zum zweiten Male operiert worden war, zeigte sich eine
Zunahme der Ataxie, welche in diesem Falle wohl auf eine Schädigung des
Nucleus dentatus zurückzuführen ist.

Natürlich wurde bei allen Operationen der Versuch gemacht, möglichst
vollständig den intrakraniellen Teil des Tumors zu entfernen, so daß die Wände
sich einander nähern können, bis sie in die Höhle kollabieren und durch den
Koagulationsstrom verschorft werden können. In manchen Fällen wurde die
schlaffe und leere Kapsel in toto entfernt, doch führt dies unvermeidlich zu
einer dauernden Facialislähmung. Dies ist einer der Hauptnachteile der
totalen oder subtotalen Exstirpation, denn diese Komplikation ist für Patienten
und Arzt in gleicher Weise höchst belästigend.

Sollte gleichzeitig noch der Trigeminus verletzt worden sein, so daß die
Sicherheit des Auges gefährdet ist, dann kann nur ein langdauernder Krankenhausaufenthalt (BULLER-Schild!) diese Sicherheit gewährleisten und eine anschließende Accessorius-Facialis-Anastomose.

Operative Statistik. In meiner Monographie über diese Tumoren (1917) habe
ich nach Anführung der Mortalitätszahlen einer Reihe europäischer Kliniken
folgende Stellung genommen (S. 274):

So schrecklich diese Zahlen sind und wie verzweifelt auch der Krankheitszustand sein muß,
der Operationen gerechtfertigt, die mit einem so hohen Risiko verknüpft sind — so muß
doch anerkannt werden, daß sie die Erfahrung von Chirurgen darstellen, welche zur Zeit
ihres Berichtes nur wenige Fälle gehabt hatten und deren jetzige Resultate weit besser
geworden sind. In des Autors Serie betrug die Mortalität nach dem 1. Fall 100%; nach
den nächsten 10 Fällen war sie auf 40% gesunken, nach 15 Fällen auf 33,3%, nach 20 Fällen
auf 30%, nach 25 Fällen auf 24% und nach 30 Fällen auf 20%; diese Abnahme wird
anhalten, bis sich 10% oder 5% oder noch bessere Zahlen ergeben, selbst wenn die Gesamtzahlen eines jeden durch die frühere Unerfahrenheit belastet werden.

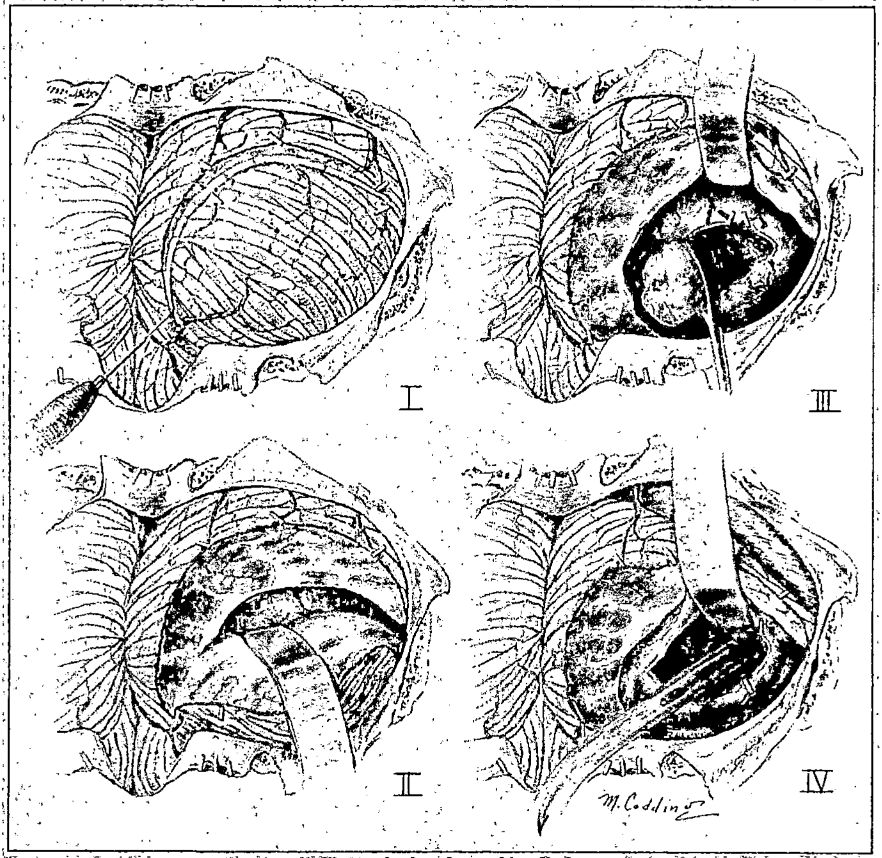

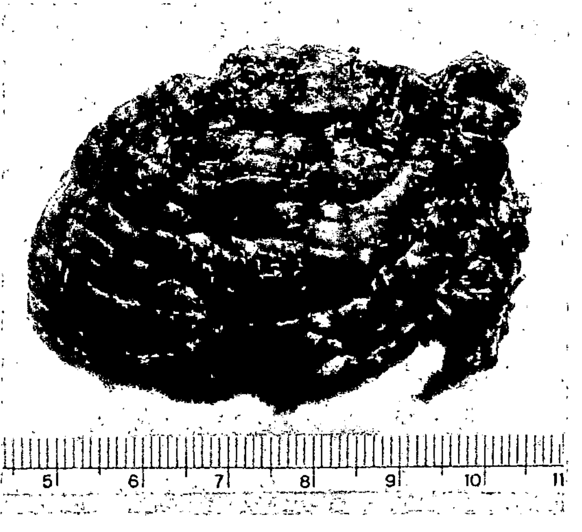

Abb. 73. Operationsskizzen, welche das derzeit übliche Vorgehen bei den meisten Operationen wegen Acusticusneurinoms erläutern. („Abkappen" der Kleinhirnhemisphäre.)

Abb. 74. Durchschnittliche Größe des „abgekappten" Kleinhirnstückes, welches bei der Operation eines Acusticustumors entfernt wird.

In einer weiteren Arbeit (61) wurde die Statistik über 48 Fälle bis 1. 1. 21 veröffentlicht; wir hatten 64 Operationen mit 9 postoperativen Todesfällen, das ergibt 18% Fall- und 14% Operationsmortalität. Obwohl wir wußten, daß die Operationsmortalität im Sinken war, wurden die Zahlen erst jetzt wieder errechnet. Dr. CARL LIST hat diese Aufgabe übernommen[1]. Die Gesamtzahlen bis 1. 7. 31 enthalten 176 Tumoren, von denen 171 operiert wurden; *219 Operationen mit 25 Todesfällen sind vorgenommen worden; Fallmortalität 14,6%, Operationsmortalität 11,4%*. Dr. LIST hat gefunden, daß die in den Jahren 1921—31 operierten 123 Fälle mit 159 Operationen eine Fallmortalität von 13% und eine Operationsmortalität von 10,1% ergeben.

Noch wichtiger als diese deutlich verbesserten Zahlen für das vergangene Dezennium im Vergleich zu den vorherigen ist die Tatsache, daß *bei den letzten 50 Fällen 38 Tumoren nach Abkappen des Kleinhirns entfernt wurden und 12 ohne Abkappen, mit nur 2 Todesfällen, was 4% Fallmortalität ergibt*. Der eine Todesfall ereignete sich bei einem Patienten, der im Koma in die Klinik gebracht worden war und als dringlicher Fall unter künstlicher Atmung operiert wurde, da im Krankenhaus Atemstillstand einsetzte. Der andere Exitus wurde durch eine am dritten Tag auftretende Pneumonie verursacht in einem Fall, in welchem das Kleinhirn nicht abgekappt worden und die Operation wegen verschiedener Schwierigkeiten unvollständig geblieben war. Tabelle 3 zeigt die stetige Verbesserung der Mortalitätszahlen besonders klar.

Tabelle 3. Fallmortalität für Acusticustumoren in aufeinanderfolgenden
Gruppen von je 50 Fällen.

Datum	Zeitraum	Zahl der Fälle	Zahl der Opera-tionen	Zahl der Todes-fälle	Fallmor-talität %	Opera-tionsmor-talität %
18. 1.06 bis 5. 10. 15	9 Jahre 9 Monate	21	32	6	28,6	18,7
22. 1. 16 bis 13. 2. 23	7 „ 1 „	50	64	10	20,0	15,6
6. 3. 23 bis 6. 9. 27	4 „ 6 „	50	62	7	14,0	11,3
18. 10. 27 bis 1. 7. 31	3 „ 9 „	50	58	2	4,0	3,4

V. Kongenitale Tumoren.

In diesem Abschnitt sind diejenigen Tumoren enthalten, welche nach COHN-HEIMS Ansicht sicher aus gewissen Einschlüssen von Zellen (Anlagen) im frühen Embryonalleben hervorgehen. Andere Tumoren, welche zwar wahrscheinlich, aber doch nicht ganz sicher gleichfalls auf gewisse Entwicklungs„fehler" zurückzuführen sind (z. B. die Acusticustumoren und die cerebellaren Medulloblastome) sind an anderer Stelle behandelt. Die vorliegende Gruppe enthält 92 Kraniopharyngeome, 15 Cholesteatome und Dermoide und 6 Chordome und Teratome. Von diesen Untergruppen hat nur die erste eine gewisse chirurgische Bedeutung.

---

[1] Vgl. C. F. LIST: Die operative Behandlung der Acusticusneurinome und ihre Ergebnisse. Arch. klin. Chir. **171**, 282—325 (1932). (Anmerkung des Übersetzers.)

Die Kraniopharyngeome.

Dieser, wie zugegeben werden soll, etwas umständliche Name wurde angewendet, weil es einen kürzeren nicht gibt, der diese kaleidoskopartigen Tumoren umfaßt, welche, solid und cystisch, ihren Ausgang von Epithelresten nehmen, die auf einen unvollkommenen Verschluß des Hypophysengangs oder Ductus craniopharyngeus zurückgeführt werden (62). Vom genetischen Standpunkt werden sie in verschiedener Weise bezeichnet: Hypophysengangstumoren, Tumoren des Ductus craniopharyngeus oder Tumoren der RATHKEschen Tasche; vom anatomischen Standpunkt nennt man sie interpedunculare oder suprasellare Cysten; und vom histopathologischen Standpunkt Adamantinome, was äußerst unzweckmäßig ist. Sie variieren von zarten, erbsengroßen, dünnwandigen Cysten bis zu multilokulären, cystischen Gebilden verschiedenen Baues, welche eine verblüffende Größe erreichen können; ihre epithelbekleideten Wände neigen zu Proliferation, Verhornung (63) und zur Ablagerung von Kalksalzen, so daß schließlich in manchen Fällen röntgenologisch eine solide, verkalkte Masse von der Größe eines Tennisballes in der Mitte des Gehirns zu sehen ist.

Da kaum zwei solche Geschwülste einander gleichen und sie trotz ähnlichen Baues und ähnlicher Größe große Verschiedenheiten im Verlaufe aufweisen, kann die Prognose eines vorliegenden Tumors unmöglich gestellt werden. Der Zeitpunkt des Eintritts in die Klinik hat nur den Wert einer Schätzung hinsichtlich des Beginns der Symptome; das Alter der Patienten gestaltet sich, in Dezennien gerechnet, folgendermaßen: im ersten Dezennium 14 (der jüngste $3^1/_2$ Jahre), im zweiten 29, im dritten 19, im vierten 13, im fünften 9, im sechsten 6. Zwei Patienten waren über 60 Jahre alt, als die Symptome kurz vorher zum ersten Male in Erscheinung getreten waren. Daraus geht deutlich hervor, daß diese Tumoren lange Zeit klein und symptomlos bleiben können. Was sie zur Aktivität reizt, ist nicht bekannt, doch findet sich überraschend häufig ein vorausgegangenes Trauma in der Anamnese.

Vom symptomatischen Standpunkt aus können verständlicherweise Tumoren, welche sich so stark in ihrem makroskopischen Aufbau unterscheiden, eine Menge Symptome von größter Verschiedenheit hervorrufen.

Dies hat zahlreiche Ursachen, deren hauptsächliche folgende sind: 1. Störungen der Hypophysenfunktion; 2. Druckwirkung auf das Chiasma und die Sehnerven; 3. Reizung oder Lähmung der wichtigen hypothalamischen Zentren des vegetativen Nervensytems; 4. Hydrocephalus infolge Verschlusses der Foramina Monroi. Daher hängt es sowohl vom Alter zur Zeit des Beginns der Erkrankung ab als auch von der Schnelligkeit und Ausdehnung des Gewächses, ob die Patienten zu sexuell-infantilen Zwergen werden oder aber verschiedene Grade von Dystrophia adiposo-genitalis aufweisen. Diese Tumoren können durch primäre Opticusatrophie Sehstörungen mit bitemporaler Hemianopsie hervorrufen, welche bis zur Erblindung fortschreiten können. Diabetes insipidus, Ernährungsstörungen wie Adipositas oder Kachexie, Somnolenz, thermoregulatorische Störungen und andere Zwischenhirnsymptome sind häufig. Schließlich stellen sich vor dem Ende gewöhnlich noch Kopfschmerzen ein, welche den Beginn des Hydrocephalus verraten und die gleichzeitige Zunahme des intrakraniellen Drucks (keine Stauungspapille, wenige seltene Fälle ausgenommen).

Seit wir begannen, auf Röntgenbildern suprasellare Schatten zu entdecken und ihre Wichtigkeit zu verwerten (64), hat sich gezeigt, daß 80% der Fälle sichtbare Schatten von intra- oder suprasellarer Verkalkung (65) haben, und wenn auch andere Tumoren in dieser Gegend Verkalkungsschatten hervorrufen können, die zu Irrtümern Anlaß geben (66), so kommt dies doch bei ihnen weit weniger häufig vor als bei den in Rede stehenden Geschwülsten. Die Fossa hypophyseos selbst kann etwas deformiert werden, doch ohne definitive Ausweitung; entspringt der Tumor primär innerhalb der Sella, dann kann sie erweitert werden, wird aber dann durch ein intaktes Diaphragma abgegrenzt.

Dies alles ist nicht nur den Neurochirurgen, sondern der gesamten ärztlichen Wissenschaft überhaupt erst nach und nach bekanntgeworden. Als ich vor 20 Jahren meine Hypophysen-Monographie vorbereitete, beschränkte sich meine Erfahrung auf 2 Fälle und diese wurden post mortem entdeckt. Die Natur dieser Geschwülste wurde damals so wenig erkannt, daß man dachte, sie wären für eine Entfernung auf transsphenoidalem Wege geeignet, so wie andere Hypophysentumoren. Glücklicherweise hatte einer meiner früheren Fälle der Serie ein intrasellares Kraniopharyngeom mit erweiterter Sella. Die Krankengeschichte folgt:

Ein junger Mann von 19 Jahren kam in das Johns Hopkins Hospital (S.-Nr. 28986) im Dezember 1911 mit Klagen über Verlust der Sehkraft. Neben einem deutlich erkennbaren Dyspituitarismus wurden gefunden: Abblassung der Sehnervenköpfe, bitemporale Ausfälle des Gesichtsfeldes, Erweiterung der Sella mit Kalkschatten.

Am 4. 1. 12 wurde auf transsphenoidalem Wege eine Cyste entleert, welche motorölfarbige Flüssigkeit mit reichlichen Cholesterinkristallen enthielt. Es entwickelte sich eine Liquorfistel mit schwerer Meningitis, von welcher der Kranke sich glücklicherweise erholte.

Nach der Operation stellte sich eine praktisch normale Sehkraft ein und hielt nahezu 10 Jahre an, bis im Dezember 1923 im Brigham Hospital eine transfrontale Operation ausgeführt wurde, mit Freilegung einer typischen „Cyste der kraniopharyngealen Tasche", welche wieder entleert und von welcher ein Wandstück zur histologischen Bestätigung entnommen wurde. Eine störungsfreie Heilung folgte. 1931, fast 20 Jahre nach der ersten Operation, besaß er eine normale Sehschärfe, befand sich wohl und erhielt sich selbst. Er ging am 23. 3. 32 an den Folgen eines Unfalls zugrunde.

Diese Erfahrung führte zu schweren Fehlern, was aus der Tatsache zu ersehen ist, daß 14 Fälle dieser Serie auf transsphenoidalem Wege bestätigt wurden. Sogar noch im Jahre 1925 wurde ein Patient infolge falscher Diagnosestellung nach dieser Methode operiert.

Ein 26jähriger Mann (S.-Nr. 25383) kam in die Klinik wegen Kopfschmerzen und schwerer Störung des Sehvermögens, fast bis zur Erblindung. Er hatte eine fortgeschrittene primäre Opticusatrophie und eine stark erweiterte Sella. Da eine suprasellare Verkalkung nicht vorhanden war, wurde die Diagnose Hypophysenadenom gestellt, und da die Sphenoidalgegend einbezogen erschien, wurde ein transsphenoidales Vorgehen beschlossen.

Bei der Operation am 14. 12. 25 erwiesen sich die Siebbeinzellen ausgefüllt von einem weichen, anscheinend adenomatösen Tumor, der vollständig entfernt wurde; ebenso wurde der Inhalt der Sella ausgeräumt so weit dies möglich war. Der Tumor erwies sich als Kraniopharyngeom.

Bei seiner Entlassung zeigte der Patient nur eine geringe Veränderung seines Zustandes.

Am 8. 2. 26 suchte er wegen Kopfschmerzen das Bett auf und ein ansässiger Arzt gab ihm eine subcutane Morphiumeinspritzung, von der er nicht mehr erwachte. Das Gehirn wurde herausgenommen und uns zur Untersuchung zugeschickt. Der solide Tumor (Abb. 75 und 76) wurde aus seinem Bett herausgeschnitten, um besser die Veränderungen des Chiasmas und der Nerven untersuchen zu können.

Es war eine hauptsächlich solide, epitheliale Geschwulst, ein chirurgisch von Anfang an hoffnungsloser Fall; selbst wenn man ein zweites Mal den Tumor von oben freigelegt hätte, hätte man, wenn überhaupt etwas, nur wenig erreicht. Die hauptsächlich cystischen Tumoren sind natürlich wesentlich günstiger.

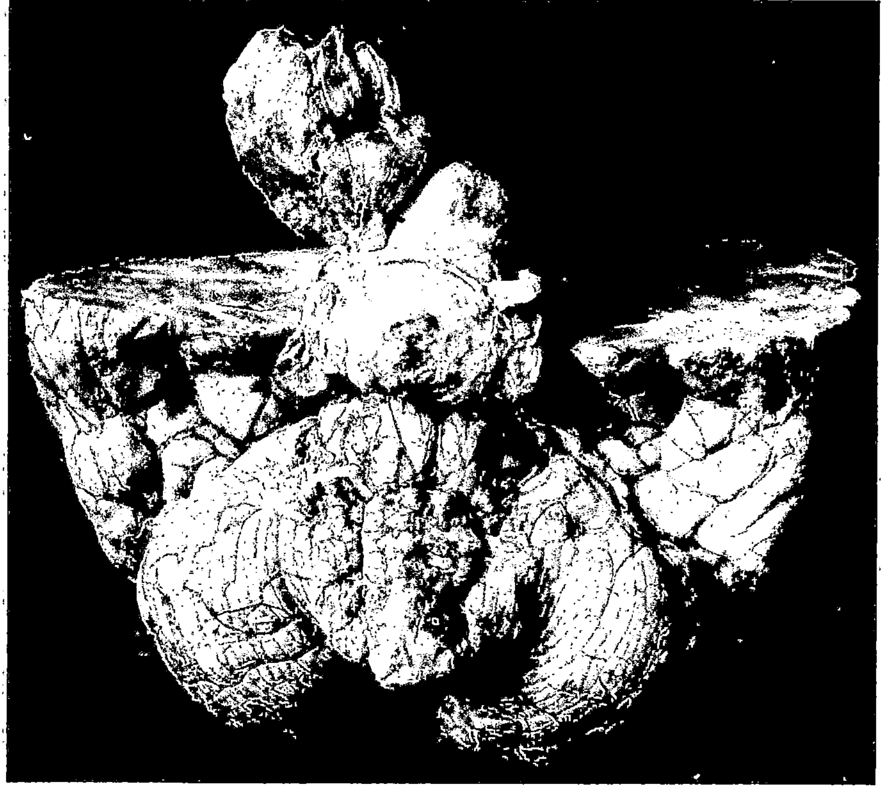

Abb. 75. Intrakranielle Ausbreitung eines ursprünglich intrasellar gelegenen Kraniopharyngeoms, welches wegen der Fehldiagnose Adenom der Hypophyse transsphenoidal operiert worden war.

Aber auch diese neigen nach Entleerung und teilweiser Entfernung dazu, sich schnell wieder zu bilden oder sich wieder zu füllen; und nach zeitweiser brillanter Besserung (soweit dies die Erholung der Sehkraft betrifft) findet man gar nicht selten bei einer zweiten Operation die Cyste ersetzt durch einen soliden, verkalkten Tumor. Der Versuch, diese Masse zu entfernen, kann, wenn er nicht unmittelbar tödlich endet, dazu führen, einen schweren Diabetes insipidus zu verschlimmern oder die vorher bestehenden krankhaften Symptome aufs schwerste zu steigern. Ein Beispiel dieser Art habe ich jüngst in meiner LISTER-Vorlesung erwähnt (68).

Man könnte erwarten, daß diese kongenitalen epithelialen Tumoren einer Ausschälung zugänglich sein würden, so wie Dermoidcysten an anderen Körperstellen, aber sie sind so stark mit dem Gewebe verwachsen, das ihrem Ausgangsort benachbart ist, daß es nur selten möglich ist, sie aus ihrem Bette herauszuschälen, ohne schwere sekundäre Symptome hervorzurufen. Gewiß, gelegentlich mag man Erfolg haben mit dem Herausziehen einer dünnwandigen Cyste und solche Fälle sind berichtet worden (69), aber wenn der Tumor teilweise solid geworden und verkalkt ist, dann mahnt die traurige Erfahrung den Chirurgen, ihn am besten unbehelligt zu lassen.

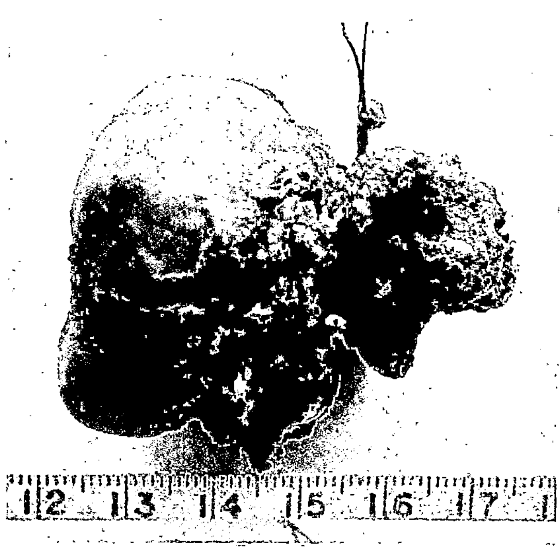

Abb. 77. Kraniopharyngeom. 1913 exstirpiert mit anschließendem Exitus (verkalkte Partie rechts; cystischer Teil links).

Abb. 76. Der gleiche Tumor wie in Abb. 75, isoliert, um seine Beziehungen zum Chiasma und zu den Sehnerven zu zeigen. OS linker, OD rechter N. opticus; I intrasellare Tumorpartie; S suprasellare Tumorpartie; C aufsitzende Cyste.

Dies alles erklärt die Tatsache, daß unsere Serie unbestätigter Tumoren eine beträchtliche Anzahl klinisch eindeutiger Kraniopharyngeome enthält, die nicht operiert worden sind.

Die Krankengeschichten der 92 bestätigten Fälle enthalten manche bizarre Einzelheiten: törichte Versuche, den Tumor im ganzen zu entfernen; teilweise Entfernung großer, cystischer Tumoren mit intrakranieller Ausbreitung auf transcorticalem Wege; winzige durchsichtige Cysten, welche unter dem Chiasma herausgeschält wurden; Patienten, welche jahrelang durch wiederholte Punktion großer Cysten am Leben blieben. Alles in allem stellen diese Tumoren das schwierigste Problem des Neurochirurgen dar, und die Tatsache, daß die Mortalität, welche radikale Exstirpationsversuche bei solid gewordenen Tumoren (Abb. 77) haben, nahezu 100% beträgt, erklärt deutlich warum, außer von pathologischer Seite, nur wenige Berichte darüber vorliegen. Selbst wenn man nur das Sehvermögen erhalten will (70), ist das Problem sehr kompliziert und äußerst schwierig. Solange nicht eine Methode gefunden wird, mit deren Hilfe die gewöhnlichen, multilokulären, epithelialen Tumoren in situ zerstört

(Abb. 78) oder inaktiviert werden können, wird die Mortalität zweifellos eine hohe bleiben.

Statistisches. Wegen plötzlichen Todes oder aus anderen Gründen sind 5 von den 92 Fällen der Serie bei der Autopsie ohne vorherigen operativen Eingriff bestätigt worden. Die 87 verbleibenden Tumoren wurden 130 Operationen unterzogen, und zwar folgendermaßen: subfrontale osteoplastische Freilegungen 90,

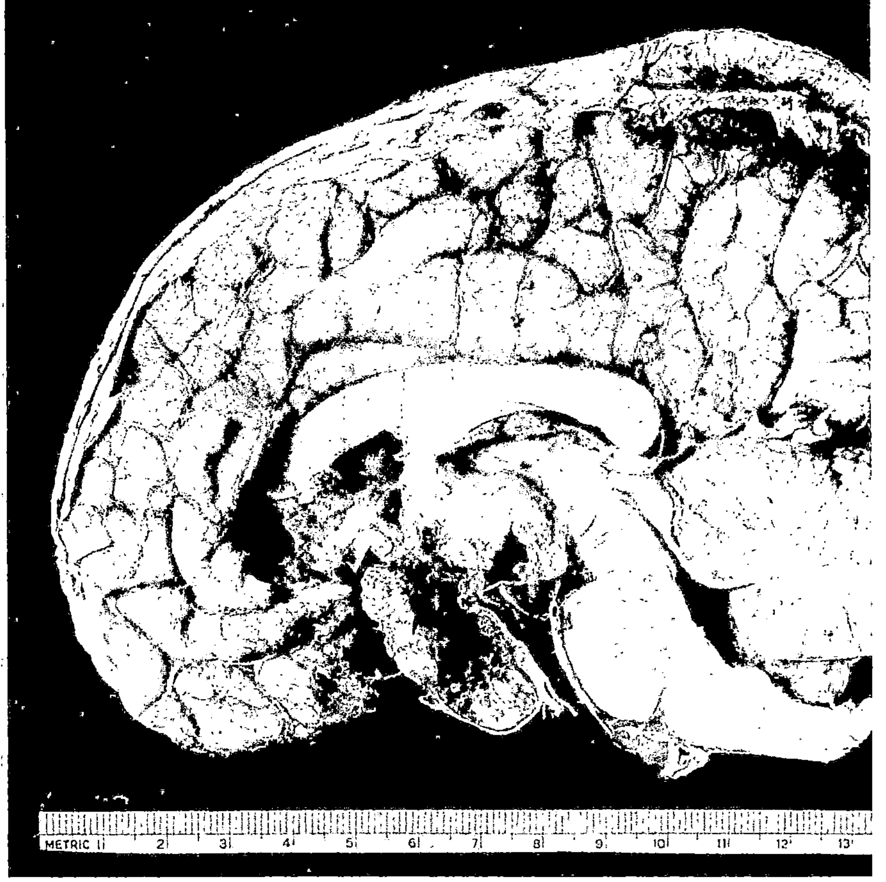

Abb. 78. Multilokulärer, nach transcorticaler Operation von rechts her zurückgebliebener Tumorrest, cystisch verändert, im Frontallappen gelegen. Exitus post op. (S.-Nr. 38556).

transsphenoidale Freilegungen 14, osteoplastische Aufklappungen mit transcorticaler oder transventrikulärer oder transcallosaler Freilegung des Tumors 12; subtemporale Dekompression, um Zeitgewinn zu erzielen, 9; in 5 Fällen wurde wegen falscher Lokalisation eine suboccipitale Aufklappung gemacht.

Bei diesen 130 Operationen sind 19 Patienten von 87 gestorben (7 nach der ersten, 9 nach der zweiten, 2 nach der dritten, 1 nach der vierten Operation).

Das ergibt für die ganze Serie *21,8% Fall- und 14,6% Operationsmortalität.* In den letzten 3 Jahren (1928—1931) sind chirurgisch nur 14 Fälle dieser Art bestätigt worden mit 19 Operationen und 3 Todesfällen: das gibt im wesentlichen den gleichen Prozentsatz, nämlich 21,4% Fall- und 15,8% Operationsmortalität.

Cholesteatome und Dermoide.

Nur 15 Fälle dieser seltenen Tumoren befinden sich in unserer Zusammenstellung, alle bis auf 3 gehören zu der Art, welche CRUVEILHIER vor 100 Jahren als „Perl-Tumoren" beschrieben hat — eine treffende Bezeichnung, denn die glitzernde Oberfläche der äußeren Membran hat deutlich ein perlmutterartiges Aussehen.

Sie nehmen ihren Ausgang von embryonalen Einschlüssen des Epiblasts und vermutlich kann, in Übereinstimmung mit dem Zeitpunkt, zu welchem die Zellanlage eingeschlossen wurde, die Tumorkapsel entweder nur epidermal oder dermal sein, in letzterem Falle können sich sogar Haarfollikel finden.

Die Tumoren zeigen hinsichtlich ihrer Lokalisation eine große Verschiedenheit, wie man aus den 3 vor 12 Jahren erschienenen Arbeiten aus der Klinik ersehen kann. Fälle von einem median gelegenen, cerebellaren und einem suprasellaren Tumor hat Dr. BAILEY mitgeteilt (71), über Tumoren, die Haare enthielten (2 im Temporallappen und 1 im 4. Ventrikel) hat Dr. HORRAX berichtet (72), der Autor selbst beschrieb ein großes, diploetisches Cholesteatom (73); jüngst haben wir einen weiteren Fall dieser seltenen Art angetroffen.

Zwei oder drei dieser Tumoren, klinisch irrtümlicherweise für Acusticusgeschwülste gehalten, wurden im Kleinhirnbrückenwinkel gefunden. In einem Falle bestand ein unregelmäßiger Sack, der sich längs des Hirnstammes von der Sella turcica bis zum Foramen occipitale magnum erstreckte und alle Spalten ausfüllte. Der folgende Fall zeigt die Schwierigkeiten, welche sowohl bei der Diagnosestellung als auch bei der Behandlung einer solchen Geschwulst entstehen können.

Eine sehr neurasthenische Frau, 43 Jahre alt, befand sich 1926 auf der medizinischen Abteilung in Beobachtung wegen Mitralstenose und Aorteninsuffizienz, begleitet von schweren Kopfschmerzen. In dieser Zeit wurden eine teilweise Taubheit und auch andere Symptome beobachtet, welche möglicherweise auf einen linksseitigen Kleinhirnbrückenwinkeltumor hindeuteten.

Am 26.5.27 kam die Patientin wieder (S.-Nr. 28877) wegen Zunahme der neurologischen Symptome, deren zeitlicher Verlauf folgender war: 1924 hatte sie eine vorübergehende Diplopie gehabt, welche 8 Monate anhielt; eine allmählich zunehmende Gefühllosigkeit der linken Gesichtsseite begann 1925 und war begleitet von Schwindelanfällen und Schwanken. Vor kurzer Zeit war sie vor allem von neuralgischen Schmerzen im Bereiche des 2. und 3. linken Trigeminus-Astes gequält worden.

Aus diesen Angaben geht deutlich hervor, welche Schwierigkeit hinsichtlich einer Diagnosestellung bestand. Stauungspapille war nicht vorhanden und bei den gelegentlichen Kopfschmerzen hatte sie nicht erbrochen. Sie hatte oft Nasenbluten. Das linke Auge zeigte einen deutlichen Exophthalmus, zugleich mit einem Strabismus convergens. Es bestand eine Anästhesie der linken Gesichtshälfte, doch war die linksseitige Taubheit, welche bei ihrem ersten Aufenthalt (1926) beobachtet worden war, größtenteils verschwunden. Weiters bestanden ziemlich ausgesprochene rechtsseitige Pyramidensymptome. Die Frau war sehr nervös, eine schwierige Patientin, und wurde auf eigenes Ansuchen ohne Operation entlassen. Während des Jahres 1928 steigerten sich die Symptome und schließlich folgten Anfälle von Bewußtlosigkeit, welche sie, wie die daran anschließenden Kopfschmerzen, veranlaßten, wieder in das Hospital zu kommen. Am 6. 12. 28 kam sie zum dritten Male in die Klinik; die Hauptsymptome bestanden in einer Schädigung des linken Trigeminus und in einer Lähmung des linken M. rectus externus, mit einer Neurokeratitis des linken Auges.

Es wurde angenommen, daß bei ihr wahrscheinlich ein Meningeom der mittleren Schädelgrube vorliege mit Übergreifen auf die Hüllen des Ganglion Gasseri. Daher wurde ein linksseitiger osteoplastischer Lappen gebildet und die Dura bis zum Foramen rotundum und ovale vom Knochen getrennt, ohne daß sich ein Tumor fand. Die Dura wurde dann eröffnet und der Trigeminus von oben her freigelegt. Das sich darbietende Bild war äußerst eindrucksvoll. Alles was vom Ganglion Gasseri noch vorhanden war, war eine dünne Gewebsschicht, welche sich auf einem glänzenden Tumor ausbreitete, der ganz zweifellos ein Cholesteatom (Abb. 79) von etwa 2 cm Durchmesser war. Der Tumor wurde gänzlich ausgeräumt; es wurde angenommen, daß auch die perlmutterartige Membran vollständig entfernt worden sei; bei diesem Vorgehen war der Sinus cavernosus vollkommen freigelegt worden. Die Patientin erholte sich von dieser Operation vollständig; in der trügerischen Hoffnung, daß alle ihre Symptome von dem kleinen Tumor der mittleren Schädelgrube verursacht worden seien, wurde sie am 3. 1. 29 entlassen.

Wie sich mit der Zeit herausstellte, war der einzige Gewinn dieser Operation das Aufhören der Trigeminusneuralgie. Die Frau wurde oft nachuntersucht und es vergingen nur wenige Monate, bis wegen deutlich aufgetretener cerebellarer Symptome der Verdacht auftauchte,

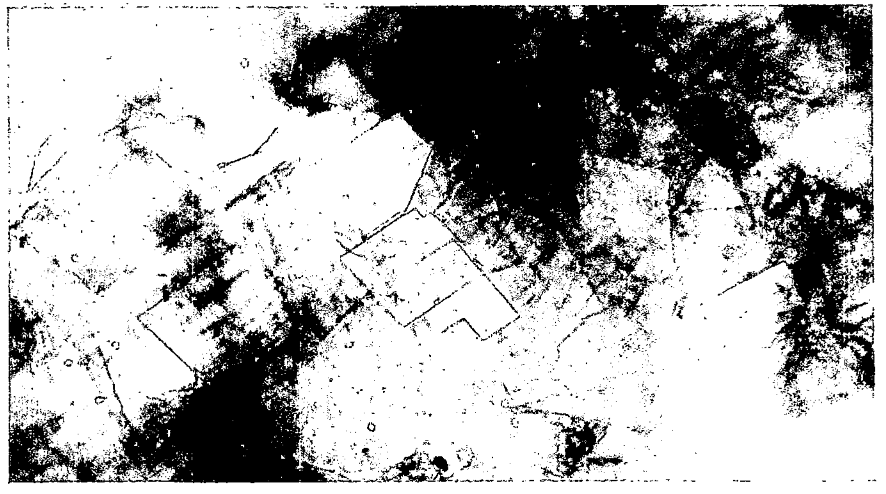

Abb. 79. Typische Kristalle eines Cholesteatoms im frischen Präparat (300fache Vergr.).

daß das ursprüngliche Cholesteatom sich in den benachbarten Kleinhirnbrückenwinkel hinein erstreckte. Ihr Gang wurde immer mehr ataktisch, Nystagmus deutlich erkennbar und es bestanden Symptome aller linksseitigen Nerven vom VI. bis zum XII. mit deutlicher Dysarthrie und Dysphagie.

Infolgedessen wurde die Patientin am 8. 11. 29 zum vierten Male in die Klinik gebracht; die Freilegung zeigte ein großes Cholesteatom im Kleinhirnbrückenwinkel, über welches die angespannten Nerven verliefen (Abb. 80). Es war schwierig, zwischen den Nerven den Tumor anzugehen, doch wurde schließlich der käsige Inhalt zum größten Teil entfernt. Dann wurde der Versuch gemacht, die perlmutterartige Kapsel gänzlich zu entfernen; dies gelang auch bis zum Rande des Tentorium cerebelli, dort mußte ein gegen den linken Pedunculus cerebri gelegenes, sichtbares Fragment zurückgelassen werden. Der Stamm des Trigeminus war absichtlich durchtrennt und alle anderen Nerven notwendigerweise mehr oder minder beschädigt worden.

Von dieser langwierigen, 4 Stunden dauernden Operation in örtlicher Betäubung erholte sich die Patientin erstaunlich gut und wurde am 2. 12. 29 entlassen. Merkwürdigerweise wurde sie in der Folgezeit in der Hauptsache von einem unerträglichen Tinnitus gequält; aus diesem Grunde wäre es wohl besser gewesen, außer dem Trigeminus auch den Acusticus zu durchtrennen. Die Patientin war von Medikamenten abhängig geworden, nahm ziemlich wenig Anteil am Leben, freute sich jedoch über die Aufmerksamkeit ihres Gatten. Sie starb am 4. 10. 31; eine Autopsie fand nicht statt.

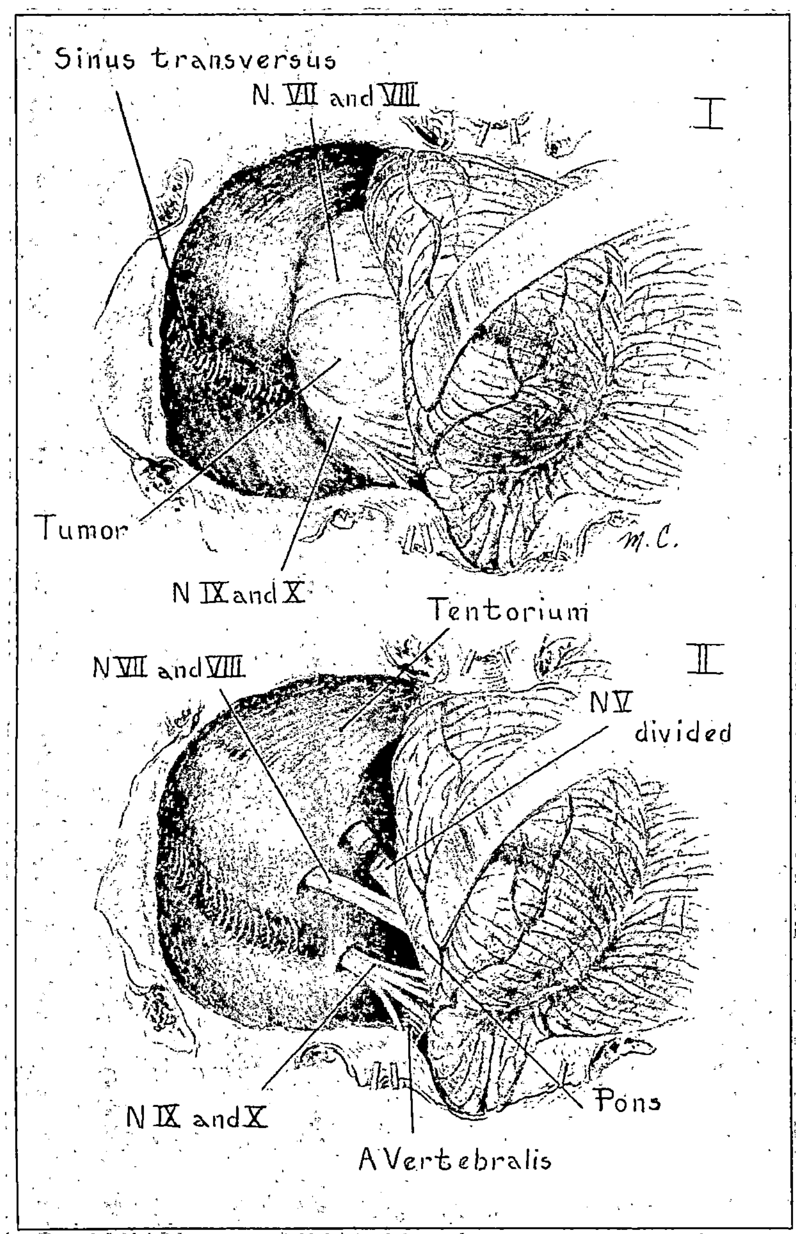

Abb. 80. Operationsskizzen: großes, perlmutterartiges Cholesteatom im linken Kleinhirnbrückenwinkel. Tumor zuerst operiert mittels linksseitiger Aufklappung, dabei Entfernung eines unter
dem Ganglion Gasseri gelegenen Tumorteils.

Statistisches. 15 Cholesteatome und Dermoide sind 22 Operationen unter-
worfen worden mit 3 Todesfällen, das ergibt *20% Fall- und 13,6% Operationsmortalität.*

Teratome und Chordome.

Diese Tumoren sind zu selten und spärlich, um eine chirurgische Bedeutung zu besitzen, und ihr Interesse ist ein ausgesprochen histopathologisches.

Die *4 Teratome* unserer Serie sind verschiedener Art: ein kleiner Tumor der Zirbeldrüse, zwei unklare parahypophysäre Tumoren (einer davon mit mächtiger Ausdehnung) und schließlich eine große, komplizierte, multicystische Geschwulst, welche den größten Teil des Kopfes bei einem Kinde einnahm, das

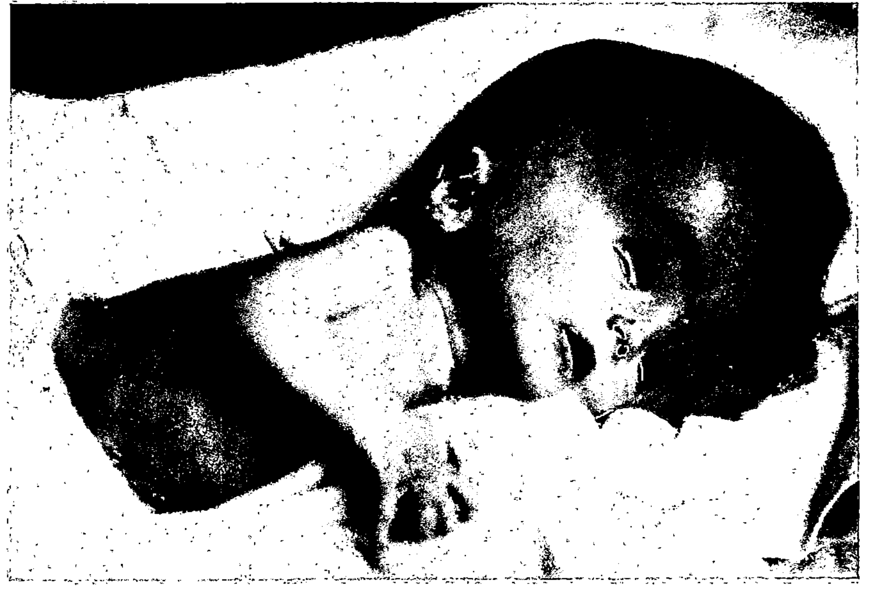

Abb. 81. Scheinbarer Hydrocephalus bei einem Kinde mit einem großen, intrakraniellen Teratom (vgl. Abb. 82).

scheinbar einen Hydrocephalus hatte. Dieser letzte Fall kann die folgende kurze Erläuterung beanspruchen:

Am 22. 11. 28 wurde uns von der Kinderklinik ein 2 Monate altes Kind überwiesen (S.-Nr. 32 715), das bei seiner Geburt anscheinend normal gewesen war und dessen Kopfumfang rapid zunahm. Eine Probepunktion ergab xanthochrome Flüssigkeit, von der man annahm, daß sie aus dem Ventrikel käme.

Das Kind wurde täglich punktiert, lumbal oder ventrikulär, ohne daß auf irgendeine Weise dem schnellen Fortschreiten seiner Krankheit Einhalt geboten werden konnte. Die Untersuchung zeigte ein Kind mit enormer, symmetrischer Vergrößerung des Kopfes, Umfang 71 cm (Abb. 81); Röntgenbilder zeigten unregelmäßige, in verschiedenen Gegenden der erweiterten Schädelhöhle verstreute Kalkherde. In beiden Scheitelgegenden bestanden kraniotabische Bezirke. Durch einen solchen wurde eine Nadel eingeführt und in der Tiefe von 3 cm eine resistente, sandige Masse gefühlt. Eine Punktion in anderer Richtung ergab xanthochrome Flüssigkeit, welche an den Inhalt gliomatöser Cysten erinnerte. Die Cyste war offenbar multilokulär und etwa 150 ccm Flüssigkeit wurden abgelassen und durch Luft ersetzt. Auf der anderen Seite wurde ebenso verfahren.

Anschließende Röntgen-Aufnahmen zeigten eine unregelmäßige, zentrale Masse, welche anscheinend ihre Lage veränderte und zahlreiche verkalkte Stellen enthielt. Der große Tumor nahm sichtlich den größten zentralen Teil des stark erweiterten Kopfes ein. Das Kind bekam eine immer mehr zunehmende Enthirnungsstarre und starb schließlich an Inanition; eine Operation schien nicht gerechtfertigt. Bei der Autopsie wurde das große Gehirn mit dem darin befindlichen Tumor so weit als möglich mit intakter Dura herausgenommen. Nach erfolgter Härtung wurde ein Medianschnitt gemacht (Abb. 82).

Dieser ging durch die Mitte eines großen verkalkten Tumors, der sich mehr oder minder symmetrisch in beide Hemisphären erstreckte. Die Hirnrinde war stellenweise papierdünn und der Tumor lag locker in den beiden enorm erweiterten Seitenventrikeln. Es war bestimmt kein Kraniopharyngeom, denn der 3. Ventrikel war nicht einbezogen und auch nicht das Chiasma, obwohl es in ganz dünne Gewebsbündel zerteilt war. Schnitte durch verschiedene

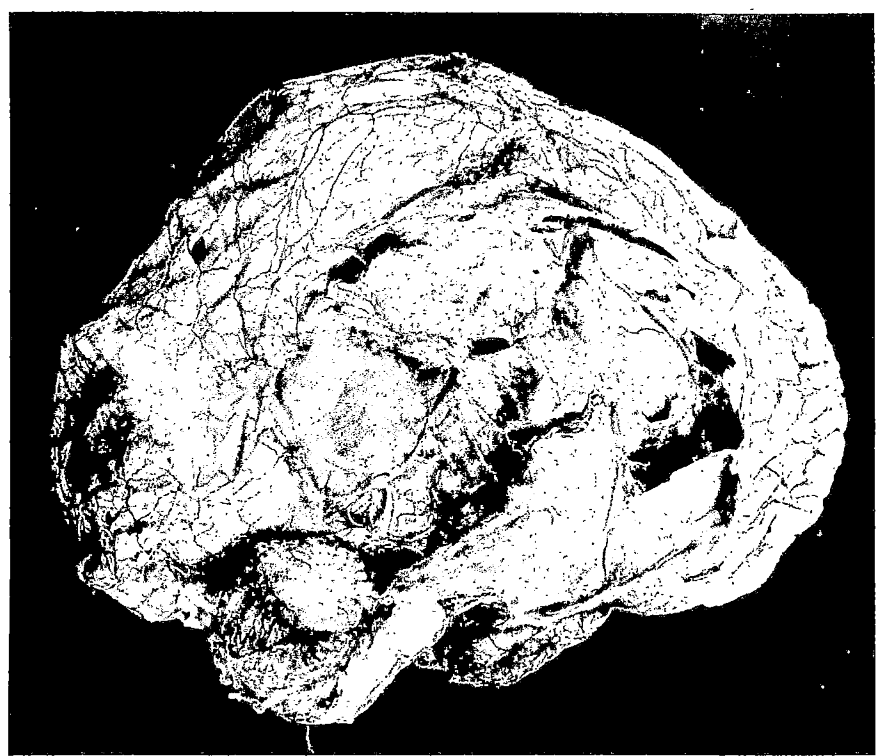

Abb. 82. Medianschnitt durch das Gehirn des Kindes von Abb. 81; zeigt (stark verkleinert) den großen, zentral gelegenen Tumor, umgeben von der papierdünnen Hirnrinde.

Teile des Tumors enthielten Knochen, Knorpel, quergestreifte Muskulatur, Fett und mit Schleimhaut ausgekleidete Cysten.

Die beiden *Chordome* (RIBBERT), welche in unserer Serie bestätigt sind, haben das Thema einer Arbeit aus der Klinik gebildet (74), in welcher sich die Literatur über diese interessanten Geschwülste findet, die von einer kongenitalen Anomalie des *Clivus Blumenbachii* ihren Ausgang nehmen [1]. Beide Tumoren sind auch noch in einem anderen Zusammenhang angeführt worden; der eine hinsichtlich der Differentialdiagnose von Tumoren, welche „Chiasma-Syndrome" hervorrufen (46), (Fall 13) der andere ist vor langer Zeit, 1909, gefunden worden und wurde in meiner Hypophysen-Monographie (1912, Fall 17) aufgeführt als „interpedunculares Teratom" mit Dyspituitarismus.

---

[1] Vgl. H. M. HASS: Chordomas of the cranium and cervical portion of the spine. Arch. of Neur. **32**, 300—327 (1934).

Statistisches. Die Zahlen für die kombinierte Gruppe der 113 verschiedenartigen, kongenitalen Tumoren, von denen 106 operiert wurden und insgesamt 160 Operationen erforderten mit 23 Todesfällen, ergeben *21,7% Fall- und 14,4% Operationsmortalität.* Anstatt einer Verbesserung während der letzten 3 Jahre kommen noch 4 Todesfälle hinzu, welche auf überradikales Vorgehen bei dem Versuche, gewisse Kraniopharyngeome auf transventrikulärem Wege freizulegen, zurückzuführen sind. Während dieses eben vergangenen Zeitabschnittes erforderten 17 Fälle 25 Operationen mit den 4 erwähnten Todesfällen. Das ergibt *derzeit 23,5% Fall- und 16% Operationsmortalität.*

VI. Metastatische und invasive Tumoren.

Unter diesem Titel sind eine Reihe maligner Geschwülste zusammengefaßt, welche primär nicht vom Gehirn ausgehen; diese Tatsache wird in manchen Fällen auch nach der chirurgischen Entfernung nicht erkannt, bis eine Untersuchung des Tumors gemacht wird.

Die metastatischen Tumoren.

Diese, 65 im ganzen, enthalten 48 Carcinome, 12 Sarkome und 5 Hypernephrome. Ihre relative Seltenheit bezogen auf die Gesamtzahl aller Hirntumoren, 3,2%, zeigt in keiner Weise die wahre Häufigkeit ihres klinischen Vorkommens, denn wir bemühen uns, wenn möglich, keine Patienten mit eindeutigen intrakraniellen Metastasen aufzunehmen, da man doch chirurgisch so wenig für sie tun kann. Auf die meisten dieser metastatischen Tumoren sind wir daher unterwarteterweise gestoßen, und die Serie enthält manche bizarre Erfahrung, z. B. 1. ein solitäres, großes Melanosarkom, das von einem Dermoid des Ovars seinen Ausgangspunkt hatte; 2. eine anscheinend unverdächtige, posttraumatische, subdurale Blutung, in deren Zentrum metastatische Knötchen eines Prostatakrebses gefunden wurden; 3. die Entfernung eines vermeintlichen Tuberkuloms vom Kleinhirn einer tuberkulösen Frau, welches sich histologisch als Carcinommetastase erwies (75).

In einem Bericht über die ungünstigen Erfahrungen der Brigham-Klinik mit 26 Fällen bis 1. 3. 26 gab Dr. GRANT an (76), daß die durchschnittliche Lebensdauer vom Zeitpunkte der Einlieferung bis zum Tode weniger als 4 Monate betrug, sowohl in bestätigten als unbestätigten Fällen, mit oder ohne Operation, gleichgültig, ob eine Radikaloperation vorgenommen worden war oder nur eine palliative Entlastungstrepanation. Diese Darstellung ist zwar richtig, sagt aber nichts davon, daß diese Operationen nichtsdestoweniger gar nicht selten eine weitgehende, symptomatische Besserung bringen können, für welche Patienten und Angehörige in gleicher Weise sehr dankbar sind. Wenn die unglücklichen Opfer dieser Erkrankung einmal in das Krankenhaus aufgenommen worden sind, ist es schwer, ihren Bitten zu widerstehen, ihnen zum Schluß die Chance einer zeitweisen Linderung ihrer Symptome zu geben, welche eine Entlastungstrepanation bringen kann.

a) **Carcinome.** Von der Mamma ausgehende Metastasen verraten sich gewöhnlich durch die Anwesenheit verdächtiger Knötchen an der Mamma selbst oder durch den Nachweis einer vor kurzem erfolgten Amputation der Brust wegen sicherer oder angenommener maligner Veränderungen. Das folgende Beispiel ist ziemlich typisch:

Ein 46jähriges Fräulein (S.-Nr. 38123) wurde am 31. 1. 31 eingeliefert mit folgender Anamnese: ziemlich plötzlicher Beginn von Kopfschmerzen und Aphasie seit 5 Wochen. Diese hatten sie gezwungen, ihre Beschäftigung als Versicherungsbeamtin aufzugeben. Die Untersuchung zeigte eine Narbe nach Radikaloperation der rechten Mamma und es wurde in Erfahrung gebracht, daß sie 18 Monate vorher operiert worden war; die pathologische Diagnose lautete: Adenocarcinom.

Es fanden sich bei ihr eine beiderseitige Stauungspapille, ein Sprachdefekt, hauptsächlich charakterisiert durch eine deutliche sensorische Aphasie und eine partielle, rechtsseitige homonyme Hemianopsie. Die Amputationsstelle war frei von lokalen Rezidiven und es bestanden keine Anzeichen von Metastasen an anderen Stellen.

Es bestand eine gewisse Chance, daß man eine isolierte Metastase finden und durch die Operation eine zeitweilige

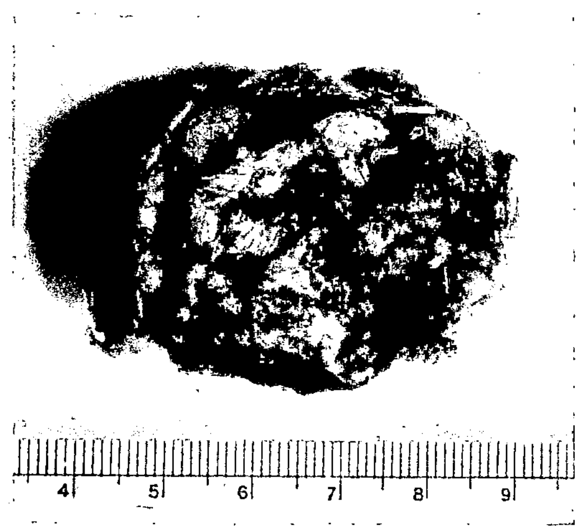

Abb. 83. Metastatischer Schläfenlappentumor, teilweise von Hirnrinde umgeben nach operativer Entfernung.

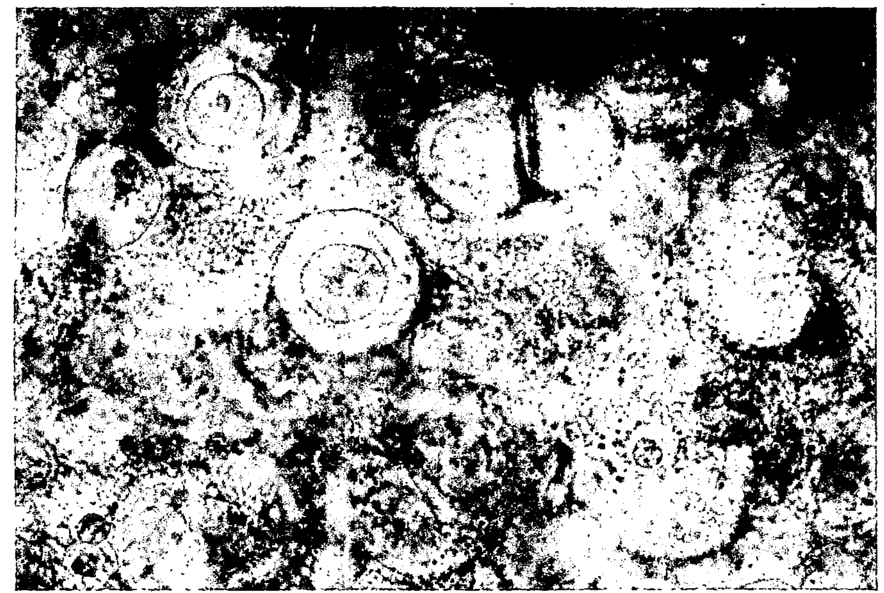

Abb. 84. Supravitales Präparat (850fache Vergr.) eines metastatischen Carcinoms; Krebszellen in den Resten degenerierten Gewebes.

Besserung erzielen könnte. Am 7. 2. wurde daher eine linksseitige osteoplastische Probefreilegung in örtlicher Betäubung gemacht. Ein teilweise cystischer Tumor, etwa von der Größe eines Hühnereis, wurde im Schläfenlappen freigelegt, und, soweit man das sagen konnte, vollständig entfernt (Abb. 83). Die supravitale Untersuchung zeigte, daß er zweifellos carcinomatös war (Abb. 84). Von dieser Operation erholte sich die Patientin prompt und

wurde am 21. 2. entlassen, anscheinend symptomfrei, mit vollständig freien Gesichts-
feldern und intaktem Sprachvermögen. Nach 5 Monaten schrieb sie, daß sie sich in ausgezeichneter Verfassung befände und keine Beschwerden habe, obwohl sie deutlich Rück-
schritte mache. Sie starb am 24. 10. 31 (keine Autopsie).

In diesem Falle war die Diagnose nicht zweifelhaft, aber wenn die wirkliche
Art der primären Geschwulst nicht bekannt ist oder wenn zwischen der ersten
Operation und dem Auftreten cerebraler Symptome ein langer Zeitraum liegt,
dann kann man der Ansicht sein, daß eine Probefreilegung am Platze ist. Auch
sollte nicht vergessen werden, daß gelegentlich Symptome eines Hirntumors,
welche einer kurze Zeit zurückliegenden Amputation eines Mammakrebses
folgen, sehr wohl durch einen primären Tumor verursacht werden können und nicht durch einen metastatischen. Ein Beispiel dafür haben MEAGHER und EISENHARDT in ihrer oben erwähnten Arbeit angeführt. Überdies haben sie darauf hingewiesen, daß Carcinommetastasen der Brust weniger oft vorkommen, als solche der Lungen; erstere machten zur Zeit ihrer Berechnung 25%, letztere 35% aller metastatischen Hirngeschwülste aus. Aber dies ist wohl nur ein Ausdruck dafür, daß Patienten mit metastatischen Lungentumoren viel öfter zwecks Operation in die Klinik geschickt werden, da ja bronchogene Carcinome klinisch lange unbemerkt bleiben.

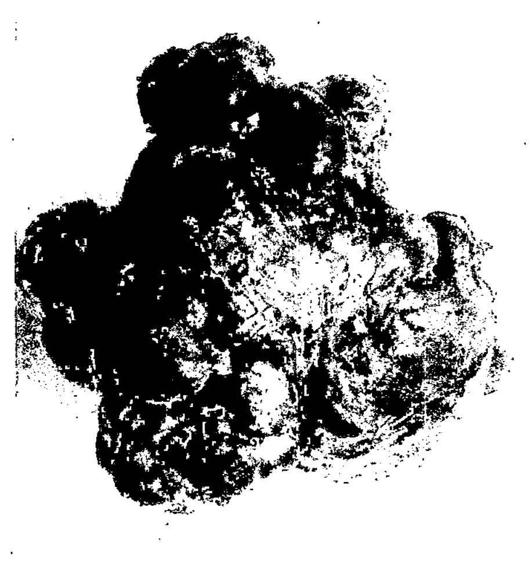

Abb. 85. Bei der ersten Operation entfernter, knotiger Tumor (unerwarteterweise eine Metastase eines Lungenkrebses).

Dieses Charakteristikum primärer Lungenkrebse — ihr heimtückischer Verlauf — ist besonders von FRIED und BUCKLEY (77) in einer Arbeit betont worden, in welcher 15 Fälle der Brigham-Sammlung mit Hirnmetastasen eingehend beschrieben wurden. Weiterhin können Hirnmetastasen dieser langsam wachsenden Krebse des Lungenhilus gelegentlich als Solitärtumoren auftreten und geben dann nach operativer Entfernung eine leidlich gute Prognose; manche dieser Art sind wirklich in der falschen Annahme, es wären Meningeome, entfernt worden. Erst nach Feststellung ihrer wahren histologischen Beschaffenheit sind dann Röntgenbilder des Thorax gemacht und auf diese Weise ist der primäre Lungentumor entdeckt worden. Den längsten Lebensgewinn hatte folgender Fall:

Am 16. 1. 23 wurde ein leicht exstirpierbarer, 51 g schwerer Tumor (Abb. 85) des linken Gyrus supramarginalis bei einem Rabbiner (S.-Nr. 18053), der vorher eine sensorische Aphasie hatte, erfolgreich entfernt.

Es folgte völlige Wiederherstellung; das schrittweise Verschwinden der Aphasie und Apraxie ist von Dr. BAILEY (78) beobachtet und mitgeteilt worden.

Der Tumor wurde als Hypernephrom oder möglicherweise Chordom bezeichnet und blieb lange in unserer Gruppe „verschiedenartiger Tumoren".

Wegen rezidivierender Symptome wurde 7 Monate später, am 20. 8. 23, eine zweite Operation vorgenommen, bei welcher ein ganz ähnlicher, 42 g schwerer Tumor (Abb. 86) an der gleichen Stelle entfernt wurde. Wieder erfolgte eine prompte und vollständige symptomatische Heilung. Der Patient blieb symptomenfrei und führte 5 Jahre lang ein tätiges Leben, bis er am 4. 9. 28 wegen einer beschwerlichen Inguinalhernie in die Klinik kam und erfolgreich operiert wurde. Trotzdem keinerlei Hirnsymptome vorhanden waren, wurde er jetzt gründlich untersucht, um, wenn möglich, den primären Herd der früheren Metastasen zu finden. Stereoröntgenogramme der Lungen zeigten Schatten eines Tumors im rechten Oberlappen.

2 Monate später wurde der Patient in die medizinische Klinik gebracht, da es mit seiner Gesundheit rapid abwärts ging. In dieser Zeit zeigte sich im Röntgenbild eine Zunahme des Lungentumors und deutliche Knochenmetastasen wurden gefunden. Der Patient wurde in ein anderes Krankenhaus überführt und starb dort, leider fand eine Autopsie nicht statt; *7 Jahre waren seit Beginn der cerebralen Symptome vergangen.*

Gewöhnlich sind die Metastasen im Gehirn multiple, so daß man es als große Ausnahme betrachten muß, daß dieser Patient ohne weitere Tochtergeschwülste im Gehirn starb.

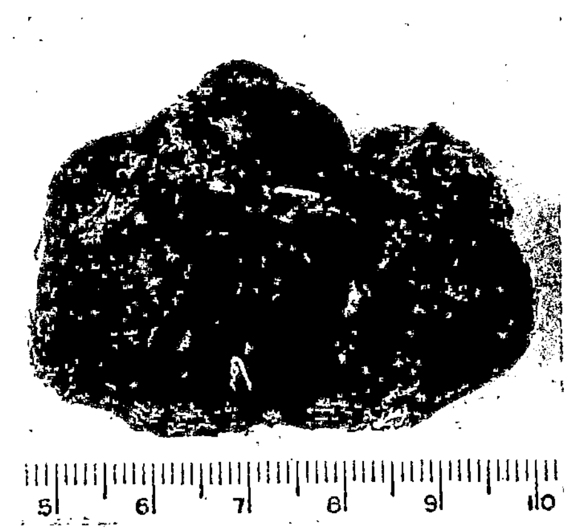

Abb. 86. Der 7 Monate später entfernte Rezidivtumor (vgl. Abb. 85); im Anschluß an die zweite Operation folgte ein symptomfreies Intervall von 5 Jahren.

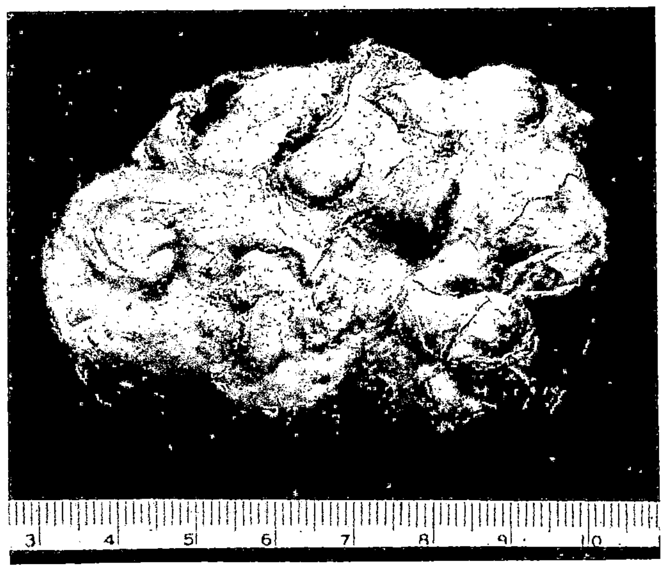

Abb. 87. Große, teilweise cystische Metastase eines Lungenkrebses (S.-N. 30684); 3 Jahre lang symptomatische Heilung. Tod an Lungenembolie am 5. Tage nach der 2. Operation wegen örtlichen Rezidivs.

Nichtsdestoweniger kann man gelegentlich anscheinend solitäre Tumoren von relativ großer Ausdehnung antreffen (Abb. 87), und die Tatsache, daß auch andere Patienten als der oben erwähnte unerwartet lange postoperative Lebenszeiten nach Entfernung metastatischer Carcinome aufwiesen (3 Jahre in einem

Falle, 2 Jahre in einem anderen), gibt einem sonst chirurgisch trostlosen Problem doch einen hoffnungsvollen Schimmer.

Die Mortalitätszahlen dieser Fälle gehören mit zu den höchsten in der Serie, was hauptsächlich darauf zurückzuführen ist, daß der Krankenhausaufenthalt oft bis zum Ende ausgedehnt wird. Von 48 bestätigten Fällen sind 39 operiert worden, 50 Operationen mit 15 Todesfällen wurden ausgeführt: Fallmortalität 38,5%, Operationsmortalität 30%.

b) Sarkome. Fälle von metastatischem Sarkom sind weniger zahlreich als die obigen, aber vom prognostischen Standpunkt noch ungünstiger. Den größten Teil unseres Materials bilden melanotische Tumoren, meist cutanen Ursprungs. Der letzte Fall der Serie mag als ein typischer in Kürze folgen:

12 Jahre vor seinem Eintritt war bei dem Patienten, einem 49jährigen Angestellten, (S.-Nr. 38478) ein „Nerventumor" vom rechten Bein entfernt worden. 6 Monate vor seiner Einlieferung war bei ihm ein Tumor der rechten Axilla exstirpiert worden, der als „metastatisches Carcinom" bezeichnet worden war. Weiter waren noch vor 25 und 12 Jahren 2 Operationen wegen einer Cyste des Ductus thyreoglossus vorgenommen worden.

Der Patient trat am 23. 3. 31 in die Klinik ein, wegen seit kurzem auftretender Kopfschmerzen, Nausea und Erbrechens. Es bestand eine hochgradige Stauungspapille, aber keine sicher lokalisierenden Symptome. Der wahrscheinlich metastatische Ursprung dieser Erkrankung wurde erkannt, doch zeigte ein angefertigtes Ventrikulogramm gering erweiterte Ventrikel mit einer deutlichen Vorwärtsknickung des Aquaeductus Sylvii, wie von einem lokalen Tumor verursacht.

Es wurde eine temporäre, subtemporale Dekompression angelegt, doch diese vermochte nicht die Symptome auch nur im geringsten zu mildern und der Patient wurde endlich am 17. 4. entlassen und starb 1 Monat später zu Hause. Die Autopsie wurde ausgeführt und uns das Gehirn zur Untersuchung zugeschickt. Es zeigte 2 Metastasen: eine kleine Geschwulst in der linken Frontalregion und einen zentral gelegenen Tumor im Wurm des Kleinhirns (Abb. 88). Die ursprüngliche Diagnose: „unbestätigter Tumor, wahrscheinlich Carcinommetastase" wurde daher geändert in „bestätigter Tumor, Sarkommetastase".

Von den 12 aufgezeichneten metastatischen Sarkomen wurden 9 operiert. 10 Operationen mit 2 Todesfällen wurden ausgeführt, d. i. 22,2% Fall- und 20% Operationsmortalität.

c) Hypernephrome. Es sind 5 Fälle von Hypernephrommetastasen im Gehirn vorgekommen, 2 davon hatten im ganzen Schädel Metastasen. Ich persönlich habe den Eindruck, daß Metastasen dieser Art günstiger sind als solche von primärem Sarkom oder Carcinom. Natürlich ist eine präoperative pathologische Diagnose kaum zu stellen und in allen Fällen ist die wahre Natur des Tumors nicht eher in Erwägung gezogen worden, als bis die histologische Untersuchung erfolgt war. Es folgt ein Beispiel:

Der Patient John G., ein 58jähriger Zimmermann, wurde am 28. 8. 29 eingeliefert (S.-Nr. 34711) mit folgender Anamnese: Kopfschmerzen seit 6 Monaten, deutliche Gewichtsabnahme, seit kurzem abwechselnde Perioden von Koma. Bis zur Feststellung der vorhandenen Stauungspapille war eine progressive Paralyse angenommen worden, obwohl die WASSERMANNsche Reaktion bei ihm negativ war. Wegen seiner somnolenten Verfassung war die neurologische Untersuchung ungenügend und am 4. 9. wurde bei der Ventrikulographie unerwartet eine Cyste angestochen, welche in der rechten Hemisphäre lag und xanthochrome Flüssigkeit enthielt. Die Cyste wurde mit Luft gefüllt und ihre Lage konnte röntgenologisch in der hinteren Parietalgegend nachgewiesen werden. Bei der Operation am 12. 9. legte Dr. HORRAX auf elektrischem Wegen einen teilweise cystischen, operablen Tumor frei und entfernte ihn.

Das Koma wich jedoch nicht nach der Operation und am folgenden Tage wurde unter der Annahme, daß eine Blutung vorliege, der Lappen wieder aufgeklappt. Es wurde nichts gefunden. Der Patient starb etwas später am gleichen Tage, anscheinend an Hyperthermie mit plötzlichem Atemstillstand. Die Obduktion wurde gemacht und zeigte ein Hypernephrom der linken Niere, „Gastromalacie" mit Perforation des Magens und Oesophagus, ebenso eine Bronchopneumonie. Die Hirnmetastase war sichtlich vollständig entfernt worden und das Gehirn zeigte keine Anzeichen von Ödem oder eine Schädigung durch die Exstirpation. Es bestanden keine anderen Hirnmetastasen, auch sonst fanden sich im Körper nirgends Tochtergewächse. Der primäre Tumor bildete eine große nekrotische Geschwulst

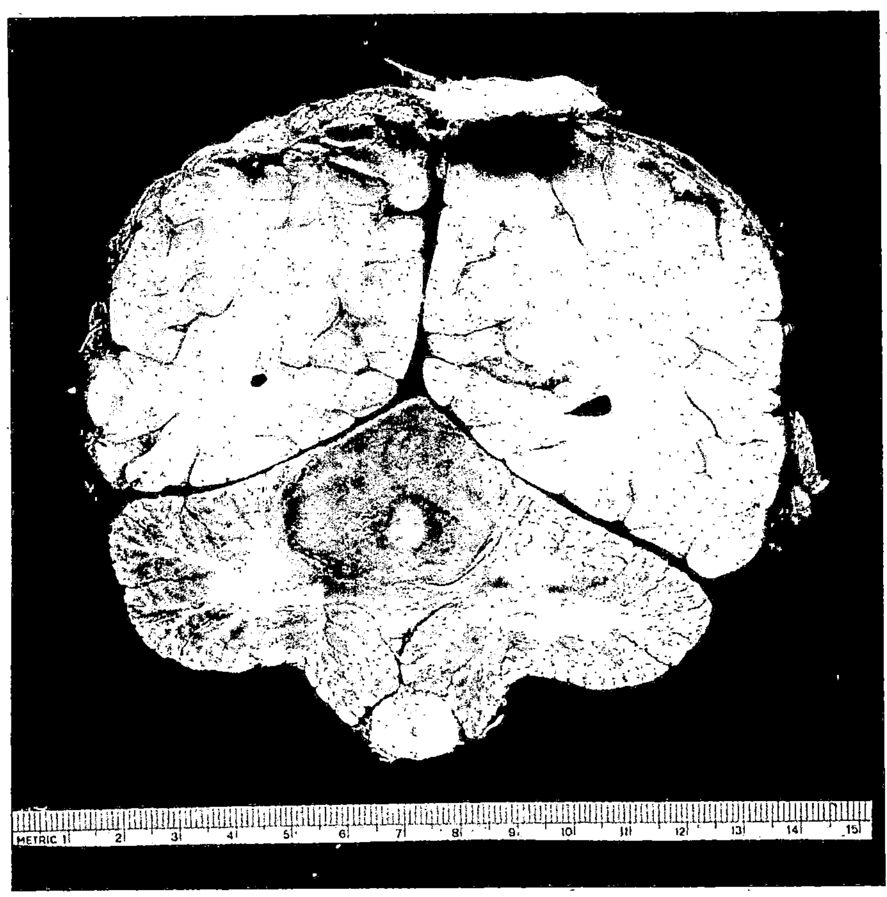

Abb. 88. Metastatisches Sarkom des Oberwurms, im Text erwähnt.

inmitten der linken Nierensubstanz und maß 16:9:9 cm. Im Lumen der Nierenvene fand sich Tumorgewebe.

Statistisches. 3 von den 5 bestätigten Hypernephrommetastasen wurden operiert. 4 Operationen mit diesem einzigen Todesfall wurden ausgeführt, das ergibt *33,3% Fall- und 25% Operationsmortalität.*

Maligne invasive Tumoren.

Diese Gruppe enthält 20 verschiedenartige maligne Tumoren des Schädels, sowohl primäre als metastatische, welche sekundär durch direktes Wachstum auf das Gehirn übergriffen. Es sind 8 Sarkome, 8 Carcinome und 4 Myelome. Ein Beispiel folgt:

7*

Die Patientin, eine 66jährige Kinderpflegerin (S.-Nr. 21057), wurde am 20. 11. 23 in die Klinik gebracht. Sie hatte eine eindeutige Ostitis deformans (PAGET), welche hauptsächlich den Schädel betraf, wo eine seitlich gelegene, große Anschwellung eine sarkomatöse Degeneration des Tumors verriet (79). Ungünstigerweise war vor kurzem die Schwellung, welche weich und bei Berührung warm war, incidiert worden unter der Annahme, es läge ein großer Absceß vor. An der Stelle der Incision bestand eine kleine fungöse Vorwölbung (Abb. 89). Die Patientin zeigte deutlich Hirndrucksymptome mit beginnender Stauungspapille.

Der Tumor war rapid gewachsen, doch bestand Hoffnung, daß die unglückliche Frau von dem erschreckenden, großen, eiternden Fungus befreit werden könnte, wenn es möglich

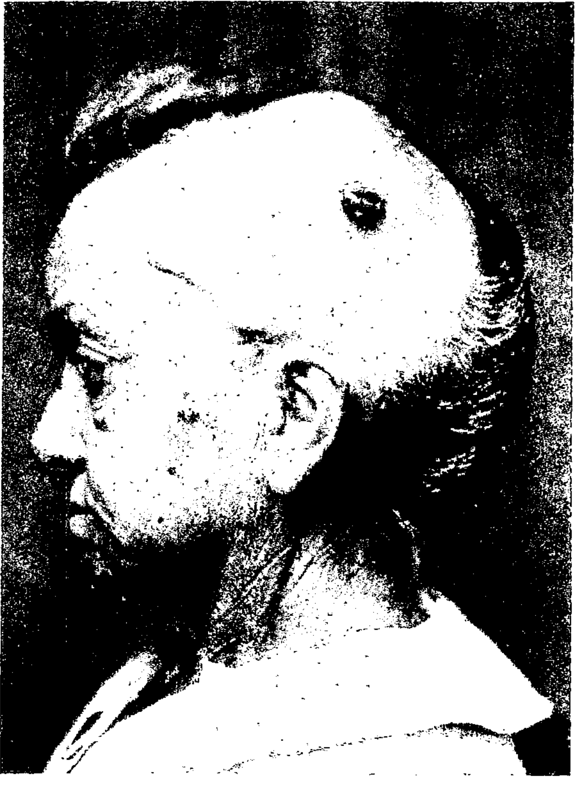

Abb. 89. Patientin mit Ostitis deformans (PAGET); Fungus an der Incisionsstelle; das riesige Schädel-Sarkom war fälschlich als Absceß angesehen worden.

war, nach Verschluß der Galea die Haut wieder an die Stelle der vorhandenen Auftreibung zu bringen.

Dementsprechend wurde am 5. 12. ein großer Hautlappen abpräpariert, worauf die ganze Geschwulst frei lag, von der hauptsächlich der extrakranielle Teil entfernt wurde. Der Tumor war weich, außerordentlich gefäßreich und durchsetzt mit Knochenfragmenten. Die Blutung hätte wahrscheinlich nicht beherrscht werden können, hätte nicht frische Muskulatur in großer Menge zur Verfügung gestanden, die von einer Mammaamputation stammte, welche absichtlich am gleichen Morgen vorgenommen worden war. Nachdem der Tumor bis zum Niveau des Schädels brüsk ausgelöffelt worden war, wurde der ganze Musculus pectoralis major aufgelegt und so lange in dieser Lage belassen, bis die Blutung stand. Am Grunde der großen Höhle bestand eine deutliche Pulsation, welche anzeigte, daß der durch den Tumor verursachte intrakranielle Druck geschwunden war. Vor der Rücklagerung der Kopfschwarte wurde die kleine, fungusartige Auftreibung excidiert und die Galea hier exakt vernäht.

Die Patientin erholte sich unerwartet gut von diesem verzweifelten Eingriff und 3 Tage später, am 8. 12., wurde der Lappen wieder aufgeklappt, der Muskel entfernt und wieder reichliche Massen des dicken, tumordurchsetzten Knochens ausgeräumt; um die Blutstillung sicher zu machen, war es nötig, wieder etwas von dem alten Muskel zu implantieren. Von dieser Operation erholte sie sich gleichfalls ausgezeichnet und wurde am 2. 1. 24 entlassen, vollkommen befreit von den vorher bestandenen Kopfschmerzen und mit sauberer Kopfschwarte.

Der Tumor erwies sich als ein typisches, rapid wachsendes Osteosarkom mit Riesenzellen und zahlreichen Mitosen. Wie zu erwarten war, folgte schnell ein Rezidiv des Tumors

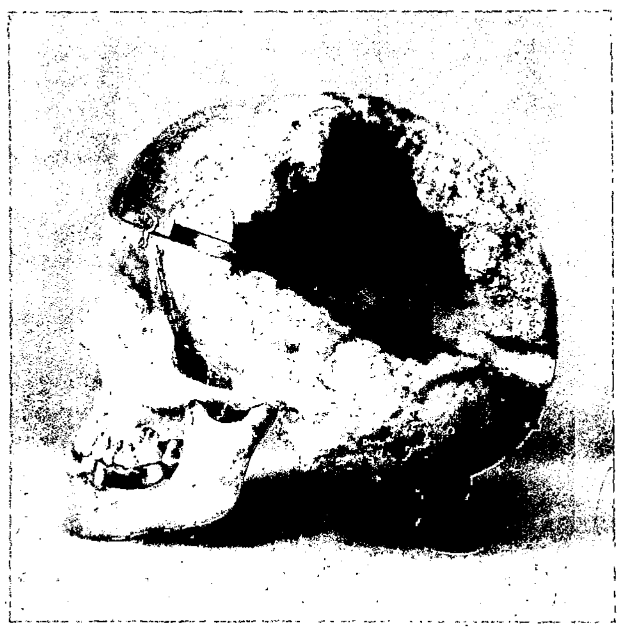

Abb. 90. Schädel der Patientin mit Ostitis deformans; Defekt durch das riesige Osteosarkom verursacht.

und die Frist war nur kurz. In Kenntnis unseres Interesses an der Art ihrer Krankheit und mit dem Wunsche, daß nach ihrem Tode eine Untersuchung stattfinden möge, kam die bedauernswerte Frau wieder in unsere Klinik, wo sie schließlich starb (Abb. 90).

Von den 20 hier zusammengestellten invasiven Tumoren wurden 12 ohne postoperativen Todesfall operiert (16 Operationen).

Statistisches. Die gemeinsamen Zahlen für die ganze Gruppe von 85 metastatischen und invasiven Tumoren enthalten 63 Patienten mit 80 Operationen und 18 Todesfällen: *Fallmortalität 28,6%, Operationsmortalität 22,5%*.

Die Tatsache, daß während der letzten 3 Jahre 4 Todesfälle auf 10 Fälle mit 11 Operationen kommen, bildet für diesen Zeitraum ein schlechtes Resultat, nämlich 40% Fall- und 36,4% Operationsmortalität. Es ist zum Teil darauf zurückzuführen, daß wir dreimal eine Explorativ-Freilegung bei Tumoren gemacht haben, deren metastatischer Charakter unbekannt war.

VII. Granulome.

Man kann darüber streiten, ob diese Tumoren überhaupt in eine Aufstellung von Hirngeschwülsten eingereiht werden sollen, ebenso wie Aneurysmen, Abscesse oder, in Ländern wo sie zahlreich sind, parasitäre Cysten. Sie stellen keine echten „Neoplasmen" im strengen Sinn des Wortes dar, obschon sie diagnostisch und chirurgisch Probleme bieten, welche denen der wirklichen Tumoren nicht nur ähnlich, sondern in mancher Hinsicht noch schwieriger zu lösen sind. Nur mit Rücksicht auf die Tradition sollen die bacillären Granulome als Tumoren betrachtet werden, und sollte dies unlogisch sein, dann wird die Zeit diesen Irrtum korrigieren, denn sie werden sehr bald nicht mehr vorkommen.

Tuberkulome. In Zusammenstellungen, welche vor 40 Jahren angelegt wurden, bilden sie 30—40% aller intrakraniellen Tumoren; mit der geringer werdenden Frequenz der Tuberkulose werden sie glücklicherweise seltener. In meiner Johns Hopkins-Serie von 194 bestätigten Tumoren befinden sich 8 Fälle = 4,1%. Zur Zeit als Dr. VAN WAGENEN eine eingehende Beschreibung (80) von 14 Tuberkulomen der Brigham-Serie bis zum 15. Oktober 1925 gab, machten sie 1,4% aller bestätigten Tumoren aus, und dies ist im wesentlichen ein konstant bleibender Prozentsatz. In Ländern, in denen die Tuberkulose häufiger ist als in Amerika, wird der Anteil zweifellos höher sein, doch stützen sich solche Angaben mehr auf Autopsien als auf chirurgische Berichte.

In unserer Serie kommen — warum ist unersichtlich — Tuberkulome des Hinterhirns dreimal so oft vor als solche des Vorderhirns; zum mindesten scheinen nach unserer Erfahrung diejenigen der hinteren Schädelgrube viel häufiger Symptome zu verursachen, welche Eingriffe veranlassen. Wenn ein Tuberkulom des Kleinhirns mit noch so großer Sorgfalt chirurgisch entfernt wird, so folgt höchstwahrscheinlich binnen 3 Monaten eine tuberkulöse Meningitis. Wegen dieser Erfahrung ist es uns zur Gewohnheit geworden, solche Tumoren nach chirurgischer Freilegung der Heliotherapie zu überantworten und die Operation als bloße Entlastung zu beenden. Gewöhnlich sind diese Patienten im Kindesalter. 2 Kinder — von einem ist bereits in der Literatur (81) berichtet worden — haben auf diese Weise eine anscheinend vollständige Genesung erlebt. Einander folgende Röntgenaufnahmen zeigten eine fortschreitende Verkalkung in einem Fall 5 Jahre hindurch, in einem anderen 6 Jahre. Fälle dieser Art gehören indes in die Liste unbestätigter Tumoren, denn ohne histologische Bestätigung kann man niemals der Diagnose sicher sein. Dafür möchte ich zwei Beispiele bringen:

Vor 2 Jahren wurde ein Tumor im Kleinhirn eines Kindes freigelegt, der als Tuberkulom angesehen wurde, und die Operation als Entlastung beendet; das Kind wurde auf dem Lande in günstiger Umgebung untergebracht, und, obwohl der Tumor zunehmend verkalkte, wie auf einer Serie von Röntgenbildern zu erkennen war, besserten sich die Symptome keineswegs. Daher wurde eine zweite Operation ausgeführt und unerwarteterweise ein verkalkendes Ependymom gefunden. In dem anderen, neueren Fall wurde der Tumor sorgfältig entfernt in der Annahme, daß durch die elektrochirurgischen Methoden (Verkochen der Meningen) das gewöhnliche Risiko einer Meningitis nach Exstirpation eines cerebellaren Tuberkuloms verringert würde; bei der histologischen Untersuchung erwies sich der Tumor nicht als Tuberkulom, sondern als Xanthom — der einzige bestätigte Fall einer so seltenen Tumorart der ganzen Serie.

Gewiß können auch umgekehrt Irrtümer in der Diagnose gemacht werden, nämlich Tuberkulome fälschlich als andersartige Tumoren angesehen werden.

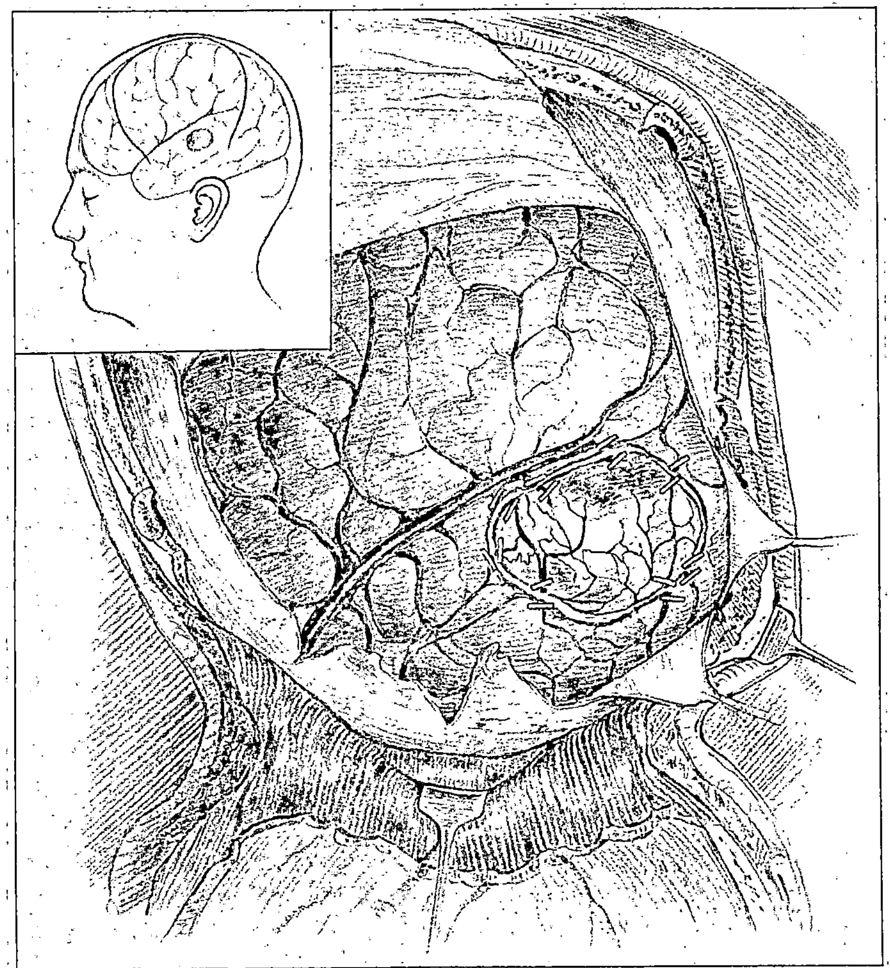

Abb. 91. Skizze des Operationsfeldes; Aussehen und Sitz eines Tuberkuloms; irrtümlich für ein Gliom gehalten und entfernt. 5 Jahre dauernde Heilung.

Da sie dazu neigen, an den Meningen zu haften, können sie ganz Meningeomen gleichen, namentlich wenn sie infolge des Heilungsprozesses stark narbig verändert sind; 2 Tumoren der Serie wurden denn auch unter dieser Annahme entfernt. Im folgenden Fall wurde der Tumor irrtümlich für ein fibrilläres Astrocytom gehalten.

Rosa F., eine Stenographin im Alter von 29 Jahren (S.-Nr. 27384), wurde am 9.10.26 eingeliefert. Seit 4 Monaten bestanden Kopfschmerzen, Erbrechen, Sehschwäche, epileptische Anfälle und Ermüdbarkeit. Es handelte sich um eine junge Frau in gutem Ernährungszustand, mit doppelseitiger Stauungspapille von 4 Dioptrien, etwas stärker links, Schwäche der rechten unteren Gesichtshälfte und der rechten Hand, mit langsamer geistiger Reaktion. Die meisten Anfälle zeigten JACKSON-Typus und begannen in der rechten Zungenhälfte und im Gesicht und waren von Aphasie begleitet. Auf Schädelröntgenogrammen zeigte sich eine deutliche Verlagerung der Zirbeldrüse nach rechts („pineal shift") [1]. Es bestand leichtes kontinuierliches Fieber, durchschnittlich einen Grad über dem Normalen ohne Leukocytose.

Die Symptome wiesen auf einen linksseitigen Temporaltumor hin und bei der Operation am 13. 10. wurde ein 3:4 cm messender Tumor an der Oberfläche freigelegt (vgl. Abb. 91); er wurde „en bloc" entfernt (Abb. 92) in der Meinung, es handle sich um ein solides Gliom. Erst nach Härtung und Anfertigung von Schnitten ergab sich, daß es sich um ein ziemlich gut organisiertes Tuberkulom handelte.

Nach der Operation trat eine deutliche, zeitweise Sprachstörung auf und eine vermehrte Schwäche der rechten Gesichtshälfte, welche sich jedoch schnell besserten. Die Patientin, deren Stauungspapille vollständig geschwunden war, wurde am 17. 11. 26 in ausgezeichneter Verfassung entlassen. Die epileptiformen Anfälle dauerten noch 6 Monate an und hörten dann auf. Die Patientin nahm ihre Beschäftigung als Stenotypistin wieder auf und befindet sich jetzt, 8 Jahre nach der Operation, in vollständiger Gesundheit. Wiederholte Untersuchungen haben den primären Sitz der Tuberkulose nicht ermitteln können. Der letzte Bericht der Operierten stammt vom 2. 8. 34 und besagt, daß sie gesund ist und sich selbst erhält.

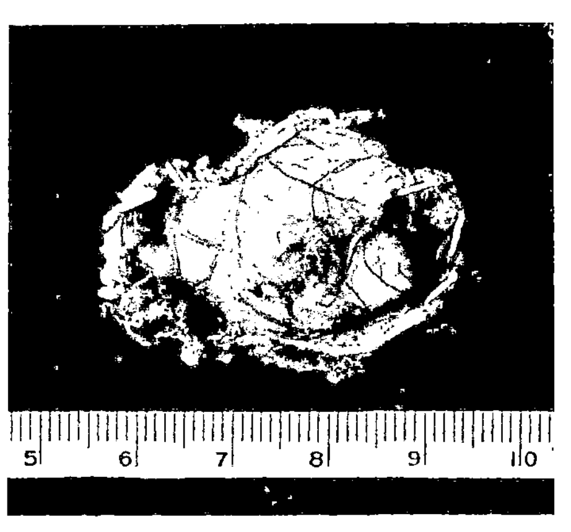

Abb. 92. Corticale Oberfläche eines soliden Tumors (Tuberkulom) nach Exstirpation.

Allgemein gesprochen ist das einzige ermutigende Faktum bei Gehirntuberkulomen, wie man sie in einer neurochirurgischen Klinik findet, daß sie weit öfter isoliert vorkommen als multipel, was vielleicht auf einen zufälligen selektiven Einfluß zurückzuführen ist. Das ist der Fall gewesen bei 13 von 21 Fällen, welche schließlich zur Autopsie kamen; wenn es gestattet wäre, noch 10 unbestätigte, aber chirurgisch freigelegte Tumoren hinzuzuzählen, welche meist groß und vorwiegend singulär waren, würde das Verhältnis noch erhöht. Von den bestätigten singulären Tumoren waren 11 im Kleinhirn, 5 in der Brücke, 8 im Großhirn lokalisiert. Die Brückentumoren sind chirurgisch als hoffnungslos zu betrachten und die Erfahrung hat gezeigt, daß man sie durch Entlastung am wenigsten günstig beeinflussen kann.

Wegen der geringen Zahl der Fälle und wegen der Unterschiede des Verlaufs und des Sitzes haben chirurgische Statistiken keinen allzu großen Wert. Ganz allgemein kann gesagt werden, daß isolierte Tuberkulome des Großhirns eine bessere Prognose haben als die des Kleinhirns. Wie bereits ausgeführt, folgt auf die Entfernung eines cerebellaren Tuberkuloms fast unvermeidlich nach verschieden langem Intervall eine tödliche tuberkulöse Meningitis. In einzelnen Fällen ist dies erst nach Ablauf von 2—3 Monaten der Fall gewesen, weil aber dieses Ereignis während des Aufenthalts der Patienten im Hospital eintrat, bestand die Verpflichtung, diesen Fall nach bestehendem Brauche als einen

---

[1] Vgl. H. C. NAFFZIGER, A method for the localization of brain-tumors — the pineal shift. Surg. etc. 40, 481—484 (1925). (Anmerkung des Übersetzers.)

postoperativen Todesfall zu bezeichnen. Einige wenige chirurgisch freigelegte, aber unbehelligt gelassene Tumoren des Kleinhirns sind auch ohne Autopsie als „bestätigte" angesehen worden, wenn eine in der Folge aufgetretene Meningitis sich bei der Lumbalpunktion als tuberkulös erwies und die Meerschweinchenimpfung positiv ausfiel; andernfalls sind diese Tumoren als „unbebestätigte" eingereiht.

Es sind in dieser Gruppe 18 cerebellare Probefreilegungen gemacht worden, 5 ohne Auffindung des Tumors, 3 anschließende Todesfälle im Hospital haben sich ereignet; siebenmal wurde der Tumor gefunden und exstirpiert, dabei gab es 4 Todesfälle im Krankenhaus; sechsmal wurde der Tumor gefunden, aber nicht entfernt, dabei ereignete sich nur ein einziger Todesfall nach 56 Tagen. Einer dieser letzten Fälle lebte noch ein ganzes Jahr, bis die postmortale histologische Untersuchung die wahre Natur des Tumors ergab und damit die Diagnose sicherstellte.

Die Mortalitätsquote ist bei cerebralen Operationen höher gewesen als bei cerebellaren, aus dem Grunde, weil jene eher bei Vorhandensein multipler Tumoren gemacht werden. Von 11 Patienten wurde 10 operiert: freigelegt, aber nicht entfernt wurde der Tumor in 3 Fällen mit 2 Todesfällen, exstirpiert in 2 Fällen ohne tödlichen Ausgang; dann wurden noch 5 ergebnislose Aufklappungen gemacht, diese Patienten starben und kamen in der Klinik zur Obduktion. Daher sind nur 3 cerebrale Fälle am Leben geblieben und entlassen worden und nur in einem Fall (dem oben erwähnten) kann von einer vollständigen Dauerheilung gesprochen werden. Die beiden anderen starben anschließend zu Hause, der eine nach 3 Monaten an allgemeiner Tuberkulose, der andere nach anscheinend erfolgreicher Entfernung eines großen Tuberkuloms des Scheitellappens 15 Monate nach der Entlassung an Bauchfelltuberkulose.

Statistisches. Von 33 Patienten mit bestätigten Tuberkulomen wurden 30 operiert; 35 Operationen mit 15 Todesfällen ergeben *50% Fall- und 42,9% Operationsmortalität.* Unsere Erfahrung hat uns gelehrt, Todesfälle während der letzten Dreijahresperiode zu vermeiden; wir haben 5 Operationen bei 4 Patienten ohne Todesfall gemacht.

Syphilome. Diese können mit kurzen Hinweisen behandelt werden. Einen kritischen Bericht über 8 überaus interessante Fälle der Serie, welche bis 1927 beobachtet worden waren, hat Dr. BAGDASAR (82) gegeben.

Bis zur Entdeckung SCHAUDINNs im Jahre 1905 und ihrer Anwendung durch WASSERMANN im folgenden Jahre hat man jeden intrakraniellen Tumor so lange als vermutliches Gumma angesehen, bis sich der Patient der „diagnostischen Probe" einer langen antiluetischen Kur unterwarf.

Es ist ungewiß, ob das Gumma des Gehirns immer schon selten gewesen ist oder ob es nach Einführung der modernen diagnostischen und therapeutischen Methoden der Syphilis selten geworden ist; aber es ist interessant, daß 5 Fälle von allen 12 in der Baltimore-Serie von 194 Fällen beobachtet wurden (bis 1911) und daß nur 7 in der folgenden Boston-Serie gefunden wurden, welche zehnmal soviel Tumoren umfaßt. Es ist natürlich möglich, daß das Vorhandensein einer positiven WASSERMANNschen Reaktion die Ärzte dazu ermutigen kann, mit der medikamentösen Behandlung fortzufahren, auch wenn Stauungspapille und sichere Lokalzeichen eines Tumors vorhanden sind.

Die Erfahrung lehrt, daß das cerebrale Gumma (merkwürdigerweise bevorzugen diese Tumoren das Großhirn, im Gegensatz zu den Tuberkulomen) sich ungewöhnlich resistent gegen eine antiluetische Behandlung verhält und, wie HORSLEY schon vor langer Zeit ausdrücklich betont hat, sind chirurgische Maßnahmen in der Mehrzahl der Fälle schon aus dem Grunde angezeigt, um das Sehvermögen zu erhalten. Die Art des Tumors war bei den früheren Fällen nicht vermutet worden und die pathologische Diagnose kam überraschend. Dies ist auch bei einigen wenigen der späteren Fälle so gewesen, ein- oder zweimal haben Blut und Liquor eine negative WASSERMANNsche Reaktion aufgewiesen.

Statistisches. Von den 12 Fällen der Serie sind 10 operiert worden, 14 Operationen blieben ohne Todesfall. In den letzten 3 Jahren sind keine solchen Fälle vorgekommen.

VIII. Blutgefäßgeschwülste.

Unter dieser Bezeichnung werden die angiomatösen Mißbildungen und die echten Angioblastome zusammengefaßt. In gemeinsamer Arbeit mit PERCIVAL BAILEY ist eine eingehende Studie über 29 Tumoren dieser Art (16 Angiome und 13 Angioblastome), welche bis 1. März 1928 beobachtet worden waren, bereits veröffentlicht worden (83).

Wie schon damals ausgeführt, sind früher manche dieser Tumoren fälschlicherweise für „vasculäre Gliome" gehalten worden, von welchen man sie aber durch histologische Methoden der Reticulinfärbung leicht unterscheiden kann. Während sich die angiomatösen Mißbildungen hauptsächlich im Großhirn finden, kommen die echten angioblastomatösen Tumoren unserer Serie nur im Kleinhirn vor (früher einmal fälschlich als Peritheliome bezeichnet); in einem Falle konnte LINDAUs wichtige Entdeckung ihres Zusammenhanges mit einer Angiomatose der Retina eindeutig bestätigt werden (84). 12 weitere cerebellare Hämangioblastome (25 im ganzen) kommen jetzt noch hinzu, 2 davon sind jüngst bei der neuerlichen histologischen Untersuchung der cerebellaren Astrocytome entdeckt worden.

Obwohl die Blutgefäßgeschwülste nur 2% aller Tumoren ausmachen, haben sie doch Merkmale bestimmter Art und hinsichtlich ihrer Behandlungsmethode können ziemlich genaue Gesichtspunkte angegeben werden. Die Gefäßmißbildungen, sowohl die rein venösen als auch die arteriovenösen, sollte man lieber bestrahlen, als den Versuch einer Exstirpation machen; selbst ein hörbares Geräusch, das eine arterio-venöse Kommunikation verrät, kann verschwinden und alle Symptome können nach der Bestrahlung nachlassen. Die Wirkung der Strahlen reizt anscheinend die Endothelien der Gefäße und bewirkt so deren Thrombosierung und Obliteration. Ein Beispiel dafür ist in der oben erwähnten Monographie (1928) angeführt (83) (Fall 14), und die Patientin ist jetzt (1931), 6 Jahre seit Beginn des hörbaren Geräusches, von Symptomen frei, ein Resultat, das durch Bestrahlung allein erreicht wurde.

Wenn ein cystischer Tumor des Kleinhirns irgendwelcher Art angetroffen wird, sollte der wandständige Knoten gesucht und nach seiner Auffindung vollständig entfernt werden; nicht immer kann man nach dem makroskopischen

Aussehen vorhersagen, ob er sich als Astrocytom, Spongioblastom oder Angioblastom erweisen wird, doch sind die Aussichten bei den ersteren günstiger. Ist eine vollständige Entfernung nicht ausgeführt worden, dann füllt sich die Cyste sehr schnell wieder und der Tumor kann eine große Ausdehnung erreichen. Andererseits hat die Erfahrung gezeigt, daß die Entfernung des Wandknotens in der ersten Sitzung von einer Dauerheilung gefolgt sein kann. Ein murales Angioblastom kann extrem klein sein und sich der Entdeckung entziehen — ja es kann mikroskopisch klein sein, so daß erst Serienschnitte durch die Cystenwand seine Erkennung ermöglichen. Es folgt ein Beispiel eines sehr kleinen Tumors.

Ein 33jähriger jüdischer Anwalt (S.-Nr. 37620) kam zum ersten Male am 7. 11. 30 zu uns mit Klagen über periodischen Schwindel, Nausea mit Erbrechen am Morgen, Obstipation, Hinterhauptschmerzen beim Pressen zum Stuhlgang, alles seit 10 Wochen bestehend. Er war mit Dickdarmspülungen behandelt worden, in der Annahme, daß eine toxische Erkrankung vorliege.

Die klinische Untersuchung war ganz negativ, abgesehen von einem leichten Nystagmus, und der Patient wurde nach 1 Woche Aufenthalt entlassen: Tumorverdacht, fragliche Labyrinthitis.

Im Laufe der nächsten 2 Monate entwickelte sich sehr schnell ein typisches Kleinhirnsyndrom und bei der neuerlichen Einlieferung am 26. 1. 31 bestanden: akute Stauungspapille von 4 Dioptrien, häufig plötzliches Erbrechen, Diplopie und deutliche cerebellare Ataxie, positiver Romberg und Schwanken beim Gehen.

Die am 6. 2. in Novocainanästhesie vorgenommene, typische suboccipitale Freilegung zeigte (Abb. 93) eine große median gelegene, cerebellare, xanthochrome Cyste. Ein winziger Wandknoten von Erbsengröße (Abb. 94 und 95) wurde schließlich im Bereich der oberen Wand an der Vereinigungsstelle der linken Hemisphäre und Tonsille gefunden. Er wurde zusammen mit der dünnen darüberliegenden Rinde excidiert. Mit Hilfe der supravitalen Methode wurde die vorläufige Diagnose Hämangioblastom gestellt und später durch Schnitte nach Fixierung bestätigt (Abb. 96 und 97).

Die Erholung nach der Operation erfolgte schnell und am 28. 2. wurde der Patient entlassen; er war in ausgezeichneter Verfassung, abgesehen von einer noch bestehenden Verminderung der Sehschärfe durch die Stauungspapille. Dies war eine bedauerliche Folge unseres Unvermögens, schon bei der ersten Einlieferung eine korrekte Diagnose zu stellen.

Am 6. 2. 34 wurde berichtet, daß der Operierte gesund ist und sich selbst erhält.

Die cerebellaren Hämangioblastome, welche ohne Cystenbildung verlaufen, sind entweder gefäßarm oder aber exzessiv reich an kollateralen Gefäßen. Ist die Gefäßversorgung gering, dann kann auch ein großer Tumor mit Erfolg entfernt werden, gewöhnlich in der Annahme, es handle sich um ein Astrocytom, und die wirkliche histologische Diagnose kommt als Überraschung. Andererseits aber können diese Tumoren einen so hohen Gefäßreichtum aufweisen, daß selbst der Versuch, Gewebe zur Bestätigung zu entnehmen, als tollkühn betrachtet werden muß. In diesen wirklich verzweifelten Fällen können elektrochirurgische Maßnahmen eine wirkungsvolle Hilfe bedeuten, aber letzten Endes muß man die erfolgreiche Entfernung eines Tumors dieser Art als ein ungeheures Wagnis ansehen. Das Vorherrschen solcher Fälle hat am meisten Anteil an der hohen Mortalitätsquote dieser Gruppe.

Statistisches. Von den 25 Tumoren wurde einer bei der Autopsie ohne vorausgegangene Operation bestätigt. Die verbleibenden 24 Fälle erforderten 44 Operationen mit 6 Todesfällen, d. i. 25% Fall- und 13,6% Operationsmortalität. Dies bedeutet eine geringe Verbesserung der vor mehreren Jahren in unserer Monographie angeführten Ergebnisse von 36,4% Fall- und 18,2%

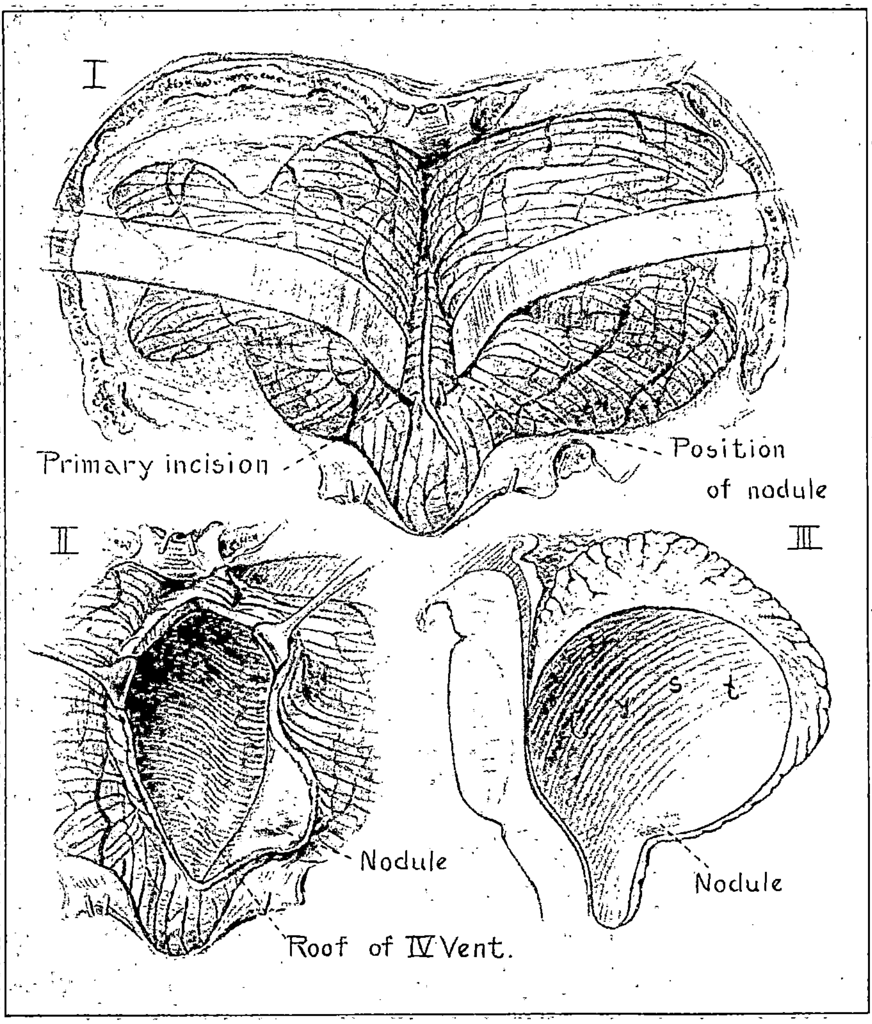

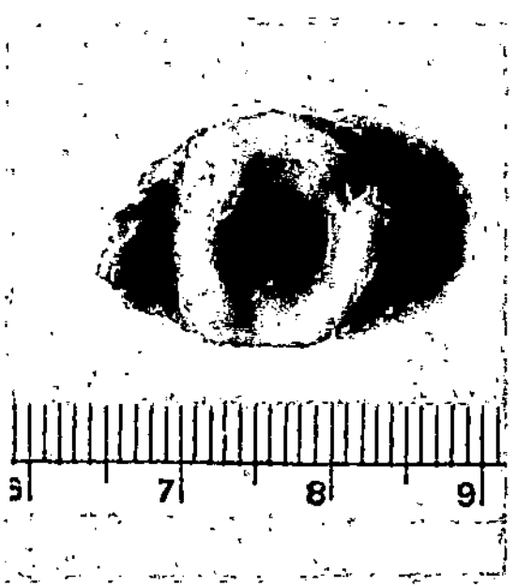

Abb. 93. Operationsskizzen: operatives Vorgehen in dem erwähnten Falle einer rechtsseitigen, cerebellaren, 130 ccm fassenden Cyste, welche einen winzigen angiomatösen Knoten enthielt.

Abb. 94. Gewebsstück von der Wand der Kleinhirncyste; im dunkel gefärbten Zentrum der 5. mm messende Wandknoten.

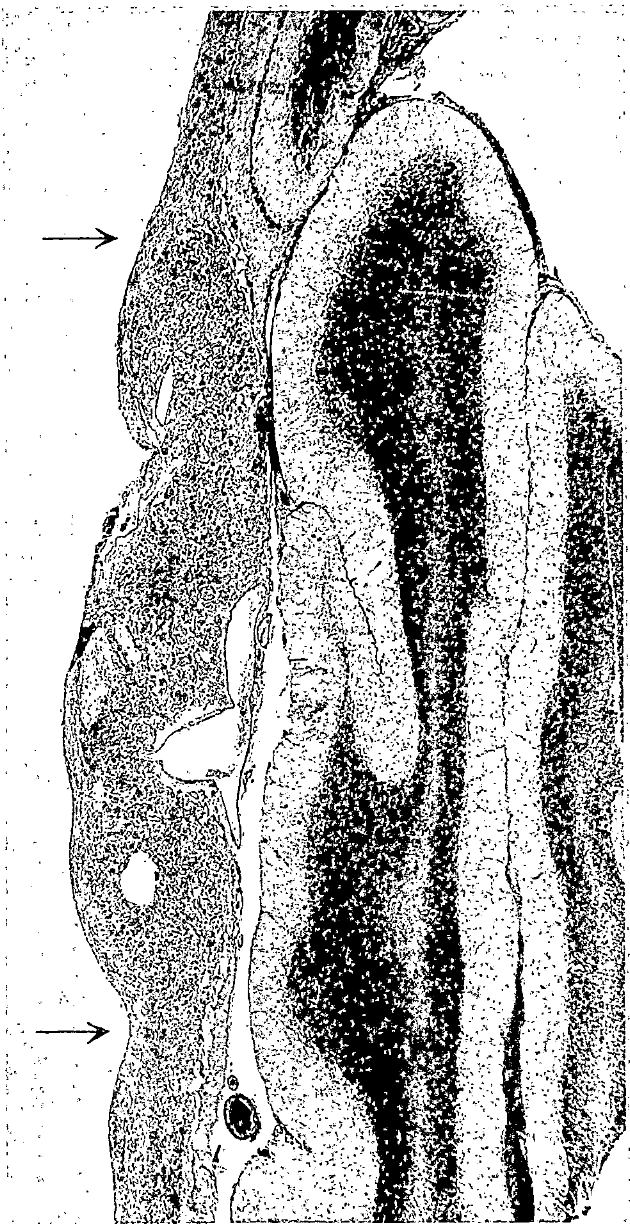

Abb. 95. Durchschnitt durch das ganze, wandständige Hämangioblastom (zwischen den Pfeilen)
im Bereiche der Wand der Kleinhirncyste (vgl. Abb. 93 und 94). Rechts: darüberliegende Kleinhirn-
windungen (Hämatoxylin-Eosin, 18fache Vergr.).

Operationsmortalität. Die sekundären Operationen waren immer verzweifelte
Eingriffe und stellten fortgesetzte Attacken auf rezidivierende Tumoren dar;
bei 4 Patienten wurden je 4 Operationen vorgenommen, 2 von ihnen erlagen
dem letzten Eingriff.

In der letzten Dreijahresperiode wurden an 7 Patienten 10 Eingriffe vorgenommen, mit einem einzigen Todesfall, das ergibt *14,3% Fall-* und *10% Operationsmortalität.*

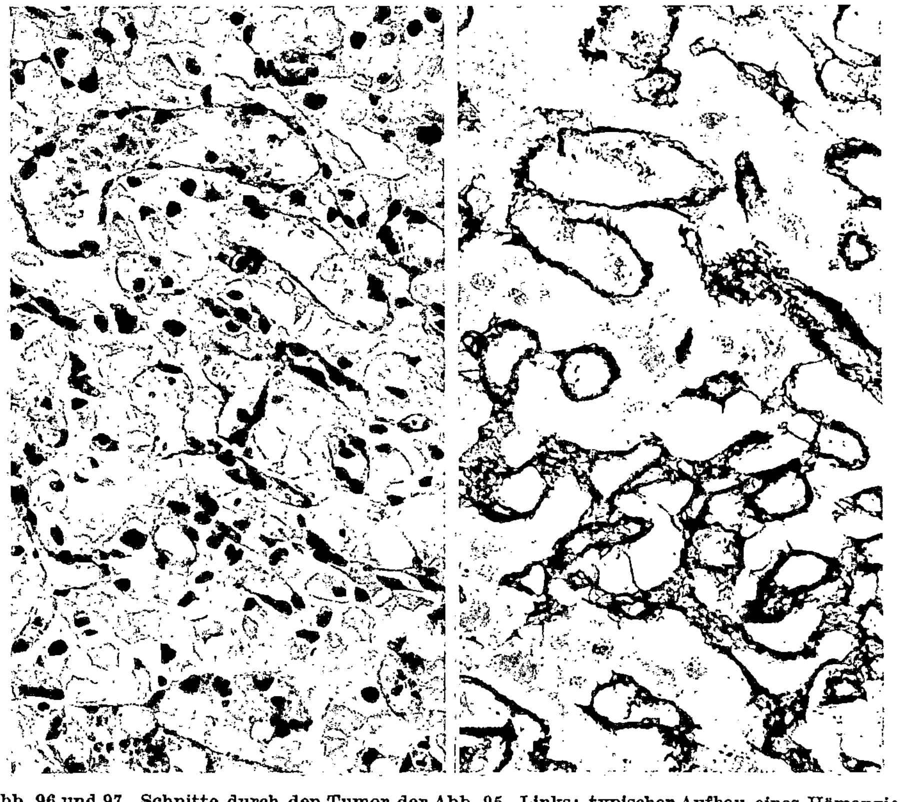

Abb. 96 und 97. Schnitte durch den Tumor der Abb. 95. Links: typischer Aufbau eines Hämangioblastoms (Hämatoxylin-Eosin; 300fache Vergr.). Rechts: nur das interstitielle Gewebe gefärbt (PERDRAU, 300fache Vergr.).

IX. Sarkome.

Während man früher glaubte, daß Sarkome des Gehirns häufig wären, hat sich jetzt gezeigt, daß die Mehrzahl der früher als Sarkome bezeichneten Fälle entweder echte Gliome oder etwas malignere Formen schnell wachsender Meningeome sind. In der Brigham-Sammlung finden sich einige Fälle, bei welchen bisher mit der Klassifizierung gezögert wurde, welche aber in vergangenen Jahren von einer Reihe von Pathologen als Sarkome bezeichnet worden sind. Unter diesen befinden sich einige große, solide Geschwülste, welche sauber exstirpiert worden waren, ohne daß nach Jahren Rezidive aufgetreten sind, so daß der Verlauf nicht dem eines Sarkoms entspricht. Daher haben wir diese Tumoren in die Gruppe der unbestimmten, verschiedenartigen Geschwülste eingereiht, welche weiteres Studium erfordern.

Von den 14 anderen, endgültig als Sarkome bestimmten Tumoren sind 7 von Dr. BAILEY beschrieben und die Theorie ihrer Histogenese ist von ihm diskutiert worden (85); der Autor fügte hinzu, daß sie hauptsächlich vom Standpunkt der theoretischen Pathologie interessieren: 4 von Dr. BAILEYs 7 Fällen waren maligne Tumoren, anscheinend ausgehend von Pia und Arachnoidea und deren perivasculären Fortsätzen; 2 waren fibrosarkomatöse Geschwülste, welche ich persönlich lieber als Meningeome von sarkomatösem Typ bezeichnen würde; der letzte Fall war ein alveoläres, vielleicht metastatisches Sarkom. Die hinzugekommenen 7 Fälle sind: 1. ein Fall von „Sarkomatose des Gehirns", über welchen B. M. FRIED aus der Klinik berichtete (86); 2. ein diffuses peritheliales Sarkom des Gehirns bei einem Kind, bei welchem klinisch ein Medulloblastom angenommen worden war. C. L. CONNOR und der Autor haben darüber berichtet (87); es war ein hochinteressanter Fall wegen der weitreichenden Infiltrierung der Meningen, welche mit bloßem Auge nicht erkennbar war; 3. ein weiteres peritheliales oder perivasculäres Sarkom, von der Tubero-Infundibular-Gegend ausgehend, welches von FULTON und BAILEY (36) in einer ihrer Arbeiten über die Tumoren des 3. Ventrikels eingehend beschrieben wurde; 4.—6. drei jüngst identifizierte Fälle von Sarkom mit Einbeziehung des Chiasmas und endlich 7. ein bemerkenswerter, älterer Fall, dessen Geschichte folgt:

Der Patient, ein 5jähriger Knabe, wurde am 7. 11. 04 in das Johns Hopkins Hospital gebracht (S.-Nr. 16946). Er war das 9. von 10 bemerkenswert gesunden und aktiven Kindern. Vor 5 Monaten hatte er nachts immer Kopfschmerzen bekommen, welche bald von Brechanfällen gefolgt waren. 1 Monat später begann er Lähmungserscheinungen zu zeigen, zuerst des linken Beins, dann des linken Arms, welche schließlich zu einer Hemiplegie führten. Sehr bald hatte er periodisch Stupor. 9 Tage lang waren Krämpfe in den gelähmten Gliedern und in der entsprechenden Gesichtshälfte beobachtet worden. Während seiner Krankheit hatte er viel Gewicht verloren.

Untersuchung: Diese zeigte ein Kind in schlechtem Ernährungszustand in tiefem Koma, mit vergrößertem Kopfumfang. Nach rechts war der Kopf stärker ausladend[1]. Die Perkussion gab ein deutliches MACEWENsches Zeichen, und bei der Palpation erwiesen sich nicht nur die Nähte als weit klaffend, sondern es waren auch kraniotabische Herde vorhanden. Es bestand Exophthalmus, die Pupillen waren erweitert, ohne Lichtreaktion, dazu bestand Strabismus convergens. Der linke Augenhintergrund war anscheinend normal, der rechte zeigte einen geringen Grad von Stauungspapille. Es bestand eine deutliche spastische Lähmung des linken Beins und eine schlaffe Lähmung des linken Arms. Häufig traten deutliche JACKSONsche Krämpfe auf, welche in den Muskeln des linken Auges begannen und langsam auf das linke Ohr, die untere Gesichtshälfte, den Hals, die Schulter und den Arm übergriffen. Sie dauerten 3—5 Minuten. Babinski beiderseits positiv. Die Temperatur des Kindes war deutlich subnormal. Es war unfähig, Nahrung aufzunehmen.

Operation: Obwohl der Zustand des Knaben verzweifelt war, wurde er 2 Tage nach der Einlieferung operiert. In Äthernarkose wurde mit Hilfe eines Tourniquets ein rechtsseitiger osteoplastischer Lappen aufgeklappt, wobei die Kopfschwarte erheblich blutete. Die größtenteils absorbierten Knochen waren äußerst dünn und die Nähte weit klaffend. Die atrophische, mächtig gespannte Dura wurde freigelegt und erwies sich mit einem darunterliegenden festen Tumor verwachsen. Als die Dura mit der dünnen anhaftenden Hirnrinde vom Tumor entfernt wurde, quoll dieser sofort so stark vor, daß der Wundverschluß unmöglich wurde und damit eine spätere zweite Operation, wie es mit Rücksicht auf den Zustand des Kindes wünschenswert gewesen wäre.

Es blieb kein anderer Ausweg als die Hirnrinde von dem festen knotigen Tumor abzustreifen, der sich als unerwartet groß erwies und schließlich mit dem Finger aus seinem Bett herausgeschält wurde. Glücklicherweise kam die ganze Masse ohne Blutverlust heraus, aber in dem Augenblick der endgültigen Entfernung trat ein plötzlicher Atemstillstand ein und alle Wiederbelebungsversuche waren erfolglos.

---

[1] 1904 wurden Schädelaufnahmen nicht grundsätzlich vorgenommen und da nur wenige dieser alten Fälle in der Sammlung des Autors erhalten sind, ist es jetzt unmöglich zu sagen, ob der Tumor Verkalkungstendenzen zeigte.

Eine Untersuchung des Gehirns wenige Stunden nach dem Tode zeigte, daß die ganze hintere Hirnsichel freilag, und daß der Seitenventrikel eröffnet worden war. Es bestand aber keine Blutung in den Ventrikel, welche den plötzlichen

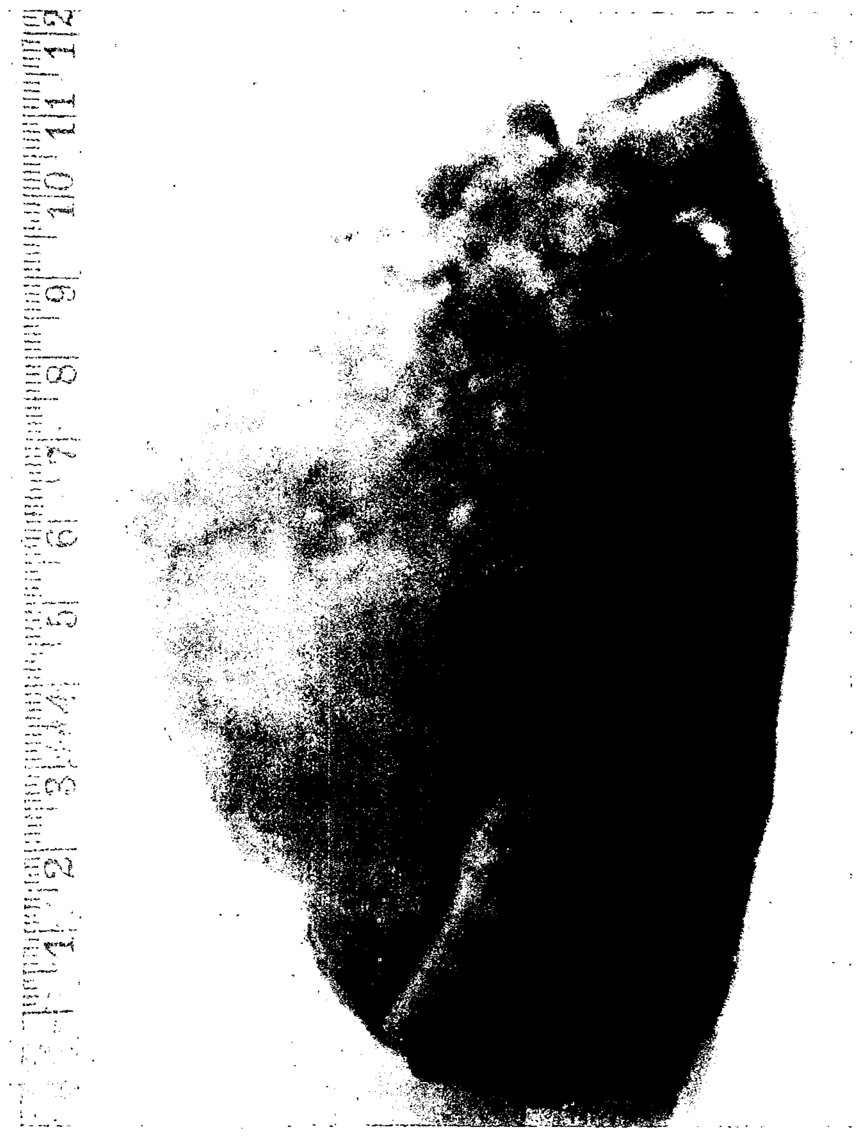

Abb. 98.   Großer 341 g schwerer, lange als Sarkom klassifizierter Tumor.

Atemstillstand hätte verursachen können. Es ist unmöglich zu sagen, ob diese Operation heutzutage mit den sehr stark verbesserten operativen Technizismen erfolgreich ausgeführt werden könnte.

Der Tumor (Abb. 98), einer der größten der Serie, wog 341 g. Die histopathologische Diagnose schwankte damals zwischen Rundzellensarkom und

Fibromyxosarkom (Abb. 99). Zusammen mit anderen Tumoren der Sammlung wurde er 5 Jahre später histologisch erneut studiert von Dr. CHARLES LAMBERT, der zu dem Schlusse kam, es wäre ein Gliom; kleine Inseln spinnenartiger Zellen (Astrocyten) waren mit verschiedenen Färbemethoden nachweisbar.

Der große Tumor selbst ist ungünstigerweise nicht erhalten geblieben, so daß weitere Differentialuntersuchungen nicht mehr möglich sind, doch zeigen die Originalschnitte bei PERDRAU-Färbung eine zellreiche Geschwulst mit reichlichem Bindegewebe zwischen den Zellen.

Daher kann der Tumor sehr wohl als Sarkom betrachtet werden und bleibt als solches klassifiziert, obgleich es andere große Tumoren von sehr ähnlicher

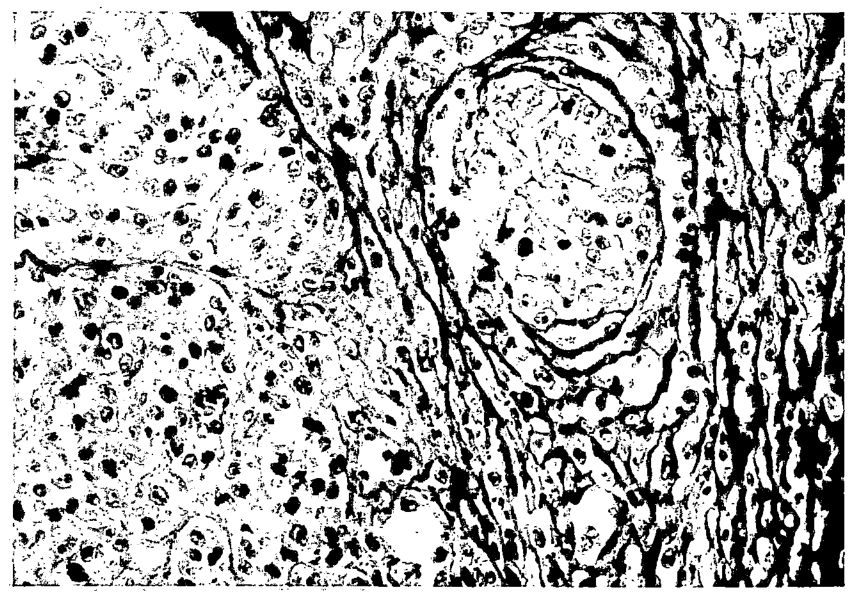

Abb. 99. Schnitt durch den großen Tumor der Abb. 98. Alveoläre Anordnung der Zellen, Stränge von Bindegewebe zwischen den Zellen. (Phosphorwolframsäure, Hämatoxylin, 300fache Vergr.)

Art gibt, welche in die Liste der unklassifizierten Geschwülste eingereiht sind und gleich erwähnt werden sollen. Ein oder zwei dieser Tumoren sind in ähnlicher Weise bei Kindern aus den Großhirnhemisphären mit Erfolg entfernt worden und haben keine Neigung zu Rezidiven gezeigt, obwohl sie zur Zeit der Operation als wahrscheinliche Sarkome des Gehirns bezeichnet worden waren. Eine von diesen Geschwülsten war ein operabler Tumor von 273 g Gewicht (Abb. 100), bereits andernorts beschrieben (81) (Fall 1), welcher von den Pathologen als sog. Ependymoblastom bezeichnet wurde, den wir aber wegen des Bindegewebsreichtums als Fibrosarkom ansehen (Abb. 101). Das Kind, von dessen Gehirn der Tumor entfernt wurde, ist jetzt, nach 8 Jahren, vollständig gesund. Diese großen, entfernbaren Sarkome des Gehirns bei Kindern erfordern zweifellos weitere Untersuchungen.

Statistisches. Von den 14 Patienten der Serie mit „Sarkom" starb einer nach der Ventrikulographie, ein anderer kurz nach der Einlieferung ohne Operation, so daß 17 Operationen an den verbleibenden 12 Patienten, welche 6 Todesfälle

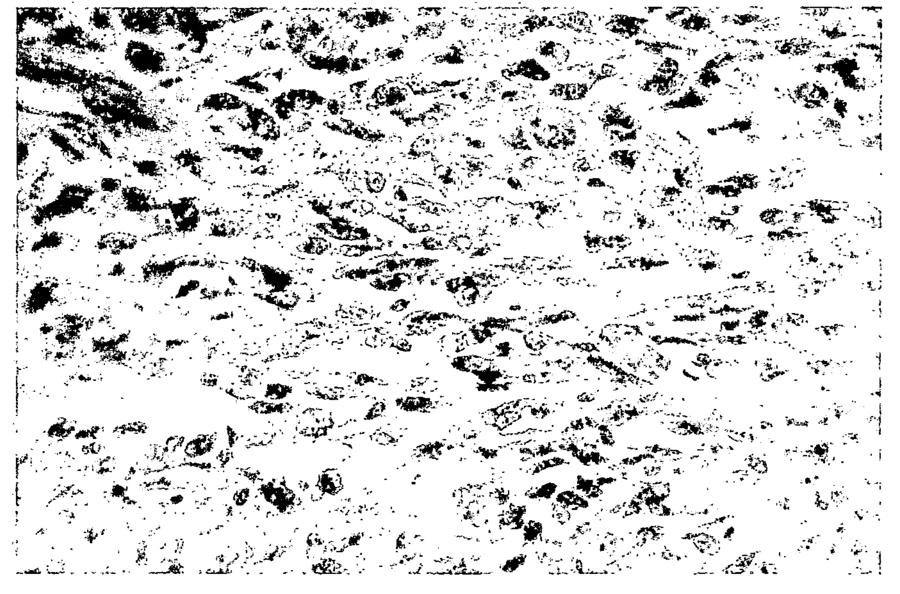

Abb. 100. 273 g schwerer Tumor, vermutlich ein Fibrosarkom, entfernt aus dem Gehirn eines 4jährigen Kindes, seither (8 Jahre) „Heilung".

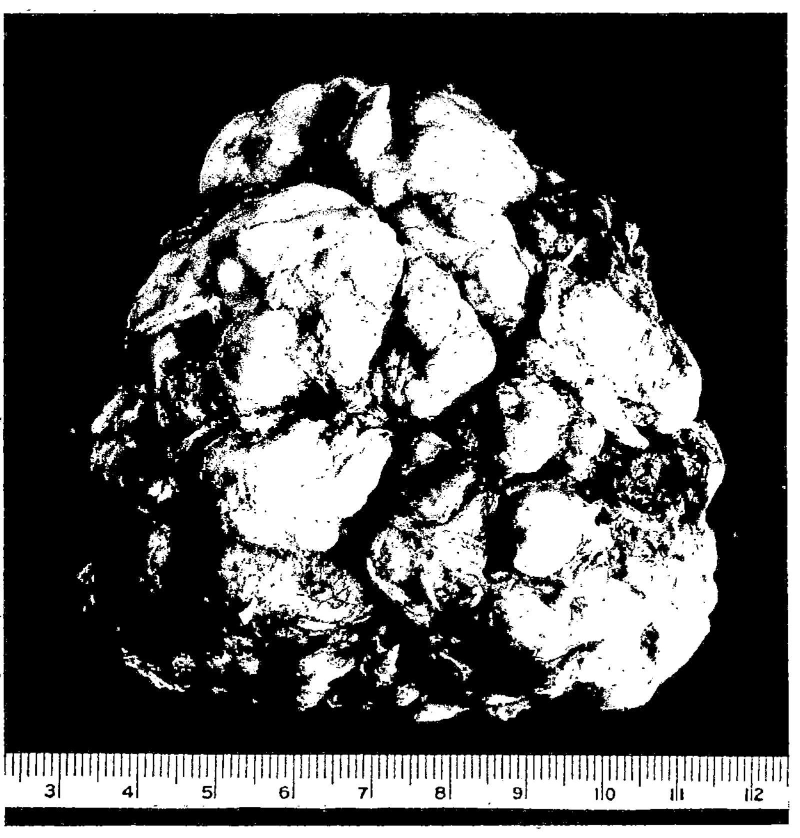

Abb. 101. Mikroskopischer Aufbau des in Abb. 100 abgebildeten Tumors, der als Fibrosarkom angesehen wird (Phosphorwolframsäure, Hämatoxylin, 300fache Vergr.).

in Gefolge hatten, eine Fallmortalität von 50% und eine Operationsmortalität von 35,3% ergeben. Die Tumoren sind in ihrer Art viel zu sehr verschieden, als daß diese Zahlen irgendeine wesentliche Bedeutung hätten.

X. Papillome des Plexus chorioideus.

Eine Arbeit über die 6 Papillome, welche unter den ersten etwa 1000 bestätigten Tumoren beobachtet worden waren, ist 1925 unter Mitarbeit LOYAL DAVIS veröffentlicht worden (88). Unter den darauffolgenden 1000 Fällen sind 6 weitere Papillome bestätigt worden, so daß ihre Häufigkeitsquote unverändert 0,6% beträgt.

In 9 Fällen wurde der Tumor in der hinteren Schädelgrube gefunden; dabei waren es sechsmal median gelegene Tumoren des 4. Ventrikels, die anderen 3 Geschwülste waren seitlich gelegen, so daß sie klinisch fälschlich für Acusticustumoren gehalten wurden[1]; ihr Ausgangspunkt ist wahrscheinlich das BOCHDALEKsche Blumenkörbchen am Foramen LUSCHKAE gewesen. Die meisten dieser 9 Tumoren waren solide, blumenkohlähnliche Gebilde ohne cystische Veränderungen. Ein Beispiel:

Eine unverheiratete 22jährige Polin trat zum ersten Male am 1. 4. 26 in die Medizinische Abteilung des Hospitals ein und wurde prompt verlegt (S.-Nr. 26094) mit der Vermutungsdiagnose: Kleinhirnabsceß. Sie war 2 Jahre vor der Einlieferung von einem Auto niedergestoßen worden, aber erst vor 6 Wochen hatte sie so starke Kopfschmerzen bekommen, daß sie ihre Arbeit aufgeben mußte. Eine plötzliche Steigerung ihrer Kopfschmerzen mit Erbrechen und leichtem Fieber hatten Anlaß zur Einlieferung gegeben.

Die Patientin war desorientiert, inkontinent, stuporös, hatte einen Nystagmus und zeigte deutliches Schwanken, wenn sie auf die Füße gestellt wurde. Sie hatte eine hochgradige Stauungspapille.

In Lokalanästhesie wurde eine suboccipitale Probefreilegung von meinem Assistenten gemacht, welcher normal aussehende Hemisphären fand, doch wurde beobachtet, daß die linke Tonsille in das Foramen magnum eingezwängt war. In die linke Hemisphäre wurde eine Nadel eingestochen und in 4 cm Tiefe eine kleine Cyste entleert, welche xanthochrome, gerinnende Flüssigkeit enthielt. Durch die Hemisphäre wurde auf die Cyste hin eingeschnitten und diese eröffnet; ein graurötlicher Tumor kam zu Gesicht, schien aber so sehr gefäßreich, daß er unberührt gelassen wurde.

Von dieser Operation erholte sich die Patientin gut und wurde schließlich am 4. 5. 26 von der Klinik entlassen, nachdem sie serienweise bestrahlt worden war. Sie stand die nächsten 5 Jahre unter Beobachtung und war während dieser Zeit in der Lage, ihrer Beschäftigung als Telephonfräulein nachzugehen.

Anfangs 1931 wurde ihr geraten nochmals in die Klinik einzutreten, weil ihre früheren Kopfschmerzen und das Erbrechen wiederkehrten, zugleich mit neuerlicher Stauungspapille. Außer einer beträchtlichen Ataxie hatten sich bei ihr inzwischen entwickelt eine Lähmung des rechten Abducens und Facialis, eine deutliche Dysarthrie und Dysphagie, dazu eine Schwächung des linken Arms und Beins. Es wurde angenommen, daß der vorher als „unklassifizierte gliomatöse Cyste" bezeichnete Tumor sich als Astrocytom erweisen würde, das Brücke und Hirnstamm ergriffen hatte.

Bei der zweiten Operation am 30. 1. 31 wurde eine mediane Incision durch den Wurm gemacht, worauf sich ein solider Tumor von Walnußgröße zeigte, der eine granulierte rötliche Oberfläche hatte und als ein Papillom imponierte. Er wurde im ganzen entfernt (Abb. 102 und 103) zusammen mit der Decke des 4. Ventrikels, mit der er verwachsen war. In der Folge angefertigte Schnitte bestätigten die bei der Operation gestellte Diagnose (Abb. 104).

---

[1] Ein Beispiel dafür findet sich in „Tumors of the Nervus Acusticus" (57) (1917) [Fall 35, S. 226].

Von dieser Operation erholte sich die Patientin langsam; langsam und unvollständig war auch die Wiederherstellung der Funktion der präoperativ gelähmten Nerven.

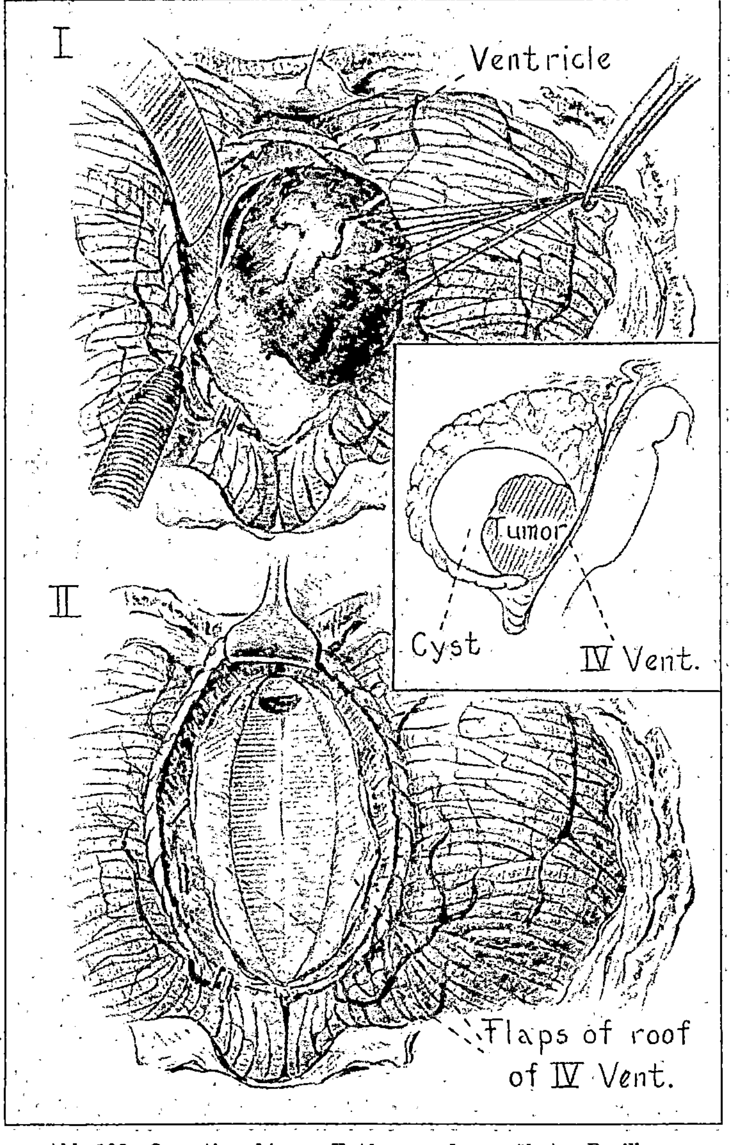

Abb. 102. Operationsskizzen: Entfernung des erwähnten Papilloms
des 4. Ventrikels (vgl. Abb. 103).

Wie sie nach 6 Monaten schrieb, hatte sich ihr Allgemeinzustand sehr gebessert, doch war sie noch etwas unsicher und einige restliche Lähmungserscheinungen waren noch vorhanden.

Der letzte Bericht trägt das Datum 2. 8. 34. Die Operierte fühlt sich gesund, hat aber leichte Gleichgewichtsstörungen.

Die 3 Papillome des Großhirns waren im Gegensatz zu den subtentoriellen Tumoren von großen Cysten der Seitenventrikel begleitet.

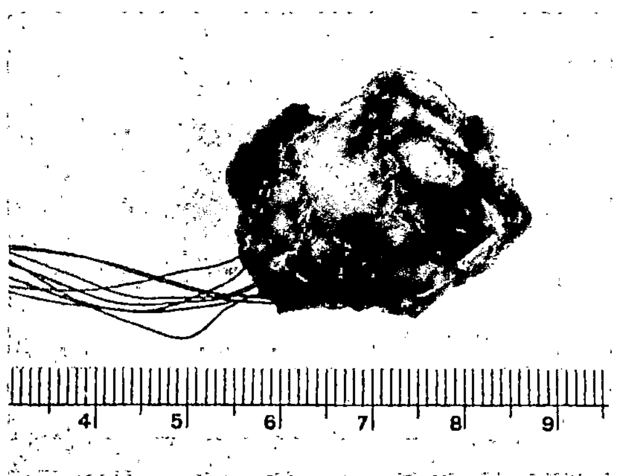

Abb. 103. Papillom des Plexus chorioideus des 4. Ventrikels nach Exstirpation (natürl. Größe).

Statistisches. In einem der 12 Fälle wurde der Tumor ohne Operation bei der Autopsie festgestellt. Die 11 behandelten Fälle erforderten 23 Operationen,

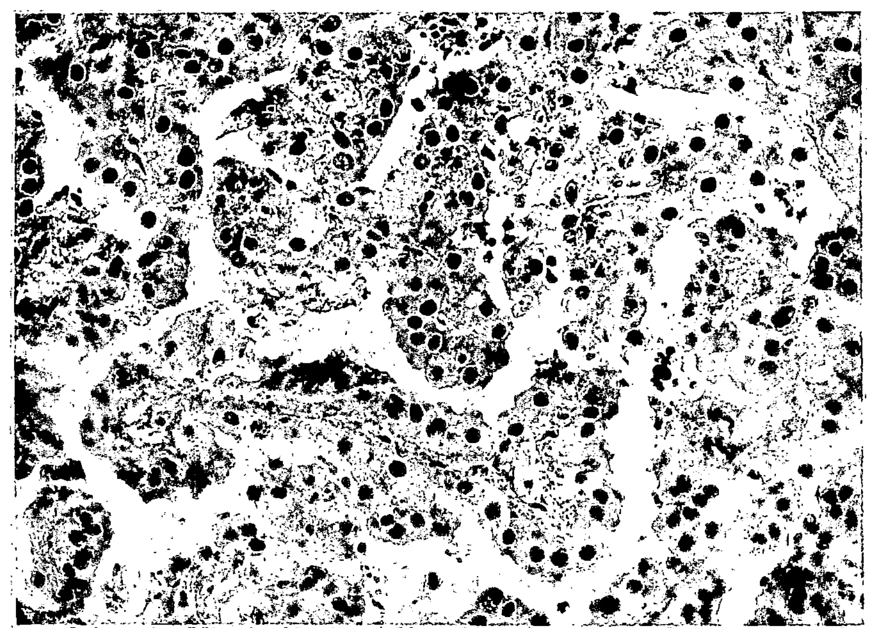

Abb. 104. Schnittpräparat; typisches Papillom des Plexus chorioideus, im Text erwähnt (Hämatoxylin-Eosin, 300fache Vergr.).

dabei ereigneten sich 3 Todesfälle, was 27,3% Fall- und 13,4% Operations-mortalität ergibt.

XI. Verschiedenartige Tumoren.

Unter dieser Bezeichnung haben wir von Zeit zu Zeit Tumoren verschiedener Art eingereiht. Derzeit enthält diese Gruppe: 1. Cysten, welche Tumorsymptome verursacht haben (ausgenommen verschiedene traumatische oder porencephalische Cysten, welche sich unter den „tumorverdächtigen Fällen" finden); 2. gewisse Schädelosteome, welche sekundär das Gehirn ergriffen haben; 3. eine Anzahl unklassifizierter Tumoren, über deren Natur noch große Unsicherheit herrscht.

Die Cysten. Es sind 6 an der Zahl. 2 davon waren unbestimmter Natur; 2 waren Echinococcuscysten, und zwar multilokuläre; 2 entstammten dem

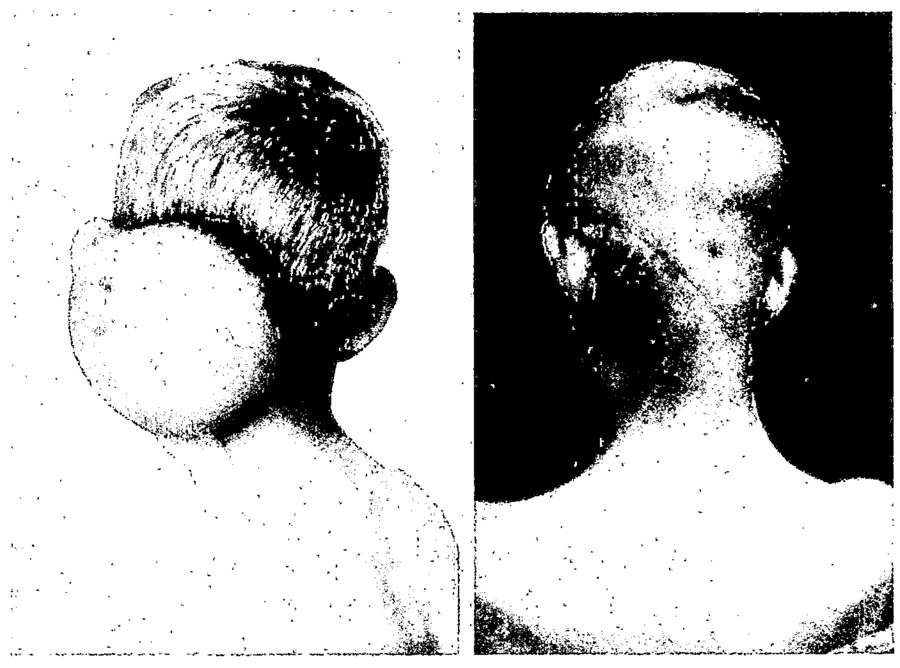

Abb. 105 und 106. Großes Osteom des Os occipitale mit cerebellaren Erscheinungen (J. H. H., S.-Nr. 24104).

Plexus chorioideus und hatten durch Obstruktion des Foramen MONROI zu einseitigem Hydrocephalus geführt. In dieser Serie von 6 Fällen wurde elfmal operiert mit 3 Todesfällen.

Die Osteome. Alle waren Tumoren, welche durch Kompression, Invasion oder durch andere Komplikationen intrakranielle Symptome verursacht hatten.

3 davon waren Hämangiome des Schädeldaches, eines davon wurde bereits in der Literatur beschrieben (89). Einmal handelte es sich um ein Adamantinom der Mandibula, welches durch den Schädel gewachsen war; 3 waren Osteochondrome der Schädelbasis, welche sich nach aufwärts in die Schädelhöhle erstreckten; 6 waren Osteome des Schädels, eines davon mit großer Ausdehnung (Abb. 105 und 106) und 8 waren orbitoethmoidale Osteome. 4 Tumoren dieser

letzten Art, welche manchmal zu erstaunlichen intrakraniellen Komplikationen führen können, sind vom Autor anderweitig beschrieben worden (90).

In dieser Gruppe von 21 verschiedenartigen Osteomen sind 29 Operationen mit einem Todesfall ausgeführt worden.

Die unklassifizierten Tumoren. Diese, 17 an der Zahl, stellen eine Tumorgruppe von hohem Interesse dar, schon aus dem Grunde, weil keine Einigung der Ansichten über ihre Natur zu erzielen war. Dazu als Beispiel folgendes:

Eine 27jährige Frau (S.-Nr. 23 802) wurde erstmals im Mai 1925 in die Klinik gebracht mit Angaben über epileptische Anfälle. Trotzdem eine Verlagerung der Epiphyse („pineal shift") nach rechts bestand, wurde ein Tumor nicht vermutet und die Patientin ohne Operation entlassen. Nach 1 Jahr wurde sie wieder untersucht, es war keine Änderung in ihrem Zustande eingetreten. Sie hatte inzwischen geheiratet und ein gesundes Kind geboren. Im Februar 1928 zeigte sich eine leichte Schwäche des rechten unteren Facialis und ein beginnender Sprachdefekt. Es wurde die Diagnose: wahrscheinlich Tumor des linken Schläfenlappens gestellt und die Frau wurde aufgefordert, zwecks Operation in die Klinik zu kommen. Dieser Aufforderung kam sie nicht nach und es vergingen 3 Monate, bis sie im Koma in die Klinik gebracht wurde. Von diesem Zustande wurde sie durch hypertonische Salzlösungen befreit und es war dann möglich, das Gesichtsfeld zu prüfen; dieses zeigte eine rechtsseitige homonyme Hemianopsie mit Aussparung der Macula. Im Hinblick auf die langdauernde Vorgeschichte wurde die Diagnose gestellt: wahrscheinliches Astrocytom des linken Schläfenlappens.

Bei der Operation am 14. 5. 28 wurde ein großer Temporaltumor, den man für ein fibrilläres Astrocytom hielt, radikal mit elektrochirurgischen Methoden entfernt; es wurde praktisch eine totale Lobektomie ausgeführt. Bei der Untersuchung im frischen Zustand durch Dr. BAILEY zeigte sich der Tumor zusammengesetzt aus runden Zellen mit reichlichem Protoplasma, aber ohne Fibrillen; es wurde an ein metastatisches Sarkom gedacht. Ein späterer Bericht des pathologischen Laboratoriums beschrieb einen sehr zellreichen Tumor mit spärlichen Mitosen; da keine Verkalkungstendenz bestand, lautete die Diagnose: fragliches gefäßreiches Oligodendrogliom. In der Folge wurden weitere Stücke des Tumors geschnitten, untersucht und verschieden bezeichnet als Tumor des Plexus chorioideus, vielleicht Ependymom, vielleicht Hypernephrom. Die Patientin wurde bestrahlt. Sie starb zu Hause mit lokalen Rezidiven am 24. 3. 30, 6 Jahre nach Beginn der Symptome.

Ein anderer dieser unklassifizierten Tumoren ist von verschiedenen Seiten verschieden beurteilt worden als Spongioblastom, Sarkom, Neuroblastom und Angiom. Diese Tumoren sind nicht nur in ihrer histologischen Beschaffenheit ganz ungewöhnlich, sondern manche sind auch vom chirurgischen Standpunkt überaus bemerkenswert. Dafür sei ein Beispiel gegeben:

Ein junger Mann von 17 Jahren (S.-Nr. 30 242) trat zum ersten Male im Dezember 1927 in die Klinik ein mit der Angabe, er habe über 4 Jahre Krampfanfälle allgemeiner Natur gehabt. Es fanden sich bei ihm eine hochgradige Stauungspapille, rechtsseitige Anosmie, linksseitige Hemiparese. Von Dr. HORRAX wurde eine rechtsseitige Probefreilegung gemacht, ein großer subcorticaler Tumor der Präzentralgegend gefunden und entfernt (Abb. 107). 2 Tage danach mußte wegen einer Blutung der Lappen wieder aufgeklappt werden. Von diesen Operationen erholte sich der Patient nahezu vollständig und wurde am 5. 1. 28 entlassen, ungünstigerweise ohne postoperative Serienbestrahlung.

Bei der Untersuchung im frischen Zustand erwies sich der Tumor zusammengesetzt aus kleinen, runden Zellen mit wenig Protoplasma, welche in ein ausgedehntes Netz von Fibroblasten eingeschlossen waren, weshalb ein kleinzelliges Rundzellensarkom angenommen wurde. Als nach der Fixierung im pathologischen Laboratorium Schnitte untersucht wurden, wurden sie zuerst als „Medulloblastom" bezeichnet; diese Diagnose wurde später umgewandelt in „alveoläres, möglicherweise metastatisches Sarkom". Als schließlich eine Überfülle retikulärer Fasern entdeckt wurde, wurde der Tumor als unklassifizierbar eingetragen.

Bald nach der Entlassung kehrte der Patient zu seiner Arbeit als Garagemechaniker zurück und befand sich 3 Monate hinreichend wohl, bis er wieder gelegentliche Krampf-

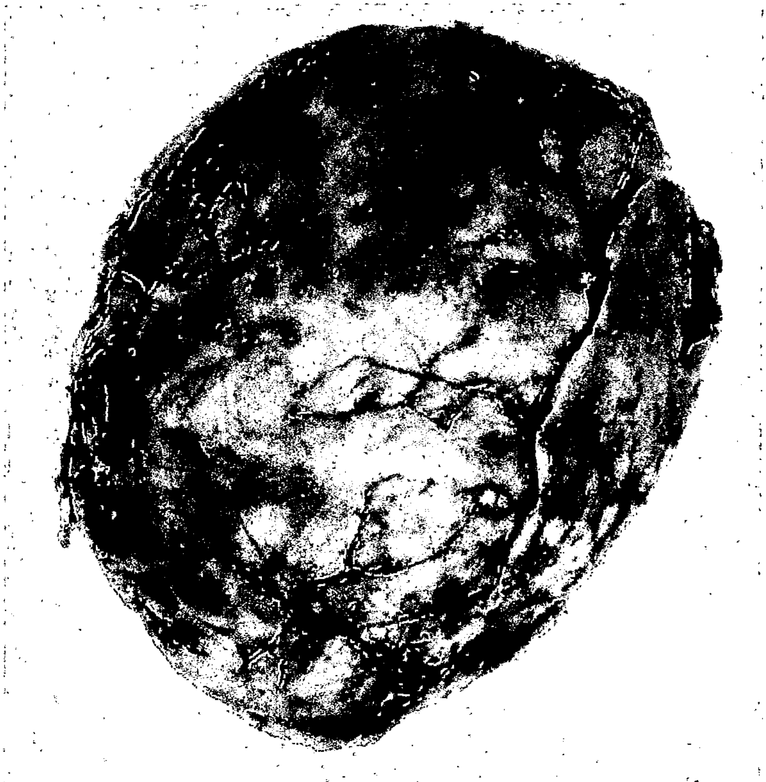

Abb. 107. Tumor, bei der ersten Operation als Sarkom betrachtet und entfernt (natürl. Größe).

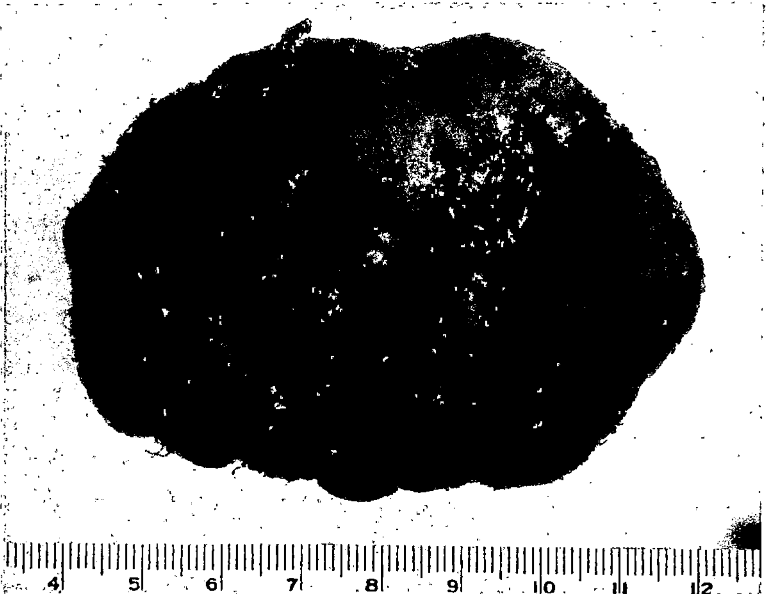

Abb. 108. Großes, rezidivierendes, cystisches Sarkom (natürl. Größe); nach 14 Monaten Intervall durch neuerliche Operation entfernt (vgl. Abb. 107).

anfälle bekam, deretwegen er schließlich am 15. 1. 29 wieder in die Klinik kam. Daß bei ihm Zeichen eines Rezidivtumors bestünden, wurde nicht angenommen, und er wurde mit Luminal behandelt. Vor Ablauf eines Monats bekam er Kopfschmerzen und schließlich führte eine deutliche Lähmung der linken Seite, welche nach einem schweren epileptischen Anfall auftrat, zu seiner Wiederaufnahme am 25. 2. 29.

Zu dieser Zeit war das Vorhandensein eines Rezidivs unverkennbar; es bestand eine deutliche linksseitige Hemiparese mit gesteigerten Tiefenreflexen, geistige Verwirrung und neuerliche Stauungspapille.

In örtlicher Betäubung wurde am 1. 3. eine dritte Operation vorgenommen. Als der Lappen aufgeklappt wurde, zeigten sich an der Innenseite der Dura 2 erbsengroße Knoten,

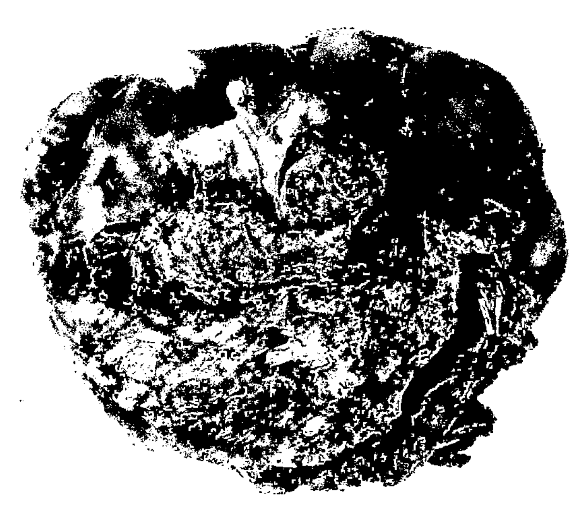

Abb. 109. Isoliert liegender Tumor, zugleich mit dem in Abb. 108 dargestellten bei der 2. Operation entfernt; eine Schicht der Hirnrinde trennte beide Tumoren, wie aus der freigelegten Hirnoberfläche ersichtlich ist.

welche elektrisch entfernt wurden, sicherlich „Impf"metastasen. Ein großer, teilweise cystischer, deutlich abgekapselter Tumor nahm die ganze rechte Frontalgegend ein (Abb. 108) und wurde sorgfältig elektrisch umschnitten. Als diese cystische Masse entfernt worden war, zeigte sich direkt darunter gelegen ein weiterer, großer, unregelmäßig geformter Tumor; beide Tumoren waren deutlich voneinander durch eine dünne Schicht Hirngewebe getrennt (Abb. 109). Bei der Entfernung wurde das Vorderhorn des Seitenventrikels weit eröffnet. Die Blutung wurde größtenteils mit „Clips" beherrscht. Ein kleines Guttapercha-Drain wurde in die Tiefe der Wunde geleitet.

Während der nun folgenden Tage befand sich der Patient wohl, bis wegen Verdachtes auf ein Hämatom der Lappen wieder aufgeklappt wurde; eine große Menge blutiger Flüssigkeit und fibrinoplastischen Exsudates wurde aus der Tumorhöhle gesaugt sowie ziemlich viel Blut. Es erfolgte prompte Heilung, Bestrahlungen wurden vorgenommen und der Patient am 18. 4. 29 in überraschend guter Verfassung entlassen.

Weitere Untersuchungen des Tumors ergaben nichts Neues. Er zeigte zahlreiche Mitosen und wurde allgemein als Gewächs mesenchymalen Ursprungs, vielleicht als peritheliales Sarkom betrachtet.

Um eine lange Geschichte kurz zu machen, der Patient befand sich eine Zeitlang wohl, trotz gelegentlicher JACKSONscher Anfälle in den Fingern der linken Hand und im linken Arm. Vor Ablauf von 6 Monaten wurde ein Rezidiv erkennbar und am 9.9.29 wurde der Knochenlappen zum fünften Male aufgeklappt, von Dr. HORRAX, welcher einen weit ausgebreiteten, multilobulären Rezidivtumor an der früheren Stelle fand. Obwohl einige separate Tumormassen, darunter teilweise cystische, exstirpiert wurden, wurde doch in dieser letzten Sitzung nichts anderes versucht, als soviel neoplastisches Gewebe zu entfernen, daß die Kopf-

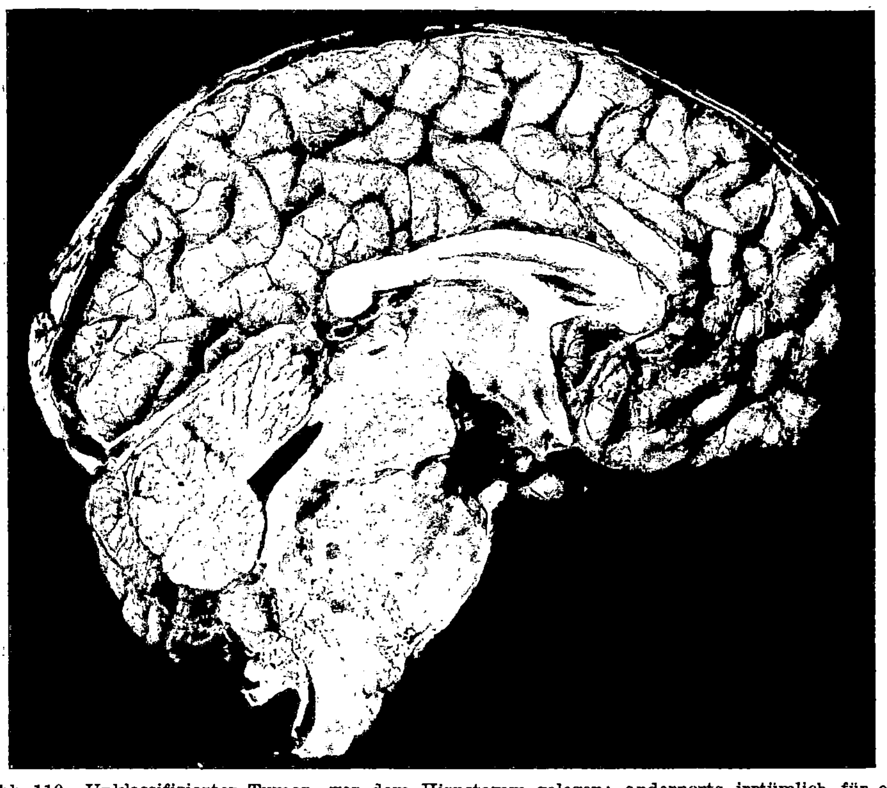

Abb. 110. Unklassifizierter Tumor, vor dem Hirnstamm gelegen; andernorts irrtümlich für ein Medulloblastom gehalten und bestrahlt. Tod im Anschluß an eine Bestrahlung. Primärer epithelialer Tumor unklarer Genese mit zahlreichen spinalen Metastasen.

schwarte nach Opferung des Knochendeckels wieder an Ort und Stelle gebracht werden konnte.

Obwohl der Patient in guter Verfassung entlassen und fortlaufend bestrahlt wurde, ging es doch mit ihm rapid abwärts und sein Tod wurde 1 Monat später berichtet, ohne daß eine Autopsie vorgenommen wurde.

Vom Beginn der Symptome an hat die Erkrankung 6 Jahre gedauert.

Aus den angeführten Beispielen darf nicht der Schluß gezogen werden, daß die Mehrzahl der 17 bis nun unklassifizierten Tumoren möglicher- oder wahrscheinlicherweise als echte Sarkome des Gehirns aufzufassen seien, welche in die Gruppe der Geschwülste gehören würden, welche im Abschnitt IX zusammengefaßt sind. Andere Tumoren von ebenso ungewöhnlicher Art und von nicht weniger unsicherer Zusammensetzung sind in diese Sammlung zur Zeit unbestimmbarer Neoplasmen gestellt worden, welche weitere Untersuchungen benötigen. Als letztes Beispiel mag ein Bericht über einen Tumor gegeben werden, welcher nur kurze Zeit zurückliegt und in unserem Laboratorium Anlaß zu einer Diskussion gegeben hat. Er gehört zugleich zu jenen Fällen, welche in die Serie „bestätigter" Tumoren eingereiht wurden, ohne daß eine Operation voranging — wenigstens nicht in unserer Klinik. Tabelle 6 im nächsten Kapitel wird klarmachen, daß von den 2023 Patienten, welche die ganze Serie bilden, nur 1870 operiert wurden, so daß 153 Tumoren gefunden

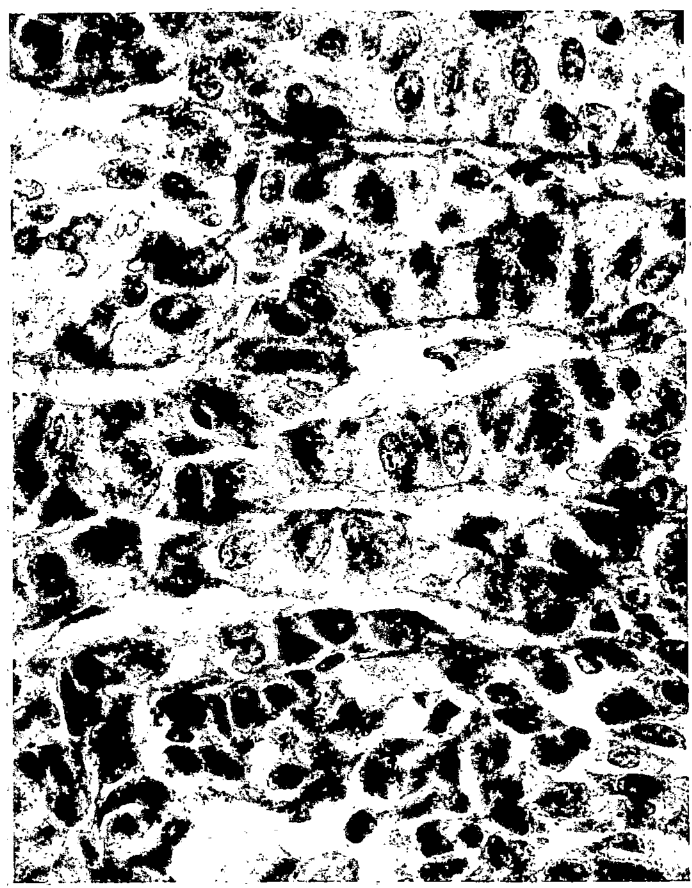

Abb. 111. Epithelartige Zellen, in Säulen angeordnet; Tumor der Abb. 110. (Phosphorwolframsäure, Hämatoxylin, 600fache Vergr.)

wurden, ohne daß von unserer Seite eine Operation vorgenommen worden war. Es folgt der Bericht:

Ein 8jähriges Kind, das sich wegen eines wahrscheinlichen medianen Kleinhirntumors in der Beobachtung von Dr. CHARLES LOCKE in der Cleveland Klinik befand, mußte am 12. 12. 28 dringlich operiert werden, da sich nach einer Bestrahlung schwere Symptome einstellten. Nach suboccipitaler Aufklappung zeigte sich eine graue Tumormasse entlang der Medulla oblongata, von der angenommen wurde, daß sie aus dem 4. Ventrikel käme; ein Fragment wurde zur Untersuchung entfernt und die Wunde geschlossen. Die pathologische Diagnose lautete Medulloblastom. 1 Jahr später wurde der Patient in extremis in das Brigham Hospital gebracht (S.-Nr. 35433). Wegen der ursprünglichen Diagnose und wegen der schweren Symptome schien ein Eingriff untunlich und das Kind erlag einige Tage nach der Einlieferung im Anschluß an eine Bestrahlung einer Hyperthermie.

Die Autopsie zeigte einen höchst malignen Tumor, der vor dem Hirnstamm gelegen war; dieser selbst war stark deformiert und von der Geschwulst durchwachsen (Abb. 110). Im Wirbelkanal waren zahlreiche metastatische Knötchen vorhanden. Nicht nur hinsichtlich seiner Lokalisation ist der Tumor höchst eigenartig gewesen, sondern er hat auch alle Versuche der Identifizierung vereitelt, anscheinend handelte es sich um einen sehr malignen, epithelialen Tumor von ganz ungewöhnlicher Art (Abb. 111); sicher war er kein Medulloblastom.

In dieser Sammlung von 17 unklassifizierten primären Hirntumoren wurden 23 Operationen mit einem Todesfall ausgeführt.

Statistisches. Diese ganze Gruppe umfaßt 44 verschiedenartige Tumoren, 63 Operationen an 41 Patienten mit 5 Todesfällen, *das ergibt 12,2% Fall- und 7,9% Operationsmortalität.* Diese wirklich sehr geringe Quote hat sich während der letzten 3 Jahre etwas erhöht, wie Tabelle 6 zeigt, durch einen Todesfall unter 6 Fällen mit 9 Operationen.

Allgemeine Operationsstatistik.

Wenn man es nicht als eine Art sportliches Spiel auffaßt, wird das tägliche Operieren bald langweilig — und Spiele haben nur dann Wert, wenn man die Punkte dabei zählt. Beim Golf z. B. kann der Spieler nur aus dem Punktverhältnis ersehen, ob sein Spiel besser oder schlechter wird, und nur wenn seine Mitspieler auf die gleiche Art und Weise ihr Punktverhältnis errechnen, kann man vergleichsweise feststellen, wer schlechter spielt. Beim Wettspiele selbst ist es gut, wenn Zuseher die Schläge zählen, damit auch jeder Spieler seine Fehler angerechnet bekommt. Man weiß, daß durchaus ehrenhafte und aufrichtige Menschen sich selber beim Solospiel leicht betrügen, weniger leicht aber, wenn ihnen jemand dabei über die Schulter sieht. Aus diesen Gründen habe ich unvoreingenommenen Personen die Buchung der Mortalitätsziffern übertragen. All dies und noch mehr habe ich andernorts schon ausgeführt (91).

Grundlagen der Berechnung. Bei der Buchung der Mortalitätsziffern gehen wir derart vor, *daß jeder Todesfall im Hospital im Anschluß an eine Operation, gleichgültig aus welchem Grunde, als postoperativer Exitus gerechnet wird, ohne Rücksicht darauf, welcher Zeitraum seit dem Eingriff vergangen ist.* Es gibt keine Ausnahme von dieser Regel, so berechtigt dies auch scheinen könnte, denn die Einreihung wird automatisch von einer Sekretärin nach Abschluß der Krankengeschichte besorgt, wenn der Patient das Krankenhaus — lebend oder tot — verlassen hat.

Würde diese Vorkehrung nicht getroffen, so würden die daran persönlich Interessierten dann und wann kaum der Versuchung widerstehen können, von dieser überaus strengen Berechnungsart abzuweichen.

Würde man erst einmal beginnen, von dieser Regel eine Ausnahme zu machen, so fände man bald kein Ende: ein erfolgreich operierter, vor der Entlassung stehender Patient stirbt an durchbrochenem Magengeschwür; ein anderer steht nachts auf, um die Toilette aufzusuchen, stürzt über ein Hindernis und stirbt wenige Stunden später an einem Schädelgrundbruch; ein weiterer Kranker wird das Opfer einer epidemischen Influenza-Pneumonie; schließlich stirbt ein Patient an der Thrombose der Kranzschlagadern, 5 Wochen nach einer Tumoroperation, von der er sich vollkommen erholt hatte. Beispiele solcher Art könnten vervielfacht werden und wären wir nicht so schematisch bei der Berechnung postoperativer Todesfälle, so bestünde die Versuchung, auch noch solche Komplikationen mit tödlichem Ausgange nicht zu rechnen, die weit eher postoperative sind, wie z. B. Lungenembolie, postoperative Pneumonie oder tuberkulöse Meningitis nach geglückter Entfernung eines Tuberkuloms usw. Welche Todesfälle mit der vorgenommenen Operation im ursächlichen Zusammenhange stehen und welche nicht, kann eben nicht eindeutig entschieden werden.

Da wir kein Rekonvaleszentenheim besitzen, in welches Patienten verlegt werden könnten, und da eine große Anzahl von ihnen aus beträchtlicher Entfernung kommt, müssen sie natürlich länger im Krankenhause bleiben, als es nötig wäre [1]; in diesem Zeitabschnitt können nun auch interkurrente Krankheiten auftreten, z. B. Harnverhaltung oder Brucheinklemmung, was ein erhöhtes Risiko bedeutet.

Noch ein weiterer Umstand ist geeignet, die Sterblichkeitsziffern bei bestätigten Tumoren zu erhöhen, nämlich, daß eine sehr große Zahl der Fälle (durchschnittlich über 90%) zur Autopsie kommt. Daher werden viele Geschwülste bei der Obduktion erkannt, welche sonst in der Liste unbestätigter Tumoren stünden, da bei ihnen die explorative Trepanation ergebnislos verlief. Schließlich behalten wir öfters Patienten unverhältnismäßig lange im Krankenhaus — in einem Falle 5 Monate —, wenn wir nämlich operativ die Geschwulst nicht bestätigen konnten und erwarten dürfen, daß nach dem Ableben die Sektion gestattet wird. Endlich ist, wie schon an anderer Stelle erwähnt, zu sagen, *daß die Fallmortalität bei bösartigen Gliomen ihrer Verlaufsart entsprechend theoretisch 100% betragen müßte*; wenn man nämlich dabei systematisch immer wieder die Rezidive angeht, dann muß zwangsläufig die letzte Operation zum Exitus führen. Macht man sich diese Dinge klar, dann ist es einleuchtend, daß die Operationsstatistiken zweier Chirurgen mit gleich großer Geschicklichkeit und Erfahrung doch in weiten Grenzen differieren können.

Bei allen Aufstellungen der Operationsmortalität ist noch die Frage zu beantworten: *Was soll als „Operation" gewertet werden, was nicht?* Einfache Punktionen (Lumbal-, Cisternen-, Ventrikel- und transsphenoidale Punktionen), welche ohne Incision ausgeführt werden, rechnen wir gleich anderen Ärzten nicht als operativen Eingriff, obgleich auch sie ein gewisses Risiko besitzen und tödlich enden können, so daß durch die Autopsie eine Bestätigung des Tumors möglich wird. Auch kleinere chirurgische Eingriffe betrachten wir nicht als „Operationen", weder die Gewinnung von Muskelgewebe aus dem Bein des Patienten, auch nicht die Bluttransfusion oder die Ventrikulographie, obgleich gerade dieser Eingriff zuweilen gefährlich ist und gelegentlich letal endet. Dagegen buchen wird bei mehrzeitigen Eingriffen jede Sitzung als Operation, weil dabei jede einzelne kritisch zu sein pflegt; aus dem gleichen Grunde rechnen wir auch mit die dringliche Wiederaufklappung des Knochendeckels wegen postoperativer Nachblutung.

Schließlich muß noch eine Frage entschieden werden: *Wann beginnt die Operation?* Beginnt sie mit den Vorbereitungen auf der Krankenabteilung oder mit der Betäubung oder mit dem ersten Schnitt? Der Zustand vieler Tumorkranker mit schweren Symptomen ist bestenfalls als ernst anzusehen. Es kann plötzlicher Atemstillstand eintreten, wenn Patienten mit Kleinhirngeschwülsten einen Einlauf auspressen, wenn beim Rasieren des Kopfes der Hals unvorsichtig gedreht wird, oder — wie zur Zeit der Äthernarkose — beim Beginn der Betäubung. Viele Patienten sind unmittelbar nach solchen Zwischenfällen unter künstlicher Atmung operiert, wenige von ihnen aber gerettet worden.

Kein Chirurg würde auch nur einen Augenblick mit der Vornahme eines solchen dringlichen Eingriffes zögern, wenn auch die Mortalitätsziffern ungünstig beeinflußt werden. Bei den letzten 50 aufeinanderfolgenden Operationen wegen

---

[1] Bei den letzten 100 aufeinanderfolgenden Fällen mit chirurgisch bestätigten Hirngeschwülsten betrug die Dauer des Aufenthaltes im Krankenhaus durchschnittlich 39 Tage.

Acusticustumoren ereigneten sich zwei Todesfälle. Einer betraf einen Kranken, der nach plötzlichem Atemstillstand in Agonie operiert werden mußte. Hätte der Operateur mehr an die Statistik gedacht, als an die mögliche Rettung eines Menschenlebens, dann betrüge die Operationsmortalität bei dieser Tumorgruppe genau die Hälfte.

Eine Grenze muß gefunden werden. Es erschien uns fair, den Hautschnitt als Operationsbeginn zu betrachten.

1. **Mortalitätsziffern für die ganze Serie.** Der Autor möchte seine neurochirurgische Tätigkeit in drei Jahrzehnte einteilen: das erste umfaßt die Zeit von 1901—1912, während welcher er als Anfänger im Johns Hopkins Hospital tätig war; das zweite Jahrzehnt brachte eine nicht mehr aufzuholende Unterbrechung seiner neurologischen Tätigkeit, infolge seiner zweijährigen Abwesenheit während des Krieges; das dritte Jahrzehnt schließlich umfaßt die Zeit von 1922—1931. Während dieses Zeitraumes sind wöchentliche Statistiken und jährliche Zusammenfassungen über die intrakraniellen Tumoren von Dr. EISENHARDT ausgearbeitet und vor wenigen Jahren veröffentlicht worden (92). Eine stark gekürzte Tabelle (s. Tabelle 4) aus dieser Veröffentlichung zeigt die Operationssterblichkeit der 4 Hauptgruppen von bestätigten Geschwülsten im Vergleich mit der Mortalität in den Jahren 1928—31.

Tabelle 4. Vergleich der prozentualen Operationsmortalität für die 4 Hauptgruppen der bestätigten Tumoren, eingeteilt in 3 Perioden.

Geschwulstart	Hopkins-Serie bis 1912 %	Brigham-Serie bis 1929 %	Juli 1928 bis Juli 1931 %
Gliome (verschiedene)	30,9	17,8	11,0
Hypophysenadenome .	13,5	5,3	5,7
Meningeome	21,0	10,3	7,7
Acusticustumoren . .	25,0	11,5	4,4

2. **Mortalitätsziffern in den einzelnen Jahren.** Die vorstehende Tabelle zeigt, daß — wie zu erwarten war — mit zunehmender Erfahrung die Resultate immer besser wurden. Tatsächlich findet sich auch während des letzten Jahrzehntes eine von Jahr zu Jahr sinkende Fall- und Operationsmortalität (s. Tabelle 5). Diese Aufstellung zeigt für jedes Jahr die Sterblichkeitszahlen der vom 1. 5. bis 1. 5. aus dem Hospital ausgeschiedenen Patienten. Würde man noch die 549 Patienten dazu rechnen, die während dieses Zeitraumes wegen unbestätigter Tumoren aufgenommen oder wiederaufgenommen wurden, so würde der Prozentsatz noch niedriger sein, da die Mortalität in dieser Gruppe relativ niedrig ist (2,9% Fall- und 2,5% Operationsmortalität).

Diese Tabelle zeigt eine den Operateuren der neurochirurgischen Abteilung bekannte Tatsache: 1927/28 haben wir nach Einführung elektrochirurgischer Operationsmethoden eine Anzahl von Patienten wieder aufgenommen, bei welchen eine frühere Freilegung die Geschwulst inoperabel hatte erscheinen lassen. Diese neuerlichen Eingriffe hatten eine überaus große Mortalität, zum Teil wegen der Gefährlichkeit der vorgenommenen Operationen, zum Teil wegen mangelnder Erfahrung in der Elektrochirurgie.

Tabelle 5[1]. Jährliche Operationsstatistik der bestätigten Tumoren,
einschließlich neuer und alter Fälle von 1922—1931.

Jahre vom 1. 5. bis 1. 5.	Zahl der Patienten	Zahl der operierten Patienten	Zahl der Opera-tionen	Postopera-tive Todesfälle	Fallmorta-lität in %	Operations-mortalität in %
1922—1923	104	94	130	22	23,4	16,9
1923—1924	156	140	190	26	18,6	13,7
1924—1925	137	113	142	21	18,5	14,7
1925—1926	155	133	172	25	18,8	14,5
1926—1927	184	161	217	24	14,9	11,0
1927—1928	185	149	183	28	18,7	15,3
1928—1929	205	179	226	26	14,5	11,5
1929—1930	178	147	191	24	16,3	12,5
1930—1931	200	170	219	15	8,8	6,8
Insgesamt . .	1504	1286	1670	211	16,4	12,6

Abgesehen von den Zahlen für 1927/28 nahmen die Sterblichkeitsziffern
langsam ab und zeigten im letzten Jahre ein besonders deutliches Absinken,
das uns überraschend kam, obschon wir uns bewußt waren, ein erfolgreiches
Jahr gehabt zu haben. Dies ist besonders deshalb so erfreulich, weil die Klinik
mit einer immer steigenden Anzahl von Patienten belastet wird, die wegen
Rezidivs aufgenommen werden; Rezidivoperationen bei Medulloblastomen und
Glioblastomen machen wir heute wohl weniger gerne als früher, aber selbst
der Konservativste unter uns kann sich schwerlich weigern, weniger bösartige
Geschwulstrezidive anzugehen, wie z. B. Meningeome, Neurinome und Astro-
cytome.

3. **Mortalitätszahlen für die einzelnen Tumorgruppen.** Bei der Besprechung
der einzelnen Tumorgruppen vom chirurgisch-pathologischen Standpunkt aus
ist abschließend immer die Sterblichkeitsquote für jede Gruppe angegeben
worden. Diese Zahlen zeigen besonders deutlich, daß die Sterblichkeitsziffern
dann sofort sinken, wenn die Verlaufsart einer bestimmten Geschwulst entsprechend geklärt ist.

Nur wenige Tumoren sind bis nun so genügend erforscht, daß dadurch die
Operationsergebnisse beeinflußt werden könnten, aber diese wenigen Beispiele
sind überaus bemerkenswert.

Zum Beispiel: Die Operationsmortalität der früher so gefürchteten Acusticustumoren
(s. Tabelle 3, S. 83) ist für je 50 Fälle von 28% auf 20%, dann auf 14% und schließlich auf
4% gefallen. Die Operationssterblichkeit bei chromophoben Adenomen, früher ungefähr
13%, beträgt derzeit etwas weniger als 4%. Bei den vor 10 Jahren praktisch unbekannten
Astrocytomen des Kleinhirns sank die Operationsmortalität von 28% bei den ersten
25 Patienten auf 4% bei den letzten 25 Patienten. Selbst die so bösartigen Glioblastome
des Großhirns zeigen ein Absinken der postoperativen Todesfälle von 24% für die ganze
Serie auf 14%; schließlich kann man sogar bei den cerebellaren Medulloblastomen, der
trostlosesten Gruppe aller Hirngeschwülste, eine Besserung der Operationsergebnisse
erwarten, da man jetzt ihren Verlauf besser kennt.

---

[1] Die Zahlen der Tabelle 5 beziehen sich auf sämtliche binnen Jahresfrist vorgenommene
Eingriffe, umfassen daher sowohl die primären als auch die Rezidivoperationen bei neuen
und wiederaufgenommenen Patienten. Tabelle 5 enthält somit eine operative Statistik,
aber keine histopathologische wie etwa Tabelle 1, in welcher ein bestätigter Tumor nur
einmal gerechnet wurde.

Tabelle 6 zeigt nicht nur die Zahlen für die 11 Hauptgruppen bestätigter Geschwülste, welche ausführlich besprochen wurden, sondern auch noch die Zahlen für die unbestätigten Geschwülste. Die Tabelle ist in 2 Abschnitte eingeteilt, deren erster die Operationsstatistik für die ganze Serie zeigt, welche durch unsere Unerfahrenheit in früherer Zeit noch mit zahlreichen Todesfällen belastet ist. Der zweite Abschnitt zeigt die Zahlen derjenigen Fälle, welche vom 1. 7. 28 bis 1. 7. 31 erstmalig in unsere Beobachtung kamen.

Dieser Abschnitt der Tabelle enthält nicht die Fälle, welche während dieser 3 Jahre wegen Rezidivs nach früher vorgenommener, nicht radikaler Tumorentfernung wieder aufgenommen wurden.

Daher gibt dieser Abschnitt eine deutlichere Vorstellung davon, was billigerweise von der jungen Generation der Neurochirurgen erwartet werden darf, welche sich nicht nur die modernen technischen Fortschritte zunutze machen kann sondern auch die zur Zeit erreichten Kenntnisse bezüglich des Verlaufes der verschiedenen Geschwülste. Wenn die angehenden Neurochirurgen die Warnung Erfahrener annehmen, bei der Entfernung großer angeborener Kraniopharyngeome überradikale Eingriffe zu vermeiden, keine metastatische Tumoren zu operieren und Rezidivoperationen abzulehnen, dann könnten sie leicht eine Fallmortalität von 4—5% überhaupt erreichen.

Tabelle 6. Vergleich der prozentualen Sterblichkeit zwischen der ganzen Serie und den Fällen der Jahre 1928—1931.

Bestätigte Geschwülste	Ganze Serie, 30 Jahre umfassend (1901—1931)						Neue Fälle von 1928—1931				
	Zahl der Patienten	Zahl der operierten Patienten	Zahl der Operationen	Postoperative Todesfälle	Fallmortalität %	Operationsmortalität %	Zahl der Patienten	Zahl der Operationen	Postoperative Todesfälle	Fallmortalität %	Operationsmortalität %
1. Gliome (verschiedene)	862	780	1173	202	25,9	17,2	198	282	31	15,7	11,0
2. Hypophysenadenome .	360	349	403	25	7,1	6,2	59	70	4	6,8	5,7
3. Meningeome.	271	260	489	54	20,8	11,0	69	103	8	11,6	7,7
4. Acusticustumoren . .	176	171	219	25	14,6	11,4	41	45	2	4,9	4,4
5. Kongenitale Tumoren	113	106	160	23	21,7	14,4	17	25	4	23,5	16,0
6. Metastatische und invasive Tumoren . . .	85	63	80	18	28,6	22,5	10	11	4	40,0	36,4
7. Tuberkulome und Syphilome	45	40	49	15	37,5	30,6	4	5	0	0	0
8. Blutgefäßtumoren . .	41	37	59	6	16,2	10,2	7	10	1	14,3	10,0
9. Sarkome (primäre). .	14	12	17	6	50,0	35,3	—	—	—	—	—
10. Papillome	12	11	23	3	27,3	13,4	1	2	0	0	0
11. Verschiedene	44	41	63	5	12,2	7,9	6	9	1	16,6	11,1
Summe	2023	1870	2735	382	20,4	13,9	412	562	55	13,3	9,8
Unbestätigte Tumoren . .	859	496	557	12	2,4	2,2	66	73	0	0	0
Gesamtsumme	2882	2366	3292	394	16,6	11,9	478	635	55	11,5	8,7

Faktoren, welche die Mortalitätsquote beeinflussen. Die in den letzten 3 Tabellen enthaltenen Gesamtstatistiken werden hoffentlich dazu dienen, daß andere Neurochirurgen sie zu unterbieten versuchen. Die wichtigsten Zahlen sind jene, welche bestimmte Geschwülste mit bestimmter Lokalisation betreffen. Und man findet sie in den Abschnitten des Buches, wo diese Tumoren einzeln behandelt wurden. Nur dem Fleiße Dr. EISENHARDTs und ihrer Mitarbeiter, die ich namentlich erwähnt habe, verdanken wir diese Aufstellungen. Darum sollen sie auch bekanntgegeben werden, obwohl kein Grund besteht, besonders stolz auf sie zu sein. Die hohe Sterblichkeitsquote früherer Fälle wirft immer noch ihren Schatten auf das Gesamtergebnis.

Zu Unrecht ist verschiedentlich gesagt worden, die besseren Erfolge der letzten Jahre seien weit mehr auf Frühdiagnosen zurückzuführen als auf bessere Technik und größere Erfahrung — mit anderen Worten, der Neurochirurg befasse sich heutigen Tages mit einer ausgesuchten Gruppe verhältnismäßig günstiger Geschwülste. Diese Auffassung entspricht nicht den Tatsachen, in Wirklichkeit werden unsere Aufgaben von Jahr zu Jahr schwieriger. Die Zahl solcher Patienten ist größer als je, welche als „hoffnungslos" in extremis eingeliefert werden, oft nach mißglückten Eingriffen von seiten solcher Chirurgen, die nur eine geringe oder überhaupt keine neurochirurgische Ausbildung durchgemacht haben. Weiterhin werden jedes Jahr Tumoren angegangen, wie etwa solche des 3. Ventrikels, die früher als aussichtslos und inoperabel angesehen wurden. Wenn man dies berücksichtigt, so muß man zugeben, daß trotz stetiger Fortschritte der Diagnostik und operativen Technik die Eingriffe immer schwieriger und gefährlicher werden.

Die wesentlichen Fortschritte, die es ermöglicht haben, nicht nur an schwierigste Probleme der heutigen Zeit heranzugehen, sondern auch trotzdem noch die Operationssterblichkeit zu senken, sind chronologisch aufgezählt folgende: 1. Die allgemein angenommenen Methoden der Druckentlastung. 2. Tadellose Wundheilung, welche sekundäre Infektionen praktisch ausschließt. 3. Die separate Naht der Galea mit feinen, versenkten Seidennähten hat den einst gefürchteten Fungus cerebri fast unbekannt gemacht. 4. Die Einführung der örtlichen Betäubung durch DE MARTEL an Stelle der Äthernarkose, welche nötigenfalls durch Avertin (rectal) ergänzt wird. 5. Die überaus exakte Lokalisierung, welche in unklaren Fällen durch DANDYs Ventrikulographie erzielt werden kann. 6. Die Anwendung eines Saugapparates mit Motorbetrieb, eines unentbehrlichen Hilfsmittels bei jeder Operation. 7. Die stetige Vervollkommnung der Blutstillung, besonders durch die Einführung elektrochirurgischer Vorrichtungen seit 1927 (93, 94).

Aber die Operation allein verbürgt noch keinen Erfolg. Die Nachbehandlung ist ebenso wichtig, denn in jedem Augenblicke können unerwartete Komplikationen eintreten und, wenn sie übersehen oder unrichtig eingeschätzt werden, das ganze Resultat gefährden. Darauf hat Dr. EISENHARDT in ihrer vor kurzem erschienenen Arbeit hingewiesen.

Selten wird mehr als eine größere Operation pro Tag angesetzt. Alle Operationen werden in örtlicher Betäubung begonnen, die meisten auch so vollendet. Kraniotomierte Patienten werden erst dann aus den Operationsräumen weggebracht, wenn die Gefahr postoperativer Nachblutung vorbei ist. Nach gefährlichen Kleinhirnoperationen, namentlich wenn eine Inhalationsnarkose nötig war, bleiben die Patienten gewöhnlich mehrere Stunden auf dem Operationstisch liegen, bis sie sich vollkommen erholt haben, und verweilen dann oft mehrere Tage in den Operationsräumen. Kranke mit Schluckstörungen müssen oft lange Zeit durch die Nase gefüttert werden. Für Wohlfahrtspatienten, welche sich aus diesem oder jenem Grunde in einem kritischen Zustande befinden, stehen besondere Krankenschwestern zur Verfügung, welche aus einem zu diesem Zwecke gespendeten Fond bezahlt werden.

Seit dem Erscheinen dieser Arbeit haben wir noch eine weitere Sicherheitsmaßnahme eingeführt. Wir haben eine besonders ausgebildete Krankenschwester mit ungeteiltem Dienst eingestellt. Diese kann, wenn die Ärzte mit langdauernden Operationen beschäftigt sind, ihre ganze Aufmerksamkeit den kritischen Fällen unter den 30—40 Patienten zuwenden, die wir gewöhnlich gleichzeitig zur Behandlung haben. Zweifellos ist so mancher Kranke auf diese Weise gerettet worden, denn von weniger erfahrenen Krankenschwestern oder jüngeren Ärzten kann man kaum verlangen, daß sie bei frisch operierten Hirntumorkranken die Anzeichen postoperativer Störungen sofort in ihrer Bedeutung richtig zu werten wissen. Ein Aufschub von wenigen Stunden infolge Mißdeutung oder Nichtbeachtung eines warnenden Symptoms kann über Leben und Tod entscheiden.

Aber wie sehr auch der Faktor der postoperativen Behandlung die Sterblichkeitsquote beeinflußt, den größten Einfluß hat doch die Operation selbst. Die vielen Arbeiten aus der Klinik während der vergangenen Jahre haben sich hauptsächlich mit der neuropathologischen oder experimentellen Seite der Hirntumorfrage befaßt und mit seltenen Ausnahmen ist über das operative Vorgehen nur wenig gesagt worden. Tatsache ist, daß dieses so schnell von verbesserten Methoden abgelöst wird, und daß, wenn es schon einigermaßen standardisiert ist, einzelne feinere Details so schwer wörtlich zu beschreiben sind, daß nur wenige Chirurgen sich einer solchen mühevollen Aufgabe unterziehen. Eine Unterweisung dieser Art kann viel besser am Operationstisch durch persönlichen Kontakt vom Lehrer zum Schüler vorgenommen werden. Wird dies ergänzt durch die Errichtung interurbaner neurochirurgischer Gesellschaften, wie sie in England und Amerika bereits erfolgreich gegründet worden sind, dann ergeben sich nicht nur wünschenswerte Freundschaftsbeziehungen und eine erfreuliche Zusammenarbeit, sondern Berichte über neue technische Methoden werden schnell verbreitet, wenn man sieht, wie ein Kollege solche chirurgische Probleme löst, welche alle gemeinsam angehen.

Diesen Bericht, sicher meinen letzten über das Thema der Hirntumoren im ganzen, kann ich nicht schließen, ohne allen meinen Assistenten und Mitarbeitern während der vielen vergangenen Jahre Anerkennung zu zollen; sie haben die Schwere der Arbeit und die Verantwortung mitgetragen. Viele von ihnen haben schon eine weit größere Zahl von Hirntumoren erfolgreich operiert, als ich in ihrem Alter glaubte als vorhanden annehmen zu können. Und da nach LEONARDOS Wort „nur ein mittelmäßiger Schüler seinen Lehrer nicht übertrifft", werden sicherlich die meisten von ihnen chirurgisch viel günstigere Resultate erreichen als die, welche ich mitteilen konnte.

Anhang.

Endresultate bei 149 wegen bestätigter Hirngeschwulst operierten Fällen nach 8 Jahren [1].

Zu den folgenden Tabellen ist zu bemerken: Insgesamt sind 149 Patienten operiert worden. Die Art der entfernten Geschwülste geht aus Tabelle 1 hervor. Tabelle 2 zeigt die Art der 80 Gliome, welche sich unter den 149 behandelten Fällen befanden. Die Überlebensperiode und die Dauer der Arbeitsfähigkeit der behandelten Kranken zeigt Tabelle 3. Die Überlebensperiode und Dauer der Arbeitsfähigkeit sind von der ersten Operation an gerechnet. Wenn z. B. ein Patient erstmals 1920 operiert wurde und zum zweiten Male wegen Rezidivs 1924, dann ist die Überlebensperiode und Dauer der Arbeitsfähigkeit ab 1920 errechnet worden.

Tabelle 1. Art der bestätigten Geschwülste.

Gliome	80
Hypophysen-Adenome	26
Meningeome (cerebrale)	16
Acusticustumoren	11
Kongenitale Cysten	6
Metastatische Carcinome	4
Blutgefäßgeschwülste	4
Pinealome	1
Heterotopie des Kleinhirns	1
Summe	149

Tabelle 2. Klassifikation der 80 Gliomfälle.

Glioblastome	21
Medulloblastome	17
Cerebellare Astrocytome (fibrilläre und protoplasmatische)	11
Cerebrale Astrocytome protoplasmatische	8
fibrilläre	5
Oligodendrogliome	4
Cerebrale Astroblastome	3
Ependymome	3
Gliome des Chiasma opticum	1
Ganglioneurome	1
Nur durch Cystenflüssigkeit bestätigte Fälle	5
Unklassifiziert	1
Summe	80

[1] Im Vorwort führt der Autor aus, wichtiger als die Errechnung der Mortalitätszahlen wären Angaben darüber, was aus den erfolgreich operierten Patienten geworden ist, d. h. welcher Prozentsatz wieder arbeitsfähig wurde und für welchen Zeitraum. Dr. W. P. VAN WAGENEN-Rochester, ein früherer Mitarbeiter des Autors, hat 1932 Nachuntersuchungen angestellt über die im Jahre 1924 am Peter Bent Brigham Hospital operierten Patienten. Die Resultate, welche er hinsichtlich Lebensdauer, Arbeitsfähigkeit usw. erhielt, sind hier in Tabellenform wiedergegeben, da sie sich auf ein Material beziehen, welches diesem Buche zugrunde liegt. Weitere Einzelheiten müssen im Original eingesehen werden [J. Amer. Med. Assoc. 102, 1454—1458 (1934)]. (Anmerkung des Übersetzers.)

Die 2000 Tumorpräparate und die zugehörigen Krankengeschichten sind von Boston nach New Haven, Conn. überführt worden, wo sie in der Yale School of Medicine unter der Aufsicht von Dr. L. EISENHARDT untergebracht worden sind.

Die Sammlung wird der Ärzteschaft zur Verfügung stehen als Register für seltene Geschwülste, über die sie sich eingehender zu unterrichten wünscht. Es ist zu erwarten, daß weitere Arbeiten über Spätergebnisse herauskommen werden (H. C.).

Tabelle 3. Überlebensperiode und Dauer der Arbeitsfähigkeit bei
149 Patienten mit Hirngeschwülsten nach 8 Jahren.

Diagnose	Durchschnittliche Dauer der Arbeitsfähigkeit in Monaten	Durchschnittliche Überlebensdauer in Monaten	Zahl der Fälle
1. Cerebellare Astrocytome	97,2	108	11
2. Unklassifizierte Geschwülste der Brücke	24	96	1
3. Gliome des Chiasma opticum	84	96	1
4. Hypophysen-Adenome	76,4	87	26
5. Suprasellare Meningeome	62,5	84	4
6. Acusticustumoren	61	83,4	11
7. Ependymome	54	78	3
8. Cerebrale Meningeome	50	74	12
9. Oligodendrogliome	54	74	4
10. Blutgefäßgeschwülste	38	65	4
11. Nur durch Cystenflüssigkeit bestätigte Fälle	9,4	37	5
12. Ganglioneurome	12	36	1
13. Astrocytome (protoplasmatische) . . .	12	32,8	8
14. Astrocytome (fibrilläre)	12	25	5
15. Astroblastome	12	24	3
16. Kongenitale Cysten.	12	17	6
17. Medulloblastome	6	14,5	17
18. Metastatische Tumoren	3	13	4
19. Glioblastome.	0	12	21
20. Pinealome	0	0	1
21. Heterotopie des Kleinhirns	—	—	1
Zahl der Fälle			149

Um diese Resultate würdigen zu können, muß man in Betracht ziehen, daß 1924 die Operationsmortalität 14,5% betrug gegen 6,8% im Jahre 1931. Auch die seit dieser Zeit verbesserte Lokaldiagnose, Indikationstellung usw. ist heute bei der Prognosestellung zu berücksichtigen.

Zusammenfassung. Von 149 im Jahre 1924 operierten Hirntumorkranken waren 80 von Gliomen befallen. Diese 80 Patienten lebten nach der Operation durchschnittlich 38,8 Monate, ihre Arbeitsfähigkeit erstreckte sich durchschnittlich etwa auf 24,4 Monate.

59 Patienten hatten abgegrenzte Hirntumoren, 4 Patienten litten an Blutgefäßgeschwülsten. Diese 63 Patienten lebten post operationem durchschnittlich 76,4 Monate und waren durchschnittlich 59,3 Monate arbeitsfähig.

4 Patienten mit metastatischen Hirngeschwülsten lebten nach der Operation durchschnittlich noch 13 Monate und waren 3 Monate arbeitsfähig.

1 Patient mit einer angeborenen Heterotopie des Kleinhirns hat noch 8 Jahre lang gelebt, ohne jedoch arbeitsfähig zu sein.

1 Patient mit einem Pinealom starb an den Folgen der Operation[1].

---

[1] 8 Jahre nach der Operation waren noch am Leben:

Von 80	wegen	Gliom operierten Patienten.	16
,, 26	,,	Hypophysengeschwulst operierten Patienten	22
,, 12	,,	cerebralen Meningeoms operierten Patienten	5
,, 11	,,	Acusticustumor operierten Patienten	7
,, 4	,,	suprasellaren Meningeoms operierten Patienten . .	3
,, 4	,,	Blutgefäßgeschwulst operierten Patienten	1

Literaturverzeichnis.

1. Cushing, H.: Sexual infantilism with optic atrophy in cases of tumour affecting the hypophysis cerebri. J. nerv. Dis. 33, 704—716 (1906). (Fall 1.)
2. Bailey, P.: Concerning the clinical classification of intracranial tumors. Arch. of Neur. 5, 418—437 (1921).
3. Locke, C. E.: A review of a year's series of intracranial tumors. Arch. Surg. 3, 560—581 (1921).
4. Cushing, H.: Notes on a series of intracranial tumors and conditions simulating them. Arch. of Neur. 10, 605—668 (1923).
5. Cairns, H.: A study of intracranial surgery. Special report Nr. 125. London: Medical Research Council 1929.
6. Van Wagenen, W. P.: The incidence of intracranial tumors without "choked disk" in one year's series of cases. Amer. J. med. Sci. 176, 346—366 (1928).
7. Cushing, H.: Studies in intracranial physiology and surgery. London 1926. Oxford Univ. Press.
8. Symonds, C. P.: Contributions to the clinical study of intracranial aneurysms. Guy's Hosp. Rep. (Lond.) 73, 139—158 (1923).
9. Horrax, G.: Generalized cisternal arachnoiditis simulating cerebellar tumor. Arch. Surg. 9, 96—112 (1924).
10. Bailey, P.: Contribution to the histopathology of "pseudo-tumor cerebri". Arch. of Neur. 4, 401—416 (1920).
11. Putnam, T. J.: Chronic subdural hematoma. Arch. Surg. 11, 329—393 (1925).
12. Bailey, P. and H. Cushing: A classification of the tumours of the glioma group on a histogenetic basis. Philadelphia: J. B. Lippincott Co. 1926.
13. Martin, P.: Le traitement chirurgical des gliomes cavitaires de l'encéphale. Arch. franco-belg. Chir. 26, 807—847 (1923).
14. van Dessel, A.: L'incidence et le processus de calcification dans les gliomes du cerveau. Arch. franco-belg. 28, 845—874 (1925).
15. Bailey, P.: The results of Roentgen therapy on brain tumors. Amer. J. Roentgenol. 13, 48—53 (1925).
16. Bailey, P.: A new principle applied to the staining of the fibrillary neuroglia. J. med. Res. 44, 73—77 (1923).
17. Bailey and Cushing: Microchemical color reactions as an aid to the identification and classification of brain tumors. Proc. nat. Acad. Sci. U.S.A. 11, 82—84 (1925).
18. Martin and Cushing: Primary gliomas of the chiasm and optic nerves in their intracranial portion. Arch. of Ophthalm. 52, 209—241 (1923).
19. Buckley, R. C.: Pontile gliomas. Arch. of Path. 9, 779—819 (1930).
20. Eisenhardt, L.: Diagnosis of intracranial tumors by supravital technique. Amer. J. Path. 6, 541—552 (1930); Further Studies. Arch. of Neur. 28, 299—319 (1932).
21. Cushing, H.: Experiences with the cerebellar astrocytomas: a critical review of 76 cases. Surg. etc. 52, 129—204 (1931).
21a. Schlesinger, B.: Syndrome of the fibrillary astrocytomas of the temporal lobe. Arch. of Neur. 29, 843—854 (1933).
22. Bailey and Cushing: Medulloblastoma cerebelli: a common type of midcerebellar glioma of childhood. Arch. of Neur. 14, 191—223 (1925).
23. Cushing, H.: Experiences with the cerebellar medulloblastomas. Acta path. scand. (København) 7, 1—86 (1930).
24. Bailey, P.: Further notes on the cerebellar medulloblastomas. The effect of roentgen radiation. Amer. J. Path. 6, 125—136 (1930).
25. Bailey, P.: Further remarks concerning tumors of the glioma group. Bull. Hopkins Hosp. 40, 354—389 (1927).
26. Bailey, P.: Histologic atlas of gliomas. Arch. of Path. 4, 871—921 (1927).
27. Bailey, P., M. Sosman and A. van Dessel: Röntgen therapy of gliomas of the brain. Amer. J. Roentgenol. 19, 203—264 (1928). (Fall 1.)
28. Bailey, P. and P. C. Bucy: Astroblastomas of the brain. Acta psychiatr. (København) 5, 439—461 (1930).
29. Bailey, P. and L. Eisenhardt: Spongioblastomas of the brain. J. comp. Neur. 56, 391—430 (1932).

30. BAILEY, P. and P. C. BUCY: Oligodendrogliomas of the brain. J. of Path. 32, 735 bis 751 (1929).
31. BAILEY, P.: A study of tumors arising from ependymal cells. Arch. of Neur. 11, 1—27 (1924).
32. BAILEY, P.: Quelques nouvelles observations de tumeurs épendymaires. Ann. d'Anat. path. 10, 481—512 (1925).
33. BAILEY u. CUSHING: Die Gewebsverschiedenheit der Hirngliome und ihre Bedeutung für die Prognose. Jena: Gustav Fischer 1930.
34. HORRAX, G. and P. BAILEY: Tumors of the pineal body. Arch. of Neur. 13, 423—467 (1925).
35. HORRAX, G. and P. BAILEY: Pineal pathology. Further studies. Arch. of Neur. 19, 394—413 (1928).
36. FULTON, J. F. and P. BAILEY: Contribution to the study of tumors in the region of the third ventricle. J. nerv. Dis. 69, 1—25, 145—164, 261—277 (1929).
37. HORRAX, G.: Differential diagnosis of tumors primarily pineal and primarily pontile. Arch. of Neur. 17, 179—190 (1927).
38. GRANT, F. C.: Cerebellar symptoms produced by supratentorial tumors. Arch. of Neur. 20, 292—308 (1928).
39. CUSHING, H. and S. B. WOLBACH: The transformation of a malignant paravertebral sympathicoblastoma into a benign ganglioneuroma. Amer. J. Path. 3, 203—216 (1927).
40. BAILEY and DAVIDOFF: Concerning the microscopic structure of the hypophysis cerebri in acromegaly. Amer. J. Path. 1, 185—207 (1925).
41. BAILEY and CUSHING: Studies in acromegaly. VII. Amer. J. Path. 4, 545—564 (1928).
42. CUSHING, H.: The hypophysis cerebri. J. amer. med. Assoc. 53, 249—255 (1909).
43. DOTT, N. M. and P. BAILEY: Hypophysial adenomata. Brit. J. Surg. 13, 314—366 (1925).
44. CUSHING, H.: The pituitary gland as now known. Lancet 209, 899—906 (1925).
45. CUSHING, H.: Surgical experiences with pituitary disorders (WEIR MITCHELL lecture). J. amer. med. Assoc. 63, 1515—1525 (1914).
46. CUSHING, H.: The chiasmal syndrome... Arch. of Ophthalm. 3, 505—551, 704—753 (1930).
47. CUSHING and DAVIDOFF: The pathological findings in four autopsied cases of acromegaly.... Monogr. Rockefeller Inst. med. Res. 1927, Nr 22 (Fall 2 + 3). — The pituitary body and its disorders Philadelphia: J. B. Lipincott Co. 1912. (Fall 2 + 5). — Acromegaly from a surgical standpoint. Brit. med. J. 1927 II, 1—9, 48—55.
48. CUSHING, H.: The meningiomas. (CAVENDISH Lecture.) Brain 45, 282—316 (1922).
49. BAILEY, CUSHING and EISENHARDT: Angioblastic meningiomas. Arch. of Path. 6, 953—990 (1928).
50. BAILEY: Intracranial sarcomatous tumors of leptomeningeal origin. Arch. Surg. 18, 1359—1402 (1929) (Fall 6).
51. PUTNAM, T. J. and M. C. SOSMAN: Roentgenological aspects of brain tumors-meningiomas. Amer. J. Roentgenol. 13, 1—10 (1925).
52. DAVIDOFF, L. M.: Brain tumors, their pathology, symptomatology, diagnosis and prognosis. Psychiatr. Quart. 4/5 (1930/31).
53. CUSHING, H.: The meningiomas arising from the olfactory groove... Lancet 1927 I, 1329—1339.
54. CUSHING and EISENHARDT: Meningiomas arising from the tuberculum sellae. Arch. of Ophthalm. 1929 I, 1—41, 168—205.
55. CUSHING, H.: The cranial hyperostoses... Arch. of Neur. 8, 139—152 (1922).
56. CUSHING, H.: Electro-surgery as an aid to the removal of intracranial tumors. Surg. etc. 47, 751—784 (1928).
57. CUSHING, H.: Tumors of the nervus acusticus and the syndrome of the cerebellopontile angle. Philadelphia: W. B. Sounders 1917.
58. RHOADS, C. B. and W. B. VAN WAGENEN: Observations on the histology of the tumors of the nervus acusticus. Amer. J. Path. 4, 145—151 (1928).
59. HORRAX, G. and R. C. BUCKLEY: A clinical study of the differentiation of certain pontile tumors from the acoustic tumors. Arch. of Neur. 24, 1217—1230 (1930).
60. MORELLE, J.: Tumors of the acoustic nerve. Arch. Surg. 18, 1886—1895 (1929).
61. CUSHING, H.: Further concerning the acoustic neuromas. The Laryngoscope 31, 209 bis 228 (1921).

62. McLean, A. J.: Die Kraniopharyngealtaschentumoren. Z. Neur. 126, 639—682 (1930).
63. Bailey, P.: Note concerning keratin and keratohyalin in tumors of the hypophysial duct. Ann. Surg. 74, 501—505 (1921).
64. Luger, A.: Zur Kenntnis der im Röntgenbild sichtbaren Hirntumoren. Fortschr. Röntgenstr. 21, 605—614 (1914).
65. McKenzie, K. G. and M. C. Sosman: The roentgenological diagnosis of craniopharyngeal pouch tumours. Amer. J. Roentgenol. 11, 171—176 (1924).
66. Cushing, H.: The chiasmal syndrome etc. Trans. 13. internat. ophthalm Congr. Amsterdam 1929, 97—184.
67. Walker and Cushing: Studies of optic-nerve atrophy. Arch. of Ophthalm. 44, 407—437 (1916).
68. Cushing, H.: Neurohypophysial mechanisms from a clinical standpoint. Lancet 1930 (Fall S. 183).
69. Cushing, H.: Les syndromes hypophysaires au point de vue chirurgical. Revue neur. 38, 779—808 (1922).
70. Cushing, H.: The chiasmal syndrome etc. Arch. of Ophthalm. 3, 550—551, 704—735 (1930).
71. Bailey, P.: Cruveilhiers "Tumeurs Perlées". Surg. etc. 31, 390—401 (1920).
72. Horrax: A consideration of the dermal versus the epidermal cholesteatomatas... Arch. of Neur. 8, 265—285 (1922).
73. Cushing, H.: A large epidermal cholesteatoma... Surg. etc. 34, 557—566 (1922).
74. Bailey, P. and D. Bagdasar: Intracranial chordoblastoma. Amer. J. Path. 5, 439 bis 449 (1929).
75. Meagher, R. and L. Eisenhardt: Intracranial carcinomatous metastases.... Ann. Surg. 93, 132—140 (1931).
76. Grant, F. C.: Concerning intracranial malignant metastases. Ann. Surg. 84, 635 bis 646 (1926).
77. Fried, B. H. and R. C. Buckley: Primary carcinoma of the lungs. IV. Arch. of Path. 9, 483—527 (1930).
78. Bailey, P.: A contribution to the study of aphasia and apraxia. Arch. of Neur. 11, 501—529 (1924).
79. Bird, C. E.: Sarcoma complicating Paget's disease of bone. Arch. Surg. 14, 1187—1208 (1927) (Fall 1).
80. Wagenen, W. P. Van: Tuberculoma of the brain. Arch. of Neur. 17, 579 (1927).
81. Cushing, H.: The intracranial tumors of praeadolescence. Amer. J. Dis. Childr. 33, 551—584 (1927) (Fall 8).
82. Bagdasar, D.: Le traitement chirurgical des gommes cérébrales. Revue neur. 1929,II, 1—30.
83. Cushing and Bailey: Tumors arising of the blood vessels of the brain. Springfield: Charles C. Thom. 1928.
84. Cushing and Bailey: Hemangiomas of cerebellum and retina. (Lindaus disease.) Arch. of Ophthalm. 57, 447—463 (1928).
85. Bailey, P.: Intracranial sarcomatous tumors of leptomeningeal origin. Arch. Surg. 18, 1359—1402 (1929).
86. Fried, B. M.: Sarcomatosis of the brain. Arch. of Neur. 15, 205—217 (1926).
87. Connor, C. L.: Diffuse tumours of the leptomeninges. Arch. of Path. 1927 III, 374—392.
88. Cushing and Loyai. Davis: Papillomas of the choroid plexus. Arch. of Neur. 13, 681—710 (1925).
89. Cushing, H.: Surgical end-results in general... Surg. etc. 36, 303—308 (1923).
90. Cushing, H.: Experiences with orbito-ethmoidal osteomata having intracranial complications. Surg. etc. 44, 721—742 (1927).
91. Cushing, H.: Intracranial tumours and the surgeon. Lancet 1925, 956—962.
92. Eisenhardt, L.: The operative mortality in a series of intracranial tumors. Arch. Surg. 18, 1927—1935 (1929).
93. Cushing, H.: Electro-surgery as an aid to the removal of intracranial tumors. Surg. etc. 42, 751—784 (1928).
94. McLean, A. J.: The Bovie electro-surgical current generator. Arch. Surg. 18, 1863 bis 1873 (1929).

Namen- und Sachverzeichnis.